高等职业教育健康管理教材

健康管理概览

宋 卉 刘 华 主编

U0241991

中国轻工业出版社

图书在版编目（CIP）数据

健康管理概览/宋卉主编. —北京：中国轻工业
出版社，2024.8
高等职业教育"十三五"规划教材
ISBN 978-7-5184-1035-4

Ⅰ.①健… Ⅱ.①宋… Ⅲ.①健康—卫生管理学—高
等职业教育—教材 Ⅳ.①R19

中国版本图书馆 CIP 数据核字（2016）第 205082 号

责任编辑：江 娟 贺 娜 责任终审：李克力 封面设计：锋尚设计
版式设计：宋振全 责任校对：吴大朋 责任监印：张 可

出版发行：中国轻工业出版社（北京鲁谷东街 5 号，邮编：100040）
印　　刷：三河市万龙印装有限公司
经　　销：各地新华书店
版　　次：2024 年 8 月第 1 版第 7 次印刷
开　　本：720×1000　1/16　印张：14.75
字　　数：290 千字
书　　号：ISBN 978-7-5184-1035-4　定价：36.00 元
邮购电话：010 – 85119873
发行电话：010 – 85119832　010 – 85119912
网　　址：http：//www.chlip.com.cn
Email：club@chlip.com.cn

本书编写人员

主　编　宋　卉（广东食品药品职业学院）
　　　　刘　华（广州工商学院）

副主编　贾飞飞（广东食品药品职业学院）
　　　　方春生（广东食品药品职业学院）
　　　　费素定（宁波卫生职业技术学院）

参　编　蔡　琳（广东食品药品职业学院）
　　　　黎壮伟（广东食品药品职业学院）
　　　　王身相（广州工商学院）
　　　　李辰慧（广东食品药品职业学院）
　　　　王笑丹（广东食品药品职业学院）
　　　　冯　娟（广东食品药品职业学院）

主　审　郑彦云（广东食品药品职业学院）

前　言

　　健康管理（Managed Health Care）是 20 世纪 50 年代末最先在美国提出的概念，其核心内容是医疗保险机构通过对其医疗保险客户（包括疾病患者或高危人群）开展系统的健康管理，有效控制疾病的发生或发展，显著降低出险概率和实际医疗支出，从而达到减少医疗保险赔付损失的目的。随着实际业务内容的不断充实和发展，健康管理逐步发展成为一套专门的系统方案和营运业务，并开始出现在区别于医院等传统医疗机构的专业健康管理公司，作为第三方服务机构与医疗保险机构直接面向个体需求，提供系统专业的健康管理服务。相对狭义的健康管理（Health Management）是指基于健康体检结果，为客户建立专属健康档案，给出健康状况评估，并有针对性地提出个性化健康管理方案（处方），以及据此由专业人士提供一对一咨询指导和跟踪辅导服务，使客户从社会、心理、环境、营养、运动等多个角度得到全面的健康维护和保障服务。

　　健康管理在许多西方发达国家已经发展成熟，在中国起步相对较晚。自 2001 年国内第一家健康管理公司注册到今天，健康管理走过了艰难而重要的十六年。2003 年 SARS 以及随后的多次公共健康危机的爆发，促进了 2005 年健康管理师国家职业的设立，有力地推动了健康管理在中国的发展，也逐步显现出了这一职业巨大的市场潜力。针对我国健康管理理论研究相对滞后、健康管理类教材较为匮乏的现状，我们编写了该教材。

　　《健康管理概览》是健康管理类专业的一门职业素养课程，是学生建立科学的健康管理理念，了解相关咨询渠道，熟悉国内外健康管理的体系及相关制度、国内健康管理事业的现状和发展趋势，掌握健康管理基本操作技能的一门必备课程教材。该教材旨在引导学生概括性地认识健康管理专业，了解健康管理行业的业务类型和重点，以及各相关岗位的工作职能描述。教材采取"项目导向、任务驱动"的模式，介绍健康管理的基础知识、主要操作技术和操作流程，并引入了最新的基因诊断与治疗相关内容，使学生能够了解目前健康管理领域的前沿知识。本教材以工作过程的职业能力分析为依据，以本行业高等技能型人才所必需的工作能力为出发点进行编排，力图做到实用性、实践性和先进性并重。

　　全教材共分九大模块，内容主要按项目进行编写。参与编写本教材的人员均来自教学一线，具有丰富的教学经验和认真负责的编写态度。编写分工如下：广东食品药品职业学院宋卉教授担任主编，并编写了项目二中任务 3、4；广州工商学院刘华担任第二主编，并编写项目七、项目九和项目五中任务 1、2、项目八中任务 3；广东食品药品职业学院贾飞飞担任副主编，并编写项目四、项

1

六；广东食品药品职业学院方春生担任副主编，并编写项目一中任务 3、4 和项目五中任务 3、4；宁波卫生职业技术学院费素定担任副主编，负责全书的校对工作；广东食品药品职业学院蔡琳编写项目三，黎壮伟编写项目二中任务 1、2，李辰慧编写项目一中任务 1、2；广州工商学院王身相编写项目八中任务 1、2；广东食品药品职业学院王笑丹、冯娟进行前期资料的收集和整理工作；黎壮伟、方春生负责全书初稿修改、增补和统稿。广东食品药品职业学院郑彦云教授担任主审，负责全书审稿，并提出了许多宝贵的修改意见。

鉴于本书涉及范围较广，编者水平有限，错漏之处在所难免，恳请读者提出宝贵意见或建议，以便改进！

主编 宋 卉 刘 华

2016 年 6 月 22 日于广州

目　　录

项目一　健康管理概述

任务 1　健康管理相关概念

一、健康管理的概念

健康管理，严格定义上说，即对个人或人群的健康危险因素进行全面检测、分析、评估以及预测和预防的全过程。健康管理是通过有机地整合自身和医疗机构、保健机构、保险组织等医疗保健服务提供者的资源，为每一个社会成员即医疗保健服务消费者提供系统、连续的个性化医疗保健服务，使消费者能够以最合理的费用支出得到最全面而有效的服务，并且能有效地降低健康风险和医疗费用的支出。

健康管理是基于个人健康档案基础上的个性化健康事务管理服务，是建立在现代生物医学和信息化管理技术的模式上，从社会、心理、生物的角度来对每个人进行全面的健康保障服务，协助人们成功有效地把握与维护自身的健康。健康管理在美国等西方发达国家早已形成一套完整的、较科学的服务体系。它将"医院－医生－保险公司"等与医疗有关的机构组成一个医疗资源网络，健康管理组织会为医院、医生等医疗提供者支付一定的酬金，使他们的医疗收费标准比平常至少低 20％。而这些方面将通过健康管理组织的庞大用户群来保证病员的数量与相对固定，以及医疗资源的优化组合而得到补偿。

这种计划因为使医疗费用得到节省而刺激用户加入健康管理组织成为这个网络中的一部分。一些健康管理计划会要求用户选择初级保健医生（primary-care physician）。在健康维护组织（HMO）计划中，享受专业服务，必须经初级保健医生的同意。初级保健医生的角色还在于当用户需要更专业的医疗服务时，其可以推荐有信誉的专业医生。

美欧（主要指美国）的健康保障计划通常表现为赔付担保类计划和健康管理类计划。这两类计划的相同之处在于：对于任何健康计划，都有一个基本的保证金，由个人或是其老板支付，通常是指每月所付的健康保障费用。另外，常常还有其他个人必须支付的费用。在考虑任何计划时，都需要估算它对于个人及其家庭的总的开销，尤其是当家中某成员患有慢性或严重疾病时，赔付担保类计划和健康管理类计划在某些出发点上就不同。

普遍说来，这两类计划主要区别在于对服务者的选择、额外支付项目、付款方式上的不同。通常，赔付担保类计划提供更多对于各科医生、医院及其他健康服务机构的选择，并且赔付担保类计划通常在收到客户付款后才会支付他们应付的部分。健康管理类计划通过和某些医生、医院或医疗服务机构达成某些协议来提供一定范围内的服务，同时达到为会员降低医疗成本的目的。

总的说来，如果客户选择健康管理类计划则会少一些文书类工作及降低花费，而选择赔付担保类，则会多一些对医生及医院的选择范围。很多时候，当两类计划在竞争时，双方都会提供包含对方服务优势的服务。除了赔付担保类计划，还有三种类型的健康管理计划：优选提供组织（PPO）、健康维护组织（HMO）、混合产品的服务计划（POS）。在赔付担保类计划中，你能在任何一家医院或医疗机构就诊，由你自己或医院把账单转给保险公司，他们会支付其中一部分，通常在他们开始为你支付之前，你还要每年支付一笔费用给他们。大多数赔付担保类计划会为你支付一定比例的"日常保健费用"，一般是规定范围内的80%，如超出规定范围，则超出部分还由你自己支付。他们一般还会支付医疗化验及处方的费用，但一些预防性护理费用如体检费用，则不会支付。

二、健康管理的理论奠基

世界卫生组织（WHO）明确公告："健康长寿遗传占15%，社会因素占10%，医疗条件占8%，气候条件占7%，而60%的成分取决于自己。"也就是说，每个人的生命掌握在自己的手中。健康管理的新理念就是要变人类健康被动管理为主动管理，并帮助人们科学地恢复健康、维护健康、促进健康。

面向21世纪，WHO针对全人类的健康问题提出了响亮的口号："健康新地平线，从理想到实践。"它要求卫生工作由传统的以疾病治疗为中心转移到以人为中心、以健康为中心、以人类发展为中心上来，其核心概念是维护健康和促进健康。

时下全球兴起的第四医学（健康保健医学），有别于第一医学（临床医学）、第二医学（预防医学）、第三医学（康复医学），其不仅仅以消除疾病、挽救生命为目的，而且强调健康维护、健康管理，以提高生命质量、生活质量为出发点来建立一套人性化的健康计划，以达到健身祛病、推迟衰老、延年益寿的理想目标。健康管理的内容不仅涵盖第一医学、第二医学、第三医学、第四医学的全部内容，而且把重点放在第四医学上。

三、健康管理的意义

在最早诞生健康管理的美国，健康管理发展日益迅速。目前，有 7700 万美国人在约 650 个健康管理组织中享受医疗服务，超过 9000 万的美国人成为健康管理计划的享用者。美国的权威专家预言："二十一世纪是健康管理的世纪！"

（一）降低医疗费用的开支

健康管理参与者与未参与者平均每年人均少支出 200 美元，这表明健康管理参与者总共每年节约了 440 万美元的医疗费用。

（二）减少了住院的时间

在住院病人中，健康管理参与者住院时间比未参与者平均减少了两天，参与者的平均住院医疗费用比未参与者平均少了 509 美元。在 4 年的研究期内，健康管理的病人节约了 146 万美元的住院费用。

（三）健康管理是一个慢性过程，但回报很快

健康管理参与者在两年或者少于两年的时间内的投资回报为：参与者总的医疗费用净支出平均每年减少 75 美元。

（四）减少了被管理者的健康危险因素

有 2 个或者更少健康危险因素的参与者数量从 24% 增加到了 34%（随着年龄的增长，人的健康危险因素必然会增长）；有 3～5 个健康危险因素的参与者数量从 56% 减少到了 52%；有 6 个或者更多健康危险因素的参与者的数量从 21% 减少到了 14%。

四、健康管理的现实基础

现代人要应付快节奏的学习、工作和生活，而且要处理好各种错综复杂的社会人际关系。面对竞争和挑战，人们的生理和心理都不断在衰弱、老化和病变。目前，冠心病、高血压、高血脂、高血糖、糖尿病等各种"文明病""富贵病"发病率连年上升，且越来越趋于年轻化。最新流行疾病调查显示：中国城市人口有 70% 的人群处于亚健康状态！这个巨大人群将对健康管理产生迫切需求。

五、健康管理的迫切要求

过去 50 年，中国的医疗卫生制度在城市实行职工公费医疗制度，而农村人口则不享有基本的医疗保健福利。所以，国民所享有的医疗保健服务也是低水平的。随着我国人民整体生活质量的提升，人们越来越重视自身和家庭的健康问

题。健康维护和健康促进的理念越来越深入人心。

面向 21 世纪，崭新的健康理念导向和医疗卫生保险制度的改革，必将对医疗保健市场的消费产生一系列的重大影响；同时由于社会各阶层收入的差异，健康消费也已呈现出高、中、低档结构。随着中国社会经济的总体发展和持续增长，尤其是加入 WTO 以后，中国医疗界无论从管理体系、运作机制，还是从软硬件设施、服务质量各方面来看都远远满足不了现代健康服务的需求。

健康是第一财富，也是高品质生活的基本保证。我们生活在社会大环境中，除了以健康的四大基石为原则来保护健康外，维护健康还有三个要素：足够的健康意识、医疗资源的充分保证、专业的健康管理。目前国民已经认识到了健康的重要性，但由于医疗市场的需求远远大于医疗资源的供给，很难达到人人享有优质医疗保健的服务。参加专业的健康管理，可使人们长期（终生）全面了解自己的健康状况，判断疾病指向，保证生活质量。

健康管理研究进入中国只有短短几年的时间，但健康管理的思路和实践却可以追溯到 60 多年前的美国。如果说，20 世纪 60 年代美国政府在卫生领域的工作重点是让美国人获得体面的健康照顾的话，那么不久他们就发现，由于慢性非传染性疾病发病率的上升，这种"体面的健康照顾"的代价是令美国政府难以承受的医疗费用的上涨。1960 年，美国的医疗卫生费用是 269 亿美元，可到 1970 年，其医疗卫生费用增长到了 732 亿美元，增长了一倍多。更可怕的是，其医疗卫生费用从 1970 年至 1990 年，年增长速度均超过了 10%，最高的 1985 年，增长速度达到了 13.6%。

在此形势下，美国的有关各方都认为健康照顾费用太多，其医疗卫生政策焦点从"应不应该控制费用"转移到"如何控制费用"。虽然当时美国每年国内生产总值的 17% 用于医疗开支，但还有 4200 万人没有医疗保险，约占美国人口的 16%。于是，20 世纪 70 年代，美国卫生领域的工作重点转移到处理不断上扬的健康照顾费用上。1973 年，美国政府颁布了《健康维护组织法》。健康管理就是在这种形势下出现并发展起来的。

全球医疗卫生资源最富裕的美国出现健康管理与快速增长的医疗费用不无关系。美国医疗费用上升无法遏制的原因是，有限的医疗资源无法满足医疗需求。

六、健康管理将给人们带来什么好处

（一）了解自己的生理年龄，判断自己的疾病指向

通过检测、咨询等手段了解自己现在身体组织器官的健康状况所处的生理年龄与实际年龄的差异；了解自己身体、心理是否正处于健康和疾病之间的过渡阶段（35 岁以上有七成人处在第三状态），依据此判断自己目前的身体状况在今后一段时间（一年、两年、三年）内是否可能会患某种疾病，并及早提出预防措施。

（二）长期（终生）跟踪自己的健康

长期（终生）有一名固定的责任医生和一群临床经验丰富的主任医师跟踪自己每一次体检过程和健康事项记录，比患一次病就看一次不同医生的健康模式对自己的判断更有预见性和准确性。

（三）及时指导就医，避免拖延病情

对于病人，最好的药物是时间。如发现身体不适可及时请教自己的保健医师，如需治疗，保健医师可及时建议去医院就诊。对健康问题的及早处理，不但避免贻误病情，更能释放压力，愉悦心情，远离疾病困扰。

（四）最大限度减少重大疾病的发生

科学、专业的健康管理服务，能不断排除困扰自己多年的不健康因素，从小事做起，防微杜渐，逐渐在自己的体内储蓄起健康的能量，从而达到生理和心理的动态平衡，每日神清气爽！

（五）投资健康，收获无限

投资了健康就节省了因疾病的支出，这就是洪昭光教授所讲的投资保健1元钱等于节约治疗费100元的经济账，投资的目的是为了赚取最大利润。健康管理为自己防患于未然，可节省大量医疗费。

（六）保持最佳工作状态和旺盛的精力

接受健康管理，会使自己精力充沛，体能强健，办事专注，效率倍增。同时，保健医生经常指导生活起居和饮食习惯，使自己身体永远保持最佳状态。

（七）节省维护健康的时间和金钱，提高保健效率

种类繁多的保健食品常使人莫衷一是，品种庞杂的健身器材令人无所适从，养生之道五花八门，医海苍茫，多少人苦求苦索，自寻门径，却落得歧途马困，焦头烂额，或贻误时机，伤财伤身。而健康管理会为人们做出最好的选择。

（八）身份的象征

拥有自己的保健医生和健康管理服务体系，赢得的不仅仅是时尚，更是一份尊重。

七、健康管理的科学基础

疾病特别是慢性非传染性疾病的发生、发展过程及其危险因素具有可干预性，这是健康管理的科学基础。每个人都会经历从健康到疾病的发展过程。一般来说，是从健康到低危险状态，再到高危险状态，然后发生早期病变，出现临床症状，最后形成疾病。这个过程可以很长，往往需要几年到十几年，甚至几十年的时间。而且和人们的遗传因素、社会和自然环境因素、医疗条件以及个人的生活方式等因素都有高度的相关性。其间变化的过程多不易察觉。但是，健康管理通过系统检测和评估可能发生疾病的危险因素，帮助人们在疾病形成之前进行有针对性的预防性干预，可以成功地阻断、延缓，甚至逆转疾病的发生和发展进程，实现维护健康的目的。

在西方，健康管理计划已经成为健康医疗体系中非常重要的一部分，并已证明能有效地降低个人的患病风险，同时降低医疗开支。美国的健康管理经验证明，通过有效的主动预防与干预，健康管理服务的参加者按照医嘱定期服药的概率提高了50%，其医生开出更为有效的药物与治疗方法的概率提高了60%，从而使健康管理服务的参加者的综合风险降低了50%。

健康管理不仅是一套方法，更是一套完善、周密的程序。通过健康管理能达到以下目的：一学，学会一套自我管理和日常保健的方法；二改，改变不合理的饮食习惯和不良的生活方式；三减，减少用药量、住院费、医疗费；四降，降血脂、降血糖、降血压、降体重，即降低慢性病风险因素。

具体而言，健康管理可以了解客户的身体年龄，判断患病倾向，由医生向客户提供健康生活处方及行动计划，长期（终生）跟踪客户的健康，最大限度减少重大疾病的发生。同时，及时指导就医，降低个人医疗花费，提高保健效率，最终达到提高个人生命质量的目的。

存在于人生命中的危险性可分为以下3种。

相对危险性：与同年龄、同性别的人群平均水平相比，个人患病危险性的高低。

绝对危险性：个人在未来五年内患某些慢性疾病的可能性。

理想危险性：个人在完全健康的状态下得到的数值。

"绝对危险性"和"理想危险性"之间的差距就是个人可以改善而且应该努力摒弃的不良生活行为。

引起疾病的危险因素可以分为"可以改变的危险因素"与"不可改变的危险因素"。"可以改变的危险因素"是随着"行为和生活方式"的改变而改变的。通过有效地改善个人的"行为和生活方式"，个人的"可以改变的危险因素"的危险性就能得到控制并降低。这构成了健康管理的最基本的科学依据。

"不可改变的危险因素"包括：年龄、性别、家族史等。"可以改变的危险因素"包括：身体质量指数（BMI）、腰围、血压、血糖、运动水平等。这些可以随着生活行为的改变（如合理膳食、增加运动、戒烟等）而改变。例如，增加运动量和合理膳食可以降低 BMI 和血压。这些危险因素的降低将降低患多种慢性疾病的风险，如糖尿病、冠心病、中风和乳腺癌等。

任务2　健康管理市场与前景

一、目前国内健康管理市场现状

（一）健康管理迫在眉睫

有资料显示，人类疾病有60%来源于不良的生活方式。而在中国，那些企业家们，那些金领、银领和白领们，却长期陷入了久坐少运动、烟酒过度、饮食无规律及结构不合理等一系列的生活和工作状况中而不能自拔，企业领导人更是超负荷工作。

《中国企业家》杂志对国内企业家进行了《中国企业家工作、健康与快乐状况调查》，结果表明，"肠胃消化系统疾病"占30.77%、"高血糖、高血压以及高血脂"占23.08%，"吸烟和饮酒过量"占21.15%，90.6%的企业家处于"过劳"状态，28.3%的企业家"记忆力下降"，26.4%的企业家"失眠"。更严重的是，仅有60%的企业家知道如何减压，多数人自己吞下压力，对身体造成巨大负荷。对于一个现代的企业来讲，员工群体的健康问题也已经上升到关乎企业价值，乃至生存状况的高度。

美国纽约大学权威学者Baruch Lev教授对标准普尔500强企业的研究表明，企业的"有形资产"已从20年前的70%降到了15%，取而代之的是无形资产，而无形资产的核心就是人，是企业员工，企业员工工作效率、工作热情的提高所创造的价值远远高于有形资产。

但是调查结果显示，中国企业48%的员工处于"亚健康状态"。亚健康已经不是一个新鲜的词汇。卫生部下属机构对10个城市的上班族健康状况调查显示，亚健康状态的员工占48%，尤以经济发达地区为甚，其中北京是75.30%，上海是75.49%，广东是75.41%。而亚健康带来的直接后果就是工作效率低下，创造劳动价值减少。这不仅仅是企业的损失，更是社会的损失。这意味着无论是企业管理者还是公司员工，需要一种全新的健康管理概念。通过健康管理，企业可以提高劳动生产效率、节约人力资源、大大激励员工、减少企业医疗保险支出；而个人更可以对自己的健康状况有透彻了解，随时监控自己的身体状况。

美国的数据表明，通过健康管理计划，胆固醇水平下降了2%；高血压水平下降了4%；冠心病发病率下降了16%。在健康管理方面投入1元钱，相当于减少3~6元医疗费用的开销。如果再加上由此产生的劳动生产率提高的回报，实际效益达到投入的8倍。

（二）国内健康管理还是一片空白

在西方国家，健康管理经历了20多年的发展，已经成为医疗服务体系中不可或缺的一部分。在美国谈起健康管理，人们马上就会想到疾病管理、二次健康福利、第三方管理、IT（信息产业）解决方案、健康维护组织（HMO）、优选提供组织（PPO）等。美国的中等规模以上企业都已普遍接受了健康管理公司提供的专业化服务，有超过9000万的美国人在购买健康管理的服务。

而在国内，公共健康方面的服务几乎为零。国人一直以来习惯了"生病就医"的医疗模式，在尚无明显症状的情况下对自己的健康状况不重视，甚至不了解。国家实施的医疗保障也只能满足人们最基本的医疗需求，只有生病之后才能使用，当人们处于"亚健康"状态以及"高危"状况下，社会保障不能提供任何解决方案。这实际上意味着，在生病住院之前，人们几乎没有其他渠道管理自己的健康。因为，我们缺少一个防患于未然的健康管理体系，即不能找出隐藏在人群中可能引起疾病的危险因素，加以预防和解决。这种对健康管理上的空白，不仅仅针对于企业管理者，也适用于公司员工。

虽然在国内也有一些医疗机构打出"健康管理"的旗帜，但都还停留在体检的范畴，一些企业也开始出钱请医疗机构体检，但体检是初级的、单一的服务，没能够得到体检以外的健康评估报告、跟踪与干预服务等更进一步的服务。而在美国，疾病管理协会对于健康管理有严格的定义，共分为6个步骤，少任何一个步骤都不能算真正意义上的健康管理。

二、健康管理显现巨大的社会效益和经济价值

（一）目前国内医患矛盾突出亟待解决

目前在国内，医患领域的矛盾层出不穷，日益激化。一方面医疗费用，特别是药费居高不下，老百姓看病的经济支出迅速膨胀，已经到了无法支撑的地步，因此，许多人有病不看，造成很严重的社会问题；另一方面，医保也逐渐陷入困境，主要原因在于医生代表医院和自己的利益，很难做到客观公正，在医保方面医院或医生违规事件时有发生，令医保部门手足无措。

在西方，正是由于健康管理服务的崛起，才改变了原有的医疗服务的模式。其结果就是，通过健康管理能够为参加健康管理计划的个人降低50%的健康风险，并节省巨大的医疗开支。而承担这一职责的正是作为独立第三方的健康维护组织或优选提供组织，即 HMO 和 PPO。这代表了医疗及其保险业新的发展方向，为解决对医疗供给方的制约问题提供了新的思路。这对于在我国建立对医疗供给方有效的监督制约机制无疑是一剂良方。

MHO 和 PPO 是管制医疗的代名词，其核心机制是实行内行管理。在医生决定病人的治疗方案时，选择客观合理的医疗服务项目十分重要，只有当医生不代表医院的利益和观点看问题时，才容易做到客观公正。而 MHO 和 PPO 组织正是建立了这样的一种机制。与此同时，因为接受了健康管理，能使人们降低50%的健康风险。

（二）市场竞争尚小，市场潜力巨大

很多人认为 IT 是美国最大的行业，但实际上医疗才是。医疗占美国 GDP 的14%，在中国不到2%；IT 占美国 GDP 的11%，在中国占4%。IT 巨大价值的产生是在电信行业破除垄断、市场化之后，同样，医疗行业虽然早有民营企业，但只是二等公民，竞争也日趋激烈。一般来讲，垄断刚刚开始打破的时候，都将会有巨大的商机涌现出来。

国内目前的公共健康医疗行业的服务差，给健康管理服务提供了极大的发展空间。因为医疗系统普遍较差的服务态度令人们对医院望而却步。由于缺乏第三

方健康管理机构，公众没有其他通道去了解自己的健康状况，而一些体检中心、健身场所在提供最初的体检之后也难有所为。但是，看上去服务最差的行业往往是发展不足、社会最需要的行业，也是市场前景最为广阔的行业。

一方面，日益壮大的中产阶级人群有需要更高质量的医疗服务的意愿，同时也具备了较强的支付能力；另一方面，企业员工疾病和亚健康状态导致企业员工组织效率下降，企业也有提供员工健康管理的需求。

这种意愿和需求是可以通过商业渠道来实现的，这就给提供优质服务的中介机构以巨大的市场机会。

正如协和医科大学公共卫生学院副院长李辉教授所说："国内的疾病预防针对的只是流行病，卫生资源的合理利用有待改进，对于高风险人群关键是改变不利于健康的行为（比如吸烟），需要经常提醒他们改变不利于健康的行为，仅靠科普手段是不够的，有提醒、干预的市场服务提供是好事情。"

国外的经验还表明，健康管理的经济价值还体现在与医疗保险公司的合作上。在美国，健康管理公司的服务对象是大众，而直接客户却是健康保险公司。也就是说，健康保险公司对于其客户的健康管理服务主要是外包给第三方的健康管理公司，而并非由保险公司直接提供。保险公司选择和第三方健康管理公司合作，对于提升产品的附加价值，降低医疗保险的赔付成本，效果显著。

据美国霍普金斯医学会的统计，由于健康管理公司的出现，健康保险公司的直接医疗开支降低了30%。

健康管理公司也正是伴随着保险业的发展应运而生的。健康保险公司为了降低风险，将投保人依据健康状况进行分类，那些可能成为，或者已经是高血压、糖尿病的患者分别交给不同专业的疾病管理中心，由他们对投保人进行日常后续管理，然后将保险费的一部分抽出来交给第三方健康管理公司，健康管理公司实际上承担了保险公司的外包服务。

（三）为开放医疗市场做准备

中国加入世界贸易组织后，逐渐开放医疗市场。中国人口庞大，医疗负担沉重。在城市及较富裕地区，医疗资源已十分紧张；农村及贫困地区，则连最基本的医疗服务也谈不上。医疗不但不能为中国赚取外汇，而且是一盘赔本生意，支出多、收入少。因此，中国政府对开放医疗市场有一定的动力。

而美国的医疗以商办为主。医疗市场被庞大的保健组织（HMO）垄断。商办保健组织以经济效益、集团盈利为大前提的经营，往外寻找发展空间已是必然。美国的保健组织不会漠视中国一个十四亿人口的医疗市场，特别是一个由部分沿海地区和较富裕城市约一亿人口组成的市场，对他们已经具有十分的吸引力。因此，HMO会以美式管理、高效率、高科技为卖点进军中国市场。

与此同时，中国香港也认识到大陆开放的医疗市场也会为香港的医疗集团带来更大的发展机会。香港学会副会长劳永乐认为，香港医疗集团的卖点，在于对内地较为熟悉和没有言语沟通困难。

各种各样资本的涌入，势必会给健康保健市场带来巨大活力，因此最早一批国内健康管理机构肯定会成为这些资本竞相收购的目标。

（四）健康管理进入市场的一般模式

1. 针对企业用户

通过建立企业健康全管理服务平台，实现员工、企业人力资源部和健康管理服务中心的三方互动。它不仅能让每个员工方便、及时地了解自身的健康状况和潜在隐患，积极参与自身健康管理，采取行动改善健康，同时能协助企业人力资源部对所有员工的健康状况进行总体评价和掌控，从而在更高层次上管理企业的人力资源。根据企业员工的健康状况，健康管理服务中心要为每个员工设计出个性化的健康指导和健康干预方案。这将有效地维护员工的身心健康、提高员工工作效率、降低缺勤率、减少员工医疗保健开支，同时提高员工忠诚度、增强企业竞争力。

2. 面向医疗服务机构

国内医疗机构已经开始在诊断与治疗的基础上为个人与企业提供体检等延伸医疗保健服务，但是缺乏相应的健康管理服务平台来系统化并有效地为客户提供健康管理服务。

通过结合现代通讯科技与医疗服务的最新技术，使个性化的健康管理服务成为可能，并通过手机、互联网、电话为个人与企业提供最为便利的健康管理服务，为医疗机构和客户之间搭建起一个互动平台，帮助医疗机构更有效地了解客户、培养忠实客户，建立起良好的医患关系，使传统医疗服务的内涵得以更为广泛的延伸。

3. 面向个人

通过对个人身心健康的危险因素进行全面监测、分析、评估，能有效地预测个人在将来几年内患各种慢性病的概率，从而确定个人处于"健康""亚健康""高危"以及"患病"的状态。对于处于"健康"的个人，提供进一步保持健康生活方式的各种相关建议。对于处于"亚健康""高危"以及"患病"的个人，将分析个人身心健康的危险因素，并确定所有相关的危险因素，在此基础上提供相应的健康改善计划，帮助个人改善其不健康生活方式，降低其危险因素，从而有效地控制疾病并改善自己的健康。

4. 俱乐部会员制

俱乐部会员制面向工作繁忙的成功人士，提供高端的健康服务，帮助预防疾病、提高健康水平。从会员体检开始，为会员做出专业的身体状况评估、制定系统化的健康促进方案，并提醒、指导会员按照方案，有计划、有步骤地提高整体健康状况。

对于患有慢性疾病的会员，俱乐部着力于疾病的治疗与管理，以预防和减少疾病并发症的发生和发展，提高会员的生活质量。通过聘请医疗专家在国际化的诊所为会员提供一流的医疗服务，并派专人负责提供预约就诊服务。精湛的医疗技术和国际化的医疗服务，让会员在医疗中真正感受到人性的尊严。

同时，俱乐部致力于高危与亚健康会员的健康管理，以预防和减少疾病的发生和发展，提高会员的整体健康状况。健康专家需每天阅读会员的健康日志，了解会员的健康信息反馈并给予互动指导，真正做到全面管理会员的健康。

任务3　健康管理的内容与技术

一、健康管理的内容

（一）健康管理的性质、内容、宗旨和特点

性质：健康管理就是针对健康需求对健康资源进行计划、组织、指挥、协调和控制的过程，也就是对个体和群体健康进行全面监测、分析和评估，提供健康咨询和指导及对健康危险因素进行干预的过程。

内容：对个体和群体健康进行全面监测、分析和评估，提供健康咨询和指导及对健康危险因素进行干预。

宗旨：调动个体和群体及整个社会的积极性，有效地利用有限的资源来达到最大的健康效果。

特点：标准化、量化、个体化和系统化。健康管理的具体服务内容和工作流程必须依据循证医学、公共卫生的标准以及学术界已经公认的预防和控制指南、规范等来确定和实施。

（二）健康管理的基本步骤和常用服务流程

健康管理有以下三个基本步骤：第一步是了解你的健康；第二步是进行健康及疾病风险性评估；第三步是进行健康干预。

健康管理的常用服务流程由五个部分组成：健康管理体检、健康评估、个人健康管理咨询、个人健康管理后续服务、专项健康及疾病管理服务。

（三）健康管理的组成部分

健康管理由以下几个部分组成：信息收集、健康体检、健康评估、健康报告、健康指导。按管理对象的不同，又分为个人健康管理和企业健康管理两个部分。

（1）信息收集　收集接受健康管理者的个人基本资料、生活习惯、个人医学问题（现病况、既往史、家庭史等），根据资料建立健康档案。

（2）健康体检　根据收集到的个人信息，从健康现状出发为其设计个性化的体检，详尽了解其身体健康状况。

（3）健康评估　分为疾病风险调查问卷评估及体检评估两个部分。疾病风险调查问卷是根据每个疾病的高危因素、影响条件等流行病学因素而设定的科学、

专业调查问卷。评估根据调查所得结果及体检结果进行，根据医学及流行病学的相关标准而做出判定，可由人工评估及健康管理系统软件两个途径实现。

（4）健康报告　将体检结果、评估结果综合整理、分析，得出一个健康报告，即可以由报告得知自身的健康现状、疾病状况、潜在的健康危险因素。

（5）健康指导　针对接受健康管理者所存在的健康问题，从生活习惯、营养膳食、运动、心理指导、中医养生等各方面给予全方位的健康指导，并帮助其实施这些指导措施。通过有效的生活干预措施、健康改善计划、指导就医、疾病管理等举措，使接受健康管理者达到身心健康的良好生活状态。

（四）健康管理的目标

健康管理的目标是让接受健康管理者了解自身的健康状况，通过监测、评估得知自身的疾病现状、潜在疾病危险因素，从而为其设计出个性化的健康维护计划，优化其生活方式，帮助其控制病情，降低疾病危险因素，避免和延缓疾病的发生和发展，减少医疗保健费用，提升健康水平。总之，健康管理的最终目的是提高接受健康管理者生活质量，使其达到身心健康的生活状态。

（五）健康管理的作用

首先，通过健康管理可以有效降低患病风险；其次，通过健康管理可以有效降低医疗支出；最后，通过健康管理可以有效降低危险行为，培养良好的生活方式。

二、健康管理的技术

1. 健康信息采集

健康信息采集的途径包括日常生活调查、正常体检（健康体检）、因病检查等方式。采集的信息中既有患者的年龄、性别、身高、体重等基本情况，也有体检后身体各系统的功能状况、实验室检查后的血糖、血脂等一些重要指标，更包括家族史、膳食习惯（如谷类、肉类、干豆类以及咸菜、酒类等摄入情况）、生活方式（如吸烟、睡眠、体力活动、锻炼、精神及社会因素等）等。

通过健康信息采集，全面收集个人健康状况信息，为被管理者建立健康档案，进行健康危险因素的分析和评价，及早发现健康危险因素，制定健康促进计划提供基础资料。

（1）病史采集　对于病史的采集，可以通过以下几个方面来获取，主要是根据不同的病症和诊断需要，选择需要的一个或若干个方面来进行采集工作。

①基本信息：记录个体的一般资料，如姓名、性别、年龄、身高、体重等。

②现病史：记述个体病后的全过程，即发生、发展、演变和诊治经过，包括如下内容：

a. 起病情况与患病的时间；

b. 主要症状的特点：主要症状出现的部位、性质、持续时间和程度，缓解或加剧的因素；

c. 病因与诱因：病因，如外伤、中毒、感染等；诱因如气候变化、环境变化、情绪等；

d. 病情的发展与演变：包括患病过程中主要症状的变化或新症状的出现；

e. 伴随病状：在主要症状的基础上又同时出现一系列其他症状；阴性症状是指按一般规律某一疾病应该出现而实际上没出现的伴随症状；

f. 诊治经过；

g. 病程中的一般情况：如病后的精神、体力状态，食欲、睡眠、大小便。

③既往史：个体既往的健康状况和过去曾经患过的疾病，包括如下内容：

a. 既往健康情况，如体健、多病、虚弱；

b. 急、慢性传染病史及传染病接触史，如肝炎、结核、伤寒、痢疾等；

c. 预防接种史；

d. 外伤手术史；

e. 输血史；

f. 局部病灶史，如扁桃体炎、齿龈炎、鼻窦炎；

g. 药物过敏史，如青霉素（PNC）、磺胺药过敏等；

h. 患过何种系统的疾病，如慢性支气管炎、胆石症等。

④系统回顾：最后一遍搜集病史资料，避免问诊过程中患者或医生所忽略或遗漏的内容，包括如下内容：

a. 呼吸系统：咳嗽、咳痰、咯血、呼吸困难、胸痛；

b. 循环系统：心悸、心前区疼痛、呼吸困难、水肿、头晕；

c. 消化系统：腹痛、腹泻、食欲改变、嗳气、反酸、腹胀、呕吐、呕血、腹痛；

d. 泌尿系统：尿频、尿急、尿痛、排尿困难、尿量改变、尿的颜色改变、尿失禁、水肿、腹痛；

e. 造血系统：皮肤黏膜苍白、黄染、出血点、瘀斑、乏力、头晕、眼花等；

f. 内分泌系统及代谢：怕热、多汗、乏力等；

g. 神经精神系统：头痛、失眠、意识障碍、情绪状态、智能改变等；

h. 肌肉骨骼系统：肢体肌肉麻木、疼痛、痉挛萎缩，关节肿痛等。

⑤个人史：如出生地、所到地方、职业、嗜好、毒物接触、有无重大精神创伤、性病治疗史。

⑥婚姻史：如结婚年龄、配偶健康情况。

⑦月经及生育史：如经期、初潮年龄、绝经年龄；周期、经量、经痛；白带（量、气味）、孕次、产次、人流状况、分娩（早产、难产）；计划生育。

⑧家族史

a. 家庭中有无遗传性疾病：血友病（女性遗传，男性患病）、哮喘、高血压

13

病、肿瘤等；

b. 直系亲属死亡的原因。

（2）体格检查

①体格检查：对人体形态结构和机能发展水平进行检测和计量。其内容包括：运动史和疾病史；形态指标测量；生理机能测试；身体成分测定；特殊检查。

通过体格检查，获得被测对象的身体形态特点、发育程度、健康状况、机能水平的各种准确信息，对体质档案的建立、人类各种疾病的防治都具有极其重要的意义。

全身体格检查基本项目包括：

a. 一般检查及生命体征；

b. 头颈部；

c. 前侧胸部；

d. 背部；

e. 腹部；

f. 上肢；

g. 下肢；

h. 肛门直肠（仅必要时检查）；

i. 外生殖器检查（仅必要时检查）；

j. 共济运动、步态与腰椎运动。

②体格测量操作常规

a. 身高测量方法：被检测者脱鞋、帽、外衣，背对测量尺，取立正姿势，两眼直视前方、挺胸收腹、双臂自然下垂，双足并拢，脚跟、骶部、两肩胛、枕部同时紧贴测量尺。

测量时将头发压平，测量板与颅顶部接触，然后准确读出测量数值（以 cm 为单位，计小数点后 1 位数）。

b. 体重的测量方法：测量前应校正体重计。体重计放在硬地面上，并使其平衡。

被调查者脱鞋、帽、外衣（只穿单衣单裤）。

体重计稳定后再读数，读数时双眼直对指针（以 kg 为单位，计小数点后 1 位数）。

c. 腰围的测量方法：测量时受检查者应穿贴身单衣裤，直立、双手下垂、双足并拢。受检者保持平衡正常呼吸。

于腰部肋下缘与髂骨上缘中点（近似于受检者做侧弯腰折线）处水平测量。

使用服装软尺，量尺应松紧适宜，要特别注意保持测量时软尺前后在同一水平线上。

重复测量两次，如果两次测量结果误差大于 2cm，应再测量第三遍（以 cm 为单位，计小数点后 1 位数）。

d. 臀围的测量方法：测量时，受检者应穿贴身单衣裤，直立、双手下垂、双足并拢。

耻股联合水平测量臀部最大径。

测量时，使用软尺，量尺应松紧适宜，要特别注意保持测量时软尺前后在同一水平线上。

重复测量两次，如果两次测量结果误差大于 2cm，应再测量第三遍（以 cm 为单位，计小数点后 1 位数）。

e. 血压测量方法：目前测量血压常用的血压计是台式水银柱血压计，它由血压计、气袖带、橡皮球囊组成，测量时需配用听诊器进行测量。测血压的部位，一般指测量人体两臂肱动脉的压力。

测量血压时要注意以下条件：被测量者至少安静休息 5min，在测量前 30min 内禁止吸烟和饮咖啡，排空膀胱。

被测量者取坐位，最好坐靠椅背；裸露右上肩，肘部置于与心脏同一水平线。若已有外周血管病，首次就诊时，应测双臂血压。特殊情况下测量血压可以取卧位或站立位；老人、糖尿病人及常出现体位性低血压情况者，应测立位血压。立位血压测量血压计置于心脏水平。

原理：充气时，一旦袖带内压力超过动脉收缩压，血管被压闭，血流被阻断，血管的远端就听不到动脉的搏动音。放气后，当袖带内压力低于动脉收缩压时血管开放，血流恢复，产生动脉搏动音，听到第一声动脉搏动音（听诊音）时袖带内的压力即为收缩压。继续放气，当袖带内压力低于舒张压时，血管完全通畅，血流不再被阻断，动脉的搏动音消失，此时袖带内的压力即为舒张压。儿童舒张压以动脉搏动音突然变小时的压力来确定比较准确。

正确测量血压的方法应分以下几个步骤。

Ⅰ、袖带缠于上臂应平服紧贴，气囊中间部位正好压住肱动脉，气囊下缘应在肘弯上 2.5cm。

Ⅱ、打开血压计开关，快速充气，待肱动脉脉搏消失后再加压 30mmHg 柱（4kPa）。

Ⅲ、将听诊器胸件置于袖带下肘窝处肱动脉上，然后放松气阀，使压力以每秒 2～3mmHg 柱的速度下降。

Ⅳ、当水银柱在下降过程中，从听诊器中听到第一个心搏音时数值即为收缩压；当听诊器里心搏音消失时的数值即为舒张压。如果水银柱到零位心搏音仍不消失，则以变音时数值为舒张压。

Ⅴ、放松气囊阀门，使水银柱回到零位，关闭血压计开关，把所测的收缩压/舒张压数值记录下来。

（3）体质测定

①年龄分组：通常，年龄计算方式如下：

测定时已过生日者年龄（周岁）＝测定年－出生年；

测定时未过生日者年龄（周岁）＝测定年－出生年－1。

《国民体质测定标准》（成年人部分）的适用对象为 20～59 周年的中国成年人，按年龄、性别分组，每 5 岁为一组。男女共计 16 个组别。

②测定指标：测试指标包括身体形态、机能和素质三类，如表 1–1 所示。

表 1–1　　　　　　　　　　　国民体质测试指标

类别	测试指标	
	20～39（周岁）	40～59（周岁）
形态类	身高与体重	身高与体重
机能类	肺活量 台阶试验	肺活量 台阶试验
素质类	握力 俯卧撑（男） 1min 仰卧起坐（女） 纵跳 坐位体前屈 选择反应时 闭眼单脚站立	握力 坐位体前屈 选择反应时 闭眼单脚站立

③评定标准：数据采集后，采用单项评分和综合评级进行评定。

单项测定采用 5 分制评分法，同一年龄段评分标准相同，身高体重作为一个单项评定。

综合评级是根据受试者各单项得分之和确定，共分四个等级：一级（优秀）、二级（良好）、三级（合格）、四级（不合格）。任意一项指标无分者，不进行综合评级。受测者必须在一周之内完成全部项目测定。有单项未得分者不进行评定。综合评级的标准如表 1–2 所示。

表 1–2　　　　　　　　　　　综合评级标准

等级	得分	
	20～39 岁	40～59 岁
一级（优秀）	＞30 分	＞26 分
二级（良好）	30～33 分	24～26 分
三级（合格）	23～29 分	18～23 分
四级（不合格）	＜23 分	＜18 分

（4）实验室检查

①血常规：血常规是最一般、最基本的血液检验。主要是检查血液方面的问题，如身体是否有感染，是否贫血，是否有血液疾病的可能性。根据体检的情况，结合血常规检查判断。血常规的检查意义在于，及早发现和诊断某些疾病，诊断是否贫血，是否有血液系统疾病，反映骨髓的造血功能等。

a. 红细胞（RBC）：临床研究发现，RBC 值的变化分为生理性和病理性两种。

ⓐ生理性变化

增加：新生儿、高原居民；

减少：生理性贫血，如妊娠后期和某些年老者。

ⓑ病理性变化

相对增加：各种原因的脱水造成血液浓缩；

绝对增加：先天性发绀性心脏病和肺心病代偿性红细胞增加；

真性增加：真性红细胞增多症。

减少：病理性贫血，如造血不良，过度破坏和各种原因的失血。

RBC 正常参考范围如表 1 - 3 所示。

表 1 - 3　　　　　　　　　　　**RBC 正常参考范围**

RBC 参考项	正常参考范围
成年男性	$(4.0 \sim 5.5) \times 10^{12}$ 个/L（400 ~ 550 万个/mL）
成年女性	$(3.5 \sim 5.0) \times 10^{12}$ 个/L（350 ~ 500 万个/mL）
新生儿	$(6 \sim 7) \times 10^{12}$ 个/L（600 ~ 700 万个/mL）

b. 血红蛋白（Hb）：临床病例中，Hb 值的变化多与以下诊断相关。

血红蛋白减少多见于各种贫血，如急性、慢性再生障碍性贫血、缺铁性贫血等。

血红蛋白增多常见于身体缺氧、血液浓缩、真性红细胞增多症、肺气肿等。

Hb 正常参考值如表 1 - 4 所示。

表 1 - 4　　　　　　　　　　　**Hb 正常参考值**

Hb 参考项	正常参考范围
成年男性	120 ~ 160g/L
成年女性	110 ~ 150g/L
新生儿	170 ~ 200g/L

c. 血细胞比容（HCT）：临床病例中，HCT 值的变化多与以下诊断相关。

增加：见于大面积烧伤和脱水患者；

减少：见于贫血患者。

HCT 正常参考范围如表 1 - 5 所示。

表 1 - 5	HCT 正常参考范围
HCT 参考值	正常参考范围
男性	40% ~ 50%
女性	37% ~ 48%

d. 白细胞（WBC）：生理性白细胞增高多见于剧烈运动、进食后、妊娠、新生儿。另外采血部位不同，也可使白细胞数有差异，如耳垂血比手指血的白细胞数平均要高一些。

病理性白细胞增高多见于急性化脓性感染、尿毒症、白血病、组织损伤、急性出血等。

病理性白细胞减少多见于再生障碍性贫血、某些传染病、肝硬化、脾功能亢进、放疗化疗等。

WBC 正常参考范围如表 1 - 6 所示。

表 1 - 6	WBC 正常参考范围
WBC 参考项	正常参考范围
成人	$(4 \sim 10) \times 10^9$ 个/L（4000 ~ 10000 个/mL）
新生儿	$(15 \sim 20) \times 10^9$ 个/L（15000 ~ 20000 个/mL）

e. 白细胞分类计数（DC）：中性杆状核粒细胞增高见于急性化脓性感染、急性大出血、严重组织损伤、慢性粒细胞膜性白血病及安眠药中毒等。

中性分叶核粒细胞减少多见于某些传染病、再生障碍性贫血、粒细胞缺乏症等。

嗜酸性粒细胞增多见于牛皮癣、天疱疮、湿疹、支气管哮喘、食物过敏，一些血液病及肿瘤，如慢性粒细胞性白血病、鼻咽癌、肺癌以及宫颈癌等。

嗜酸性粒细胞减少见于伤寒、副伤寒早期、长期使用肾上腺皮质激素后。

嗜碱性粒细胞增多见于嗜碱性粒细胞白血病（罕见）、骨髓纤维化症、慢性溶血及脾切除后。

嗜碱性粒细胞减少见于荨麻疹、过敏性休克、促肾上腺皮质激素及糖皮质激素过量、甲亢、库欣症、心梗、严重感染、出血等。

淋巴细胞增高见于传染性淋巴细胞增多症、结核病、疟疾、慢性淋巴细胞白血病、百日咳、某些病毒感染等。

淋巴细胞减少见于淋巴细胞破坏过多，如长期化疗、X 射线照射后及免疫缺陷病等。

单核细胞增高见于单核细胞白血病、结核病活动期、疟疾等。

DC 正常参考范围如表 1 − 7 所示。

表 1 − 7　　　　　　　　　　　　　　　DC 正常参考范围

DC 参考项	正常参考范围	DC 参考项	正常参考范围
中性杆状核粒细胞	1% ~ 5%	嗜碱粒性细胞	0 ~ 1%
中性分叶核粒细胞	50% ~ 70%	淋巴细胞	20% ~ 40%
嗜酸性粒细胞	0.5% ~ 5%	单核细胞	3% ~ 8%

f. 血小板（PLT）：PLT 正常参考范围为（100 ~ 300）× 10^9 个/L（10 万 ~ 30 万个/mL）。

血小板计数增高见于血小板增多症、脾切除后、急性感染、溶血、骨折等。

血小板计数减少见于再生障碍性贫血、急性白血病、急性放射病、原发性或继发性血小板减少性紫癜、脾功能亢进、尿毒症等。

②尿常规：尿常规在临床上是不可忽视的一项初步检查，不少肾脏病变早期就可以出现蛋白尿或者尿沉渣中呈现有形成分。尿异常，常是肾脏或尿路疾病的第一个指征，也常是提供病理过程本质的重要线索。近年来有不少人强调，负责医生应自己动手做患者尿常规检查，是有利于医生发现肾脏疾病的一般诊断方法。

尿常规对泌尿道感染、结石、胆道阻塞、急慢性肾炎、糖尿病、肾病变症状群等疾病有预报性作用。

尿检参考项正常参考范围如表 1 − 8 所示。

表 1 − 8　　　　　　　　　　　　尿检参考项正常参考范围

尿检参考项	正常参考范围	尿检参考项	正常参考范围
酸碱度（pH）	5 ~ 8	胆红素（Bil）	阴性（neg）
相对密度（SG）	1.015 ~ 1.025	尿胆原（Ubg）	阴性（neg）
尿蛋白（Pro）定性	阴性（neg）	亚硝酸盐（Nit）	阴性（neg）
尿蛋白（Pro）定量	Pro≤0.15g/24h	白细胞	<25 个/μL
葡萄糖（Glu）定性	阴性（neg）	红细胞（Ery）	≤10 个/μL
葡萄糖（Glu）定量	<2.8mmol/24h（0.5g/24h）	血红蛋白（Ob）	≤10μg/μL
酮体（Ket）	阴性（neg）	尿沉渣镜检	白细胞 <5/HP，红细胞 <3/HP

a. 酸碱度（pH）

pH 增高：呼吸性碱中毒、胃酸丢失、服用重碳酸、尿路感染；

pH 降低：呼吸性酸中毒，代谢性酸中毒。

b. 相对密度（SG）

增高：见于高热和脱水等血浆浓缩情况、尿中含造影剂或葡萄糖。

降低：临床意义更明显，见于由于慢性肾炎或肾盂肾炎造成的肾小管浓缩功能障碍、尿崩症。

糖尿病和尿崩症均有尿量增加，但前者尿相对密度升高，后者降低，以之区别。

c. 尿蛋白（Pro）定性定量试验：正常尿常规检查一般无蛋白，或仅有微量。尿蛋白增多并持续出现多见于肾脏疾病。但发热、剧烈运动、妊娠期也会偶然出现尿蛋白。故尿中有蛋白时需追踪观察、明确原因。

d. 葡萄糖（Glu）：血糖增高性尿糖包括饮食性尿糖（一次大量摄取糖类）、持续性尿糖（如糖尿病）、其他原因（如甲亢、肢端肥大症、嗜铬细胞瘤），以及血糖正常性尿糖，如家族性尿糖。

尿糖阳性多见于肾性糖尿、糖尿病及甲状腺功能亢进等疾病。

e. 酮体（Ket）：下列情况下酮体阳性：

糖尿病酮症酸中毒；

非糖尿病酮症，如感染、饥饿、禁食过久；

中毒；

服用某些降糖药物，如降糖灵。

需要注意的是尿化学方法不能检测 β-羟丁酸，故糖尿病酮症酸中毒早期由于酮体主要以 β-羟丁酸为主，可能造成酮体估计不足。

f. 胆红素（Bil）和尿胆原（Ubg）：下列情况下阳性：

溶血性黄疸：Bil 阴性，Ubg 阳性；

肝细胞性黄疸：Bil 和 Ubg 均为阳性；

阻塞性黄疸：Bil 为阳性，Ubg 阴性。

g. 亚硝酸盐（Nit）：阳性，见于膀胱炎、肾盂肾炎等。阴性不能排除，因为 Nit 阳性鉴定需要三个条件，即食物中有硝酸盐，尿液标本在膀胱停留时间超过 4h 和感染的细菌有硝酸盐还原酶。

h. 白细胞：大量白细胞时，称脓尿，它表示尿路感染，如肾盂肾炎、膀胱炎、尿道炎等。

i. 红细胞（Ery）或血红蛋白（Ob）（潜血试验）：大量红细胞时，称"肉眼血尿"，可见于泌尿系统炎症、感染、结石、肿瘤等，应加重视，并立即到泌尿专科进一步检查，以明确血尿的部位和原因。

j. 尿沉渣镜检：可以作为诊断血尿的复诊断方案。

③粪常规

a. 颜色与形状观察：正常为黄色软便。

颜色异常有以下几种情况。

黑色或柏油样：见于上消化道出血，如溃疡病出血、食道静脉曲张破裂、消化道肿瘤等。如服铁剂、铋剂或进食动物血及肝脏后粪便也可呈黑色。

白陶土色：见于胆道完全梗阻时或服钡餐造影后。

果酱色：见于阿米巴痢疾或肠套叠时。

红色：见于下消化道出血，如痔疮、肛裂、肠息肉、结肠癌、放射性结肠炎等，或服用番茄、红辣椒、扑蛲灵、酚酞、保泰松、利福平、阿司匹林后。

绿色：因肠管蠕动过快，胆绿素在肠内尚未转变为粪胆素所致，多见于婴幼儿急性腹泻及空肠弯曲菌肠炎。

米泔样便：常见于重症霍乱、副霍乱患者。

细条样便：常见于直肠癌。

性状异常有以下几种情况。

稀粥样便：见于服用缓泻剂后。

水样便：见于急性肠炎、食物中毒等；婴幼儿腹泻常见蛋花汤样便；霍乱、副霍乱可见米泔水样便；出血性小肠炎可见赤豆汤样便。

黏液便：见于结肠过敏症或慢性结肠炎。

黏液脓血便：见于急、慢性痢疾。

凝乳块：多见于婴儿粪便中，呈白色块样物，为脂肪或酪蛋白消化不良或饮食过多所致。

b. 镜检

白细胞：正常粪便不见或偶见；

红细胞：正常粪便无红细胞；

细菌：主要为大肠杆菌和肠球菌；

虫卵：见于肠道寄生虫病。

c. 粪便潜血试验（occult blood test，OBT）：潜血是指消化道出血少，肉眼无法观察到红色，且被消化液分解又在显微镜下不能发现红细胞。目前 OBT 广泛使用单克隆抗体技术，不受动物血红蛋白的影响。正常粪便 OBT 阴性。

健康人在忌食动物血和绿叶菜时，隐血试验为阴性（－），若忌食上述食物仍持续阳性（＋），提示消化道慢性出血。

④肝功能检查

a. 胆红素总量（STB）、直接胆红素（SDB）与间接胆红素（SIB）：胆红素总量增高、间接胆红素增高，临床常见为溶血性贫血、血型不合输血、恶性疾病、新生儿黄疸等。

胆红素总量增高、直接与间接胆红素均增高，临床常见为急性黄疸型肝炎、慢性活动性肝炎、肝硬变、中毒性肝炎等；

胆红素总量增高、直接胆红素增高，临床常见为肝内及肝外阻塞性黄疸、胰头癌、毛细胆管型肝炎及其他胆汁淤滞综合征等。

b. 总蛋白（TP）

增加：高渗性失水，多发性骨髓瘤，阿狄森病，某些急慢性感染所致高球蛋白血症等。

减少：慢性肝病，肝硬变，慢性感染，慢性消耗性疾病，长期腹泻，肾病综合征，营养不良等。

c. 白蛋白（Alb）

增加：偶见于脱水所致的血液浓缩。

减低：肝病，肾病，营养不良等。

d. 球蛋白（G）

增高：失水，结核病，黑热病，血吸虫病，疟疾，麻风，系统性红斑狼疮，硬皮病，风湿热，类风湿性关节炎，肝硬变，骨髓瘤，淋巴瘤等。

减少：皮质醇增多症，长期应用糖皮质类固醇激素。出生后至 3 岁，球蛋白呈生理性降低。

e. 丙氨酸氨基转移酶（ALT、GPT）

增高：急慢性肝病，胆道感染，胆石症，急性胰腺炎，急性心肌梗塞，心肌炎，心衰，肺梗死，流脑，系统性红斑狼疮等。儿童，寒冷，过度劳累，剧烈运动，溶血反应也可升高。

f. 门冬氨酸氨基转移酶（AST、GOT）

增加：心肌梗死（发病后 6h 明显升高，48h 达高峰，3 ~ 5d 后恢复正常），各种肝病、心肌炎、胸膜炎、肾炎、肺炎等也可轻度升高。

GOT 有两种同工酶，存在于胞浆内的称为 s - GOT，存在于线粒体内的称为 m - GOT。GOT 同工酶测定有助于了解组织损伤程度，心肌、肝、肾病变时，s - GOT 升高；组织损伤时 m - GOT 才能在血清中测得。心肌梗死时，m - GOT 先于 s - GOT 而升高。

肝功能检查正常参考范围如表 1 - 9 所示。

表 1 - 9   肝功能检查正常参考范围

参考项	正常参考范围
胆红素总量（STB）	脐血 < 34μmol/L
	0 ~ 1d < 103μmol/L
	3 ~ 5d < 205μmol/L
	其后 < 34μmol/L
	成人：1. 7 ~ 17. 1μmol/L
直接胆红素（SDB）	0 ~ 3. 4μmol/L
间接胆红素（SIB）	1. 7 ~ 13. 7μmol/L
总蛋白（TP）	60 ~ 80g/L

续表

参考项	正常参考范围
白蛋白（Alb）	40～55g/L
球蛋白（G）	20～29g/L
丙氨酸氨基转移酶（ALT、GPT）	改良穆氏法 ＜500nmol/s/L 赖氏法（Reitman 法）2～30U
门冬氨酸氨基转移酶（AST、GOT）	改良穆氏法 ＜667nmol/s/L 赖氏法（Reitman 法）3～30U

2. 健康档案的建立

其实建立健康档案不仅是简单的信息堆积，而是在信息梳理的过程中，不断对个人健康进行全面的了解，建立预防的意识，以便进一步管理好个人健康。

健康档案的具体内容主要包括每个人的生活习惯、既往病史、药物治疗史、过敏反应记录、诊断治疗情况、家族病史以及历次体检结果等。它是个动态、连续的记录过程，建立健康档案有利于发现导致慢性病发生及发展的关键因素，在没有明显症状出现前的发病早期，可根据动态观察医学信息变化，做到对慢性病的早发现、早预防。

（1）建立健康档案前要做的"功课"——了解健康背景　所谓健康背景包括父母的家族以及个人的身体状况、所处的环境、生活方式等。这些因素共同形成一个人的健康大背景，它们会在你一生不同时期，从不同方面对个体健康产生影响。

①遗传因素：先天遗传就好比是个人健康的"底版"，有些疾病是有遗传因素的，也就是说有的人天生就成了这些疾病的高危人群。但也不必因此就有负担，只要在日常生活行为中比别人多加注意就行。因此了解家族，包括祖辈、父母和近亲的健康情况，对疾病预防有重要作用。如需要搞清楚家里的什么人曾患什么病，一般是有无高血压、心脏病、糖尿病、肿瘤和青光眼等，如果父母患有糖尿病、青光眼等遗传性疾病，子女就要引起重视，可有针对性地重点预防。

②自身体质：了解自己的生长经历，是否足月顺产，还是早产，是否母乳喂养，成长期的健康状况，比如都接种过什么疫苗，多大接种的；曾患有哪些疾病等，如幼儿时患过腮腺炎可能会对男性生殖有影响。记录个体目前所处的年龄段，是否处于生物节律的脆弱期，比如青春期、经前期、更年期和老年期等，判断这个年龄段的人容易发生的疾病。

③生活方式记录：个体是否吸烟、喝酒、不运动、膳食不平衡、睡眠不足，这些都是导致疾病的罪魁。注意：必须清楚写下这些方式一一对应的危险因素，如久坐式的静态生活容易导致骨质疏松和其他疾病；紧张的脑力劳动可使神经体液调节失常，导致脂类代谢紊乱，血胆固醇升高；许多人因学习工作压力大，锻炼的时间很少，因而导致肥胖，而肥胖会使心脑血管病、心脏病、高血压、糖尿

病等主要慢性病的发病率大大增高。

④自我情绪：古人云：知足者常乐。那些精神上感到满足的人，常常也是最健康、最长寿的人。如果个体是从事容易产生负面情绪的职业，如公安、消防、军队或司法、医疗、丧葬等，就要注意对其心态的调整，使其保持乐观的心态，克服焦虑、愤怒和压抑。

⑤生存环境：客观生存环境是个人健康的增色剂。众所周知，空气清新、饮食干净卫生有益于人的健康，噪声和污染等环境因素会对健康造成不利的影响。在健康档案中要记录个体所处的环境，对个人与环境的关系做个评估。不仅包括自然环境，也包括供养系统的关系，工作和私人关系，来改善个人与环境的适应性。

（2）健康档案的内容　有了前面的基础，再把这些内容一一记录下来就是一份全面的健康档案了，可以做以下分类。

①个人既往健康情况：从出生开始至今。

②家族健康情况：包括祖辈父母、父母以及近亲。

③历次就医的门诊病历、体检报告、化验室检查和影像检查结果等。

④除了生理健康检查外，如果可能的话，还应定期做体质测试、心理健康测试、生活方式测试和亚健康测试，把测试的结果全部记录下来。

3. 医学统计学基础

（1）医学统计学和卫生统计学　统计学是研究数据的收集、整理、分析与推断的科学。医学统计学是用统计学的原理和方法研究生物医学现象的一门学科。卫生统计学则是把统计理论、方法应用于居民健康状况研究、医疗卫生实践、卫生事业管理和医学科研的一门应用学科。

（2）统计学中的基本概念

①随机变量：指取值不能事先确定的观察结果，通常简称为变量。随机变量有一个共同的特点是不能用一个常数来表示，而且理论上讲，每个变量的取值服从特定的概率分布。

随机变量可分为两种类型：离散型变量和连续型变量。

②误差：指实际观察值与观察真值之差、样本指标与总体指标之差。误差可分为系统误差和随机误差。

a. 系统误差：仪器未校正、测量者感官的某种偏差、医生掌握疗效标准偏高或偏低等，使观察值不是分散在真值的两侧，而是有方向性、系统性或周期性地偏离真值。可通过实验设计的完善和技术措施的改进来消除或减少。

b. 随机误差：排除系统误差后，其他多种不确定因素，使观察值不按方向性、系统性而随机地变化，误差变量一般服从正态分布。可通过统计处理估计随机误差。

③概率与频率：概率，又称几率，是度量某一随机事件 A 发生可能性大小的

一个数值，记为 P（A）。$0 < P$（A）< 1。

在相同的条件下，独立重复做 n 次试验，事件 A 出现了 m 次，则比值 m/n 称为随机事件 A 在 n 次试验中出现的频率。当试验重复很多次时 P（A）$= m/n$。

④总体与样本：总体是指特定研究对象中所有观察单位的测量值，可分为有限总体和无限总体。总体中的所有单位都能够标识者为有限总体，反之为无限总体。

从总体中随机抽取部分观察单位，其测量结果的集合称为样本（sample）。样本应具有代表性。所谓有代表性的样本，是指用随机抽样方法获得的样本。

（3）资料类型　观察单位的某项特征的测量结果，按其性质可分为三种类型。

①计量资料：对每个观察单位用定量的方法测定某项指标量的大小，所得的资料称为计量资料。计量资料又称定量资料、测量资料。其变量值是定量的，表现为数值大小，一般有度量衡单位。如某一患者的身高（cm）、体重（kg）、红细胞计数（$10^{12}/L$）、脉搏（次/min）、血压（kPa）等。

②计数资料：将观察单位按某种属性或类别分组，所得的观察单位数称为计数资料。计数资料又称定性资料或分类资料。其观察值是定性的，表现为互不相容的类别或属性。如调查某地某时的男、女性人口数；治疗一批患者，其治疗效果为有效、无效的人数；调查一批少数民族居民的 A、B、AB、O 四种血型的人数等。

③等级资料：将观察单位按测量结果的某种属性的不同程度分组，所得各组的观察单位数，称为等级资料。等级资料又称有序变量。如患者的治疗结果可分为治愈、好转、有效、无效或死亡，各种结果既是分类结果，又有顺序和等级差别，但这种差别却不能准确测量，如一批肾病患者尿蛋白含量的测定结果分为 +、+ +、+ + +等。

等级资料与计数资料不同：属性分组有程度差别，各组按大小顺序排列。

等级资料与计量资料不同：每个观察单位未确切定量，故又称为半计量资料。

医学统计和卫生统计中的几种资料类型如表 1 – 10 所示。

表 1 – 10　医学统计和卫生统计中的几种资料类型

变量类型			变量值表现	实例	资料类型
数量变量			定量（具体数值）	身高（cm）	计量资料
分类变量	无序	二分类	对立的两类属性	性别（男，女）	计数资料
		多分类	不相容的多类属性	血型（A、B、O）	
	有序	多分类	类间有程度差异的属性（又称等级资料）	文化程度（初中、高中、大学…）	

（4）统计工作的步骤：统计工作分为以下几个步骤：设计方案、收集资料、整理资料、分析资料。

①设计方案：设计内容包括资料收集、整理和分析全过程的设想和安排。设计是整个研究中最关键的一环，是今后工作应遵循的依据。

调查计划的制定包括如下内容。

• 明确调查目的并将其具体化到指标：确定调查目的时应注意是要了解总体参数还是研究相关联系。指标要精选，尽量用客观、灵敏、精确的定量指标。

• 确定调查对象和调查单位。首先要确定调查总体及其同质范围，观察单位可为人、物、群体、地区等。

• 确定并选择调查方法，有以下几种。

普查：对总体中所有的观察单位进行调查；

抽样调查：从总体中随机抽取一定数量具代表性的观察单位组成的样本进行调查；

典型调查：有目的地选择典型的人和单位进行调查。

此外，流行病学中的病例对照研究和队列研究也属于调查研究的范畴。

• 确定资料的搜集方式。

直接观察法：直接观察、检查、测量。

采访法：调查者直接或间接与被调查者交谈，又分访谈、信访和开调查会三种。

• 估计统计所需样本含量。

• 拟定调查项目和调查表：根据调查目的拟定预期分析指标（项目），如上备查项目构成调查项目，按逻辑顺序列成表格即是调查表。

• 制定调查的组织计划：包括组织领导、时间进度、分工与联系、经费预算等。

②收集资料：应采取措施使能取得准确可靠的原始数据。

③整理资料：简化数据，使其系统化、条理化，便于进一步分析计算。

④分析资料：计算有关指标，反映事物的综合特征，阐明事物的内在联系和规律。分析资料包括统计描述和统计推断。

（5）医学研究中统计方法的应用　医学统计方法在医学研究中的应用主要有三个方面：以正确的方式收集数据、描述数据的统计特征、统计分析得出正确结论。

（6）四种基本抽样方法

①单纯随机抽样：将调查总体全部观察单位编号，再用抽签法或随机数字表随机抽取部分观察单位组成样本。

优点：操作简单，均数、比率及相应的标准误差计算简单。

缺点：总体较大时，难以一一编号。

②机械抽样：又称系统抽样、等距抽样。随机选取第一个个体后，其余个体

26

按一定数字规律来抽取。

优点：易于理解、简便易行。

缺点：总体有周期或增减趋势时，易产生偏性。

③整群抽样：总体分群，再随机抽取几个群组成样本，群内全部调查。

优点：便于组织、节省经费。

缺点：抽样误差大于单纯随机抽样。

④分层抽样：又称分类抽样，将总体按某项特征分层，再从每层内抽取观察单位组成样本。有按比例分配和最优分配之分。

优点：样本代表性好，抽样误差减少。

以上四种基本抽样方法都属于单阶段抽样，实际应用中常根据实际情况将整个抽样过程分为若干阶段来进行，称为多阶段抽样。

4. 医学参考值范围制定

（1）概念和意义

①医学参考值的概念：医学参考值又称临床参考值或正常值，是指"正常"人体和动物的各种生理常数、体液、排泄物中各种成分含量及人体对各种试验的反应值。广义的医学参考值还包括各类"卫生标准"。应注意的是，医学参考值不是一个单一的数值，而是许多数值的集合或全体，即是一个范围。

②医学参考值的作用及意义：首先，可用医学参考价值区分"正常"和"异常"个体，为临床诊断提供参考；其次，可用以反映不同时间、地区人群某项指标的生理变迁。

（2）制定参考值范围的基本步骤　确定"正常人"对象的范围：即根据研究目的确定的未患疾病的个体。

①统一测定标准：即检验用的试剂批号、仪器、人员、条件等应相同。

②确定分组：一般需用年龄、性别等对"正常人"对象进行分组，分组特征也可根据检验判断。

③样本含量确定：一般来讲，正态分布资料所需的样本含量应在 100 以上，偏态或未知分布时样本含量应更大。

④确定参考值范围的单双侧：一般生理物质指标多为双侧，毒物指标则多为单侧。

⑤确定百分位点：一般取 95% 或 99%。

（3）参考值范围的制定方法

①正态分布法：正态分布又称高斯分布，是一个在数学、物理及工程等领域都非常重要的概率分布，在统计学的许多方面有着重大的影响力。若随机变量 X 服从一个数学期望为 μ、标准方差为 σ^2 的高斯分布，正态分布的期望值 μ 决定了其位置，其标准差 σ 决定了分布的幅度。因其曲线呈钟形，人们又经常称之为钟形曲线。通常所说的标准正态分布是 $\mu=0$、$\sigma=1$ 的正态分布。

　　某些医学现象，如同质群体的身高、红细胞数、血红蛋白量，以及实验中的随机误差，呈现为正态或近似正态分布；有些指标（变量）虽服从偏态分布，但经数据转换后的新变量可服从正态或近似正态分布，可按正态分布规律处理。其中经对数转换后服从正态分布的指标，称之为服从对数正态分布。

　　从图1-1可以看出，人群的舒张压基本符合正态分布。

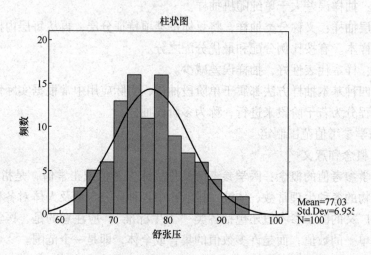

图1-1　群体舒张压频数柱形分布图

　　据正态分布原理，一定可信度（如95%）下的正常值范围，双侧上限为：$\overline{X} \pm 1.96SD$；单侧上限为：$\overline{X} + 1.64SD$，单侧下限为：$\overline{X} - 1.64SD$。

　　正态分布概率分布如图1-2所示。

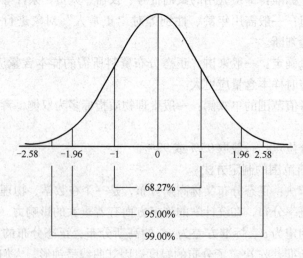

图1-2　正态分布概率分布图

②百分位数法：对于偏态分布或未知分布的资料，正常值范围的确定常用百分位数法，如 95% 可信度下的正常值范围双侧为 $P2.5 \sim P97.5$，单侧上限为 $P95$，单侧下限为 $P5$。

（4）制定参考值范围时的注意事项

①应注意参考值范围是基于一定可信度而建立的，即它最多仅能包含 95% 或 99% 的"正常"个体；

②临床应用中采用多指标联合诊断可提高判断的效率；

③观察值的正常值范围要与均数的可信区间相区别。

5. 统计描述与统计推断

统计描述是指运用各种统计学手段（如统计表、统计图、统计指标等）对观测数据的数量特征进行客观如实的描述和表达。究竟采用哪种统计学手段，选用什么样的统计指标，应根据观测指标本身的性质来决定。例如，对定性观测得到的计数资料，可以用各种相对数来描述其数量特征；对定量测定获得的计量资料，则要同时用描述平均水平和集中趋势的平均指标，及描述离散程度和变异大小的变异指标，从两个不同角度去全面描述其数量特征。

（1）数量资料统计描述　对数值变量资料进行统计分析的一般步骤，是先对观察测量得到的变量值（即观察值）进行统计描述，再在此基础上进行深入的统计推断。统计描述的工作主要是在编制频数表的基础上描述资料的集中位置和离散程度。

数值变量资料的频数表如下：

a. 频数表（frequency table）的编制方法

• 找出观察值中的最大值、最小值和极差；

• 据极差大小确定组段和组距，将其分为 10 个左右的组段；

• 列表记录落在各组段内的观察值个数即可得频数表；

• 根据编制出的频数表即可了解该数值变量资料的频数分布特征。

b. 频数分布的特征及类型

两个特征：集中趋势和离散趋势；

两种类型：对称分布和偏态分布，其中偏态分布又有正偏态和负偏态之分。

c. 频数表的用途

• 描述资料的分布特征和分布类型。

• 进一步计算有关指标或进行统计分析。

• 发现特大、特小的可疑值。

• 据此绘制频数分布图。

图 1-3 所示为频数分布图示例。

（2）集中位置的描述　描述一组观察值集中位置或平均水平的指标称为平均数（average）。它能使人对资料有个简明概括的印象，并能进行资料间的比较。常用的平均数有算术均数、几何均数和中位数。

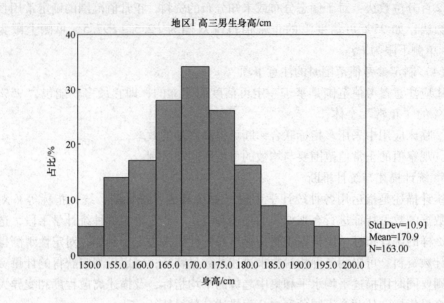

图1-3 某地区高三男生身高的频数分布图

①算术均数（arithmetic mean）：简称均数（mean），有总体均数和样本均数之分，分别用希腊字母 μ 和英文字母 $\bar{X}$ 表示。

计算方法：不分组资料用直接法。即所有观察值的累积和除以观察值个数，相同观察值较多或分组资料常用加权法。

均数的应用：适用于对称分布，特别是正态分布的资料，不适用于偏态分布的资料。如有数据3、4、5、6、17，可见数据多在3~6，但均数为7，显然不能代表这组数据的中心位置，此时应用几何均数或中位数描述其集中趋势。

②几何均数（G）：适用于呈倍数关系的等比资料或对数正态分布的资料，应用中应注意观察值不能同时有正有负，同一资料算得的几何均数小于算术均数。

③中位数（median）：中位数是一组观察值的位置平均数，直接由原始数据计算中位数时，若 n 为奇数，则中位数为将观察值从小到大排序后中间位置那个观察值，若 n 为偶数，中位数为将观察值从小到大排序后中间两个观察值的算术均数。用频数表计算中位数时先根据频数表计算累计频数和累计频率，百分之五十分位数即为中位数。

中位数用于描述偏态分布资料的集中位置，它不受两端特大、特小值的影响，当分布末端无确切数据时也可计算。

④百分位数（percentile）：百分位数是资料分布数列的百等分分割值，百分位数用于描述样本或总体观察值序列某百分位置的水平，应用中注意，样本例数不够多时，两端的百分位数不稳定。百分位数还用于确定参考值范围。

（3）离散程度的描述　多组资料均数相同，只能说明其集中趋势相同，各组数据内部观察值参差不齐的程度可能不同。此时，常用极差、四分位数间距、方差、标准差和变异系数等指标来描述资料的离散程度。

①极差（R）：又称全距，即最大和最小观察值之间的间距，用极差描述资料的离散程度简单明了，但它不能反映观察值的整个变异度，样本的例数越多，极差越大，不够稳定。

②四分位数间距：四分位数（Q）是特定的百分位数，其中$P25$为下四分位数Q_1，$P75$为上四分位数Q_u。四分位数间距即$Q_u - Q_1$。四分位数间距比极差稳定，但仍未考虑每个观察值的变异度。

③方差（Var）：离均差的绝对值之和或离均差平方和（SS）可用来描述资料的变异度。SS的均数（即方差）不受观察值个数的影响，用来描述资料的离散程度较离均差的绝对值之和或离均差平方和更好。方差也有总体方差和样本方差之分。

④标准差（standard deviation）：因方差的单位是原单位的平方，所以使用仍不方便。方差的算术平方根，即标准差，是一个更好的指标。相应地，标准差也有总体标准差和样本标准差之分，分别用希腊字母σ和英文s表示。

标准差可用于描述变量值的离散程度，与均数结合还可描述资料的分布情况，此外还可用于求参考值范围和计算标准误差。

⑤变异系数（CV）：变异系数又称离散系数（coefficient of dispersion），当比较多组资料的变异度时，而这几组资料的单位不同或均数相差悬殊时，用标准差就不合适。此时需要用到变异系数来比较，它实际上是标准差占均数的百分比例。

（4）分类资料统计描述　对分类变量资料进行统计描述的一般步骤是，先对观察测量得到的变量值（即观察值）进行分类汇总（即"计数"），得到分类资料频数表（属于绝对数指标），再在此基础上计算相对数指标（即两个指标之比）才能对分类变量资料进行正确的描述。

①常用的相对数指标

a. 比：又称相对比，其基本计算公式为：比＝A/B，说明A为B的若干倍或百分之几。A、B可为绝对数、相对数或平均数。如某市某年Ⅰ区的急性传染病发病数为2433人，Ⅱ区的急性传染病发病数为3033人，则Ⅱ区与Ⅰ区急性传染病发病数之比为3033/2433＝1.25。

b. 构成比：又称构成指标。其计算公式为：构成比＝（某一组成部分的观察单位数/同一事物各组成部分的观察单位总数）×100%。构成比用来说明事物内部各组成部分所占比重或分布。如上例中若全市的急性传染病发病数为12884人，则Ⅰ区占全市急性传染病发病数的比重为2433/12884×100%＝18.9%。

c. 率：又称频率指标，计算公式为：率＝（发生某现象的观察单位数/可能发生某现象的观察单位数）×k，k 为 100%、万/万等。率用来说明某现象发生的频率或强度。如上例Ⅰ区的年平均人口数为 636723 人，则Ⅰ区该年急性传染病发病率 =（2433/636723）×100000/10 万 = 382/10 万。

②应用相对数时应注意的问题

　　a. 计算相对数时，分母不宜过小；

　　b. 构成比和率不能相互混淆，两者的区别如表 1 - 11 所示；

　　c. 求平均数或总率时，分子、分母应分别相加；

　　d. 注意资料同质性、可比性；

　　e. 样本率或构成比的比较应建立在随机抽样的基础上，并要做假设检验。

表 1 - 11　　　　　　　　　　　　　构成比与率的比较

	构成比	率
概念	说明事物内部各组成部分所占比重或分布	说明某现象发生的频率或强度
合计	必为 100%	分率不能直接相加
改变	任一部分比重增减会影响其他部分	某一分率改变对其他无影响

（5）统计推断　　统计推断是指根据观测数据所提供的信息，对未知总体的情况做出具有一定概率保证的估计和推断，包括假设检验和参数估计两大内容。

假设检验是指根据观测数据提供的信息，对从推断目的出发而提出的某种假设进行检验，得出这一假设是应当拒绝还是尚不能加以拒绝的统计结论。假设检验在医学科研中有着广泛的用途，可供选择的假设检验方法也很多。在实际应用中要根据推断目的、资料的性质、实验设计的类型以及样本的大小进行正确的选择。例如，对成组设计的两组计量资料的样本均数差别的比较最好选用 t 检验；对成组设计的三组以上计量资料的样本均数差别的比较则要选用 F 检验；对两组或两组以上计数资料的样本率差别的比较需选用 χ^2 检验等。

①总体均数估计

　　a. 抽样研究

　　Ⅰ、为何要进行抽样研究：抽样研究对无限总体来讲是唯一可行的方法，对有限总体也可节省人力和材料，增加研究工作的可行性。

　　Ⅱ、抽样研究的目的：抽样研究是期望通过样本提供的信息来推断总体特征，其主要内容是参数估计和假设检验。

　　b. 均数的抽样误差：由于个体差异的存在，使得抽样研究中样本均数与总体均数间，样本均数与样本均数间始终存在着差异，这种差异是由抽样误差造成的，抽样误差的大小可用标准误来衡量。

这里的标准误是标准差除以样本含量算术平方根的商。标准差和标准误区别见表 1 - 12。

表 1 – 12	标准差与标准误的区别	
指标	标准差	标准误
意义	描述观察值的变异程度，即离散趋势	描述样本均数的变异程度，说明抽样误差的大小
用途	描述资料的频数分布状况，可用于制定医学参考值范围	用于总体均数的区间估计和两个均数之间的假设检验等

c. 总体均数估计分类

Ⅰ、点值估计：即直接用样本均数作为总体均数的估计值。

Ⅱ、区间估计：根据样本均数符合 t 分布的特点，利用 t 分布曲线下的面积规律估计出总体均数可能落在的区间和范围。当样本含量较大时，可用 u 分布代替 t 分布。总体均数 95% 可信区间的含义为由样本均数确定的总体均数所在范围包含总体均数的可能性为 95%。

②t 检验和 u 检验

简而言之，t 检验和 u 检验就是统计量为 t 和 u 的假设检验，两者均是常见的假设检验方法。当样本含量 n 较大时，样本均数符合正态分布，故可用 u 检验进行分析。当样本含量 n 小时，若观察值 x 符合正态分布，则用 t 检验（因此时样本均数符合 t 分布），当 x 为未知分布时应采用秩和检验。

a. 样本均数与总体均数比较的 t 检验：样本均数与总体均数比较的 t 检验实际上是推断该样本来自的总体均数 μ 与已知的某一总体均数 μ_0（常为理论值或标准值）有无差别。如根据大量调查，已知健康成年男性的脉搏均数为 72 次/min，某医生在一山区随机抽查了 25 名健康男性，求得其脉搏均数为 74.2 次/min，标准差为 6.0 次/min，问是否能据此认为该山区成年男性的脉搏均数高于一般成年男性。

上述两个均数不等，既可能是抽样误差所致，也有可能真是环境差异的影响，为此，可用 t 检验进行判断，检验过程如下：

Ⅰ、建立假设

H_0：$\mu = \mu_0 = 72$ 次/分，H_0：$\mu > \mu_0$，检验水准为单侧 0.05。

Ⅱ、计算统计量：进行样本均数与总体均数比较的 t 检验时，t 值为样本均数与总体均数差值的绝对值除以标准误的商，其中标准误为标准差除以样本含量算术平方根的商。

Ⅲ、确定概率，做出判断：以自由度 v（样本含量 n 减 1）查 t 界值表，$0.025 < P < 0.05$，拒绝 H_0，接受 H_1，可认为该山区成年男性的脉搏均数高于一般成年男性。

应注意的是，当样本含量 n 较大时，可用 u 检验代替 t 检验。

b. 配对设计的 t 检验：配对设计是一种比较特殊的设计方式，能够很好地控制非实验因素对结果的影响，有自身配对和非自身配对之分。配对设计资料的 t

检验实际上是用配对差值与总体均数"0"进行比较，即推断差数的总体均数是否为"0"。故其检验过程与样本均数与总体均数比较的 t 检验类似，即：

Ⅰ、建立假设

H_0：$\mu_d = 0$，即差值的总体均数为"0"，H_1：$\mu_d > 0$ 或 $\mu_d < 0$，即差值的总体均数不为"0"，检验水准为 0.05。

Ⅱ、计算统计量：进行配对设计 t 检验时，t 值为差值均数与 0 之差的绝对值除以差值标准误的商，其中差值标准误为差值标准差除以样本含量算术平方根的商。

Ⅲ、确定概率，做出判断：以自由度 v（对子数减 1）查 t 界值表，若 $P < 0.05$，则拒绝 H_0，接受 H_1，若 $P \geq 0.05$，则还不能拒绝 H_0。

a. 成组设计两样本均数比较的 t 检验：成组设计两样本均数比较的 t 检验又称成组比较或完全随机设计的 t 检验，其目的是推断两个样本分别代表的总体均数是否相等。其检验过程与上述两种 t 检验也没有大的差别，只是假设的表达和 t 值的计算公式不同。

两样本均数比较的 t 检验，其假设一般为：H_0：$\mu_1 = \mu_2$，即两样本来自的总体均数相等，H_1：$\mu_1 > \mu_2$ 或 $\mu_1 < \mu_2$，即两样本来自的总体均数不相等，检验水准为 0.05。

计算 t 统计量时是用两样本均数差值的绝对值除以两样本均数差值的标准误。

应注意的是当样本含量 n 较大时（如大于 100 时）可用 u 检验代替 t 检验，此时 u 值的计算公式较 t 值的计算公式要简单得多。

b. t 检验的应用条件和注意事项：两个小样本均数比较的 t 检验有以下应用条件：

Ⅰ、两样本来自的总体均符合正态分布；

Ⅱ、两样本来自的总体方差相等。

故在进行两小样本均数比较的 t 检验之前，要用方差齐性检验来推断两样本代表的总体方差是否相等，方差齐性检验的方法使用 F 检验，其原理是看较大样本方差与较小样本方差的商是否接近"1"。若接近"1"，则可认为两样本代表的总体方差齐。判断两样本来自的总体是否符合正态分布，可用正态性检验的方法。

若两样本集的总体方差不齐，也不符合正态分布，对符合对数正态分布的资料可用其几何均数进行 t 检验，对其他资料可用 t 检验或秩和检验进行分析。

三、健康风险评估

当我们经历了非典的磨难、禽流感以及 H1N1 流感的肆虐之后，大家从来没有像现在这样强烈地意识到生命的脆弱和健康的重要。当疾病来临时，我们能抵挡得住吗?

科学家曾经做过调查,发现几乎不存在生理性的死亡,极少人是真正因为衰老而死亡的。人到老年基本上至少可查出两三种疾病,能以高寿无疾而终的人,是活到了生命的极致,至今尚微乎其微。权威部门统计,目前北京95%的人对自己心脑血管系统健康情况不清楚,90%的人对血压水平不了解,60%的人缺乏定期检查和保养;而美国,93%以上的美国人对于自己的心脑血管疾病非常清楚。据北京国际抗衰老医学中心公布:目前中国45~60岁人群的老化趋势已超过欧美国家水平。心脑血管病、癌症、糖尿病、慢性疲劳综合征、肝硬化等是这些危害中年人健康的最主要的慢性病,其发病率越来越呈年轻化趋势。

慢性病的发生及发展是一个缓慢的过程。如动脉硬化,一个人采取不良的生活方式和饮食,在30岁左右时就有动脉硬化的趋势。大中型主动脉壁内膜脂质斑块沉积、堵塞之后,血管弹性下降,管腔变狭窄,需要8~10年时间,这时候可能表现为高血压、冠心病临床症状。癌症的发生也是很缓慢的。一个癌细胞要用1年的时间长到12个细胞,6年的时间长成铅笔尖那样大,10年时间才长成豌豆那么大。这时候医院才能检查出来,但已到中晚期。

我国古代医学界有这么一句话:上医治未病,下医治已病。意思就是说,最高明的医生通常能在疾病还没有显露之时就把疾病预防了,这时候对身体的损害小,花费的代价也小。既然慢性病的发生、发展缓慢,能否有一种办法让我们及时发现疾病,发现疾病先兆,及时预防和治疗呢?

风险评估完全可以做得到。风险评估可以通过对人体生物医学指标的搜集,对影响个人健康因素的遗传、性格、生活方式、生活环境、精神状态的证据搜集,运用和引进国际先进的科学的评估软件,进行综合整体分析,评估出个人将可能发生某些慢性病和恶性病的危险性或趋势,为个人提供身体危险因素的警示,就像天气预报一样,预报人体未来的健康状况,让我们对疾病早做预防。

(一)健康风险评估的定义与历史

风险不仅存在于人们所有社会生产生活活动中,也存在于人类自身的生、老、病、死过程中,健康风险一旦发生,会给个人、家庭和社会带来一定程度的损失。健康风险同样需要积极地管理和应对。健康风险评估是进行健康风险管理的基础和关键。

1. 健康风险评估的目的

健康风险评估的目的就是,将健康数据转变为健康信息。所谓数据和信息,它们之间的区别是,信息是处理后的数据所形成的一种形式,它可以用来辅助做决策或支持其他行为。健康信息是指与人的健康有关的信息,泛指一切有关的身体、心理、社会适应能力的知识、技术、观念和行为模式等,表达了人们对健康的判断、观点、态度以及情感。具体来说,健康风险评估的目的主要有以下几种。

(1)帮助个体综合认识健康危险因素 健康危险因素是指机体内外存在的

疾病发生和死亡概率增加的诱发因素。包括个人特征、环境因素、生理因素、疾病或亚临床疾病状态等。健康危险因素在个人身上的发生和表现纷繁复杂，综合说来，可以是多元化的危险因素并存相互影响，可以出现病症也可以不出现病症。健康风险评估对健康状态及未来患病危险性的全面考察和评估，有利于帮助个体综合、正确地认识自身健康危险因素及危害。

（2）鼓励和帮助人们修正不健康的行为　健康风险评估通过个性化、量化的评估结果，帮助个人认识自身的健康危险因素及其危害与发展趋势，指出了个人应该努力改善的方向，有利于医生制定针对性强的系统教育方案，帮助人们有的放矢地修正不健康的行为。

（3）制定个体化的健康干预措施　通过健康风险评估，可以明确个人或人群的主要健康问题及其危险因素，接下来应对评估结果进行仔细地分析和判断。由于健康问题及其危险因素往往是多重的，故健康干预的内容和手段也应该是多方位的。对健康风险评估结果的分析，有利于制定有效而节约成本的健康干预措施。

（4）评价干预措施的有效性　评价是指对客观实际与预期结果进行的比较，而要进行评价，测量是必需而重要的手段。这里指的测量包括，对健康干预依从性的测量，对健康评价指标及经济评价指标的定性定量测量，对参与者满意度的测量等。准确的信息是评价成功的保障，必须具备完善的信息系统，准确收集、分析和表达资料。健康风险评估通过自身的收集系统，收集、追踪和比较重点评价指标的变化，可对健康干预措施的有效性进行实时的评价和修正。

（5）健康管理人群分类　健康风险评估的一个重要用途是根据评估结果将人群分类。分类的主要标准有两类：健康风险的高低和医疗花费的高低。分类后的各个人群，由于已经有效地鉴别了个人及群体的健康危险状态，故可以提高干预的针对性和有效性，通过对不同风险的人群采取不同等级的干预手段，可达到资源的最大利用和健康的最大效果。

（6）其他　健康风险评估还可满足其他目的的需求，如评估数据被广泛地应用在保险的核保及服务管理中，根据评估数据进行健康保险费率的计算，以使保费的收取更加合理化，便是一个典型的例子。另外，将健康评估数据与健康费用支出联系起来，还可以进行健康保险费率的预测，帮助保险公司量化回报效果。

2. 健康风险评估的定义

健康风险评估是一种方法或工具，用于描述和估计某一个体未来发生某种特定疾病或因为某种疾病导致死亡的可能性。这种分析过程目的在于估计特定事件发生的可能性，而不在于做出明确的诊断。作为定义，我们可以说，健康风险评估是对个人健康状态及未来患病和（或）死亡危险性的量化评估。健康风险评估的关键词包括：健康状况、未来患病和（或）死亡危险、量化评估。

（1）健康状况　随着生理－心理－社会医学模式的产生和建立，人们对健康状况的认识和理解不断深入，简单地说，健康的多维性、健康的阶段性与连续性成为人们对健康认识的最重要的两个方面。健康的多维性是指，健康包括躯体健康、心理健康以及良好的社会适应能力；健康的阶段性与连续性是指，从绝对健康到绝对死亡，个体要经历疾病低危险状态、中危险状态、高危险状态、疾病产生、出现不同的预后等多个阶段，且各个阶段动态连续，逐渐演变。

（2）未来患病和（或）死亡危险　这是健康风险评估的核心，即依据循证医学、流行病、统计等原理和技术，预测未来一定时期内具有一定特征的人群的死亡率或患病率。究其根本，健康风险评估就是在概率论的基础上，对未来患病和（或）死亡危险的预测。

（3）量化评估　这是健康风险评估的一个重要特点，即评估结果是量化的、可对比的，常见的评估结果指标有：患病危险性、健康年龄、健康分值等。

【拓展阅读】

　　20世纪60年代，美国人Lewis Robbins博士在多年研究的基础上创立了预测医学学科，首次提出了"HRA"的概念，其目的是为医生和患者在疾病预防方面提供一种交流工具。经过40余年的发展，健康风险评估已经被广泛应用于企业、医疗机构、健康管理公司等，成为健康管理、健康促进项目中必不可少的重要环节。

　　自从2000年开始，国内陆续从国外引进了健康风险评估软件，用于国内的健康管理领域。美国密歇根大学健康管理研究中心（UM－HMRC）开发的HRA系统，是世界范围内处理量最大的一套健康风险评估系统，覆盖了美国200余万人口，积累了连续20年的数据。2004年，新生代市场监测机构旗下的北京新生代健康管理研究中心（北京新生代健康科技有限公司前身，下文均简称为新生代公司）与美国密歇根大学签约，正式引进了这套系统，成为密歇根大学健康管理研究中心在中国地区的独家合作伙伴。

　　因为中美两国在人种、流行病学、经济、社会环境等各方面存在着差异，所以引进这套系统之后，如何本地化成为最值得关注的问题。新生代公司组织中美两国60余名专家就本地化问题进行了广泛的讨论，最终达成一致意见，根据中国的国情对系统进行了本地化工作。此后又利用新生代市场监测机构的会员库进行了大规模的测试，并根据测试结果对系统进一步调整，使之更加完善，HRA系统也成为了更加符合国情的国民健康风险评估系统（CHRA）。根据在前期所积累的资料对健康风险评估进行了探索性的研究，发现CHRA系统中的关键指标健康得分（wellness score）与工作效率、病假天数、生活满意度等因素有良好的相关性。由于国内的健康风险评估刚刚起步，在学术方面，需要继续积累大量的资料来丰富健康风险评估的研究。

3. 健康风险评估的历史

健康风险评估主要经历了4个主要的阶段。

1940 年，Lewis C. Robbins 医生首先提出了健康风险评估的概念。他从当时进行的大量子宫颈癌和心脏疾病的预测实践工作中总结出这样的一个观点：医生应该记录病人的健康风险，用于指导疾病预防工作的有效开展。他创建了健康风险表，赋予了医疗检查结果更多的疾病预测性含义。

1950 年，Robbins 担任公共卫生部门研究癌症控制方面的主管，他主持制定了《10 年期死亡率风险表格》，并且在许多小型示范教学项目中，以健康风险评估作为医学课程的教材及运用的模式。

20 世纪 60 年代后期，随着人寿保险精算方法在病人个体死亡风险概率的量化计算中的大量应用，所有产生量化健康风险评估的必要条件都准备就绪。

1970 年，Robbins 医生和 Jack Hall 医生针对实习医生共同编写了《如何运用前瞻性医学》一书，阐述了目前健康风险因素与未来健康结局之间的量化关系，并提供了完整的健康风险评估工具包，包括问卷表、健康风险评估计算以及反馈沟通方法等。至此，健康风险评估进入了大规模应用和快速发展的时期。

（二）健康风险评估的技术与方法

【拓展阅读】

世界卫生组织提出的 10 条健康标准

世界卫生组织（WHO）认为："健康乃是身体上、精神上的完满状态以及良好的适应能力，而不仅仅是没有病或非衰弱状态。"健康分为身体、心理和社会三大维度。你可以对照世界卫生组织提出的 10 条健康标准，看看自己是否健康。

世界卫生组织健康标准如下。

（1）精力充沛，能从容不迫地应付日常生活和工作压力而不感到过分紧张。

（2）处事乐观，态度积极，乐于承担责任，不挑剔。

（3）善于休息，睡眠好。

（4）应变能力强。

（5）能够抵抗一般性感冒和传染病。

（6）体重适当，身体匀称，站立时头、肩、臂位置协调。

（7）眼睛明亮，反应敏锐，眼睑不发炎。

（8）牙齿清洁，无空洞，无痛感；牙龈颜色正常，不出血。

（9）头发有光泽，无头屑。

（10）肌肉、皮肤富有弹性，走路轻快有力。

1. 健康风险评估的原理与技术

健康风险评估包括3个基本模块：问卷、风险度计算和评估报告。

（1）问卷　问卷是健康风险评估进行信息收集的一种重要手段。根据评估的重点与目的不同，所需要收集的信息也有所差别，一般来讲，问卷主要包括：

①生理、生化数据，如身高、体重、血压、血脂等；

②生活方式数据，如吸烟，膳食与运动习惯等；

③个人或家族健康史；

④其他危险因素，如精神压力；

⑤态度和知识方面的信息。

（2）风险度的计算　健康风险评估是估算具有一定健康特征的个人会不会在一定时间内发生某些疾病或健康的结果。常用的健康风险评估一般以死亡为结果，由于技术的发展及健康管理需要的改变，健康风险评估已逐步扩展到以疾病为基础的危险性评价；因为后者能够更有效地使个人理解危险因素的作用，并能更有效地实施控制措施和减少费用。

在疾病危险性评价及预测方面，一般有两种方法，第一种方法建立在单一危险因素与发病率基础上，将这些单一因素与发病率的关系以及相对危险性来表示其强度，得出的各个相关的加权分数即为患病的危险性。第二种方法建立在多种因素数理分析基础上，即采用统计学概率论的方法来得到危险性与危险因素之间的关系。

（3）评估报告　评估报告的种类和各种报告的组合千差万别，较好的情况是评估报告包括一份给受评者个人的报告和一份总结了所有受评者情况的报告。同时，与健康风险评估的目的相对应，个人报告一般包括健康风险评估的结果和健康教育信息。人群报告一般包括对受评估人群的人口血特征概述、健康危险因素总结、建议的干预措施和方法等。

2. 健康风险评估的种类与方法

从不同的角度出发，健康风险评估可进行多种分类。本节从评估的功能角度，对常见的健康风险种类及其方法进行介绍。

（1）一般健康风险评估　一般健康风险评估，即前面所述的，通过问卷、风险度计算和评估报告3个基本模块组成的健康风险评估。

（2）疾病风险评估　每一种与健康相关的生物学信息称为生物医学指标。它包括了从身高、年龄到血糖和胆固醇水平以及生活方式、对体育锻炼的态度和饮食行为等方面的信息。这些生物医学指标能对参加者的健康做出综合性的反映。

疾病评估模型（以下简称DASTM）参照美国国立健康医学中心（NIH）的疾病管理数据模型的构建原理，在充分考虑到中国人群的独特性和地区差异性基础上，结合我国实情，确定疾病相关因素（包括危险因素和保护因素）的关系，采取数理手段，基于多元回归及模糊数学 BP 神经网络模型和 Monte Carlo 模型方法建立危险分数表，从而形成疾病个体危险因素评估模型。

①危险因素的选择：我们与国内多个地区的大型医院合作，建立多个临床数据采集中心，从临床一线收集疾病相关资料，确定疾病评估的相关因素（包括环境、生活方式以及既往病史、家族病史等）及其与疾病发生风险的相关度。

②在选择危险因素进入模型时主要依据：临床资料显示该危险因素与疾病有很强的相关度，在我国人群中是常见的因素，测量方法简单、费用小，控制、干预后可改变疾病风险个体危险因素评分与疾病风险的确定，根据每个危险因素的暴露情况确定疾病发生的风险点数，经加权评分处理后，计算评估个体的危险系数。

（3）健康风险评估及预防策略　"健康风险评估"是健康管理的一部分。人类为求生存和发展，与危害健康和生命的各种因素进行了长期的斗争，逐渐认识了疾病发生的原因和规律，掌握了预防疾病、促进健康的知识和技能。并随着社会进步、科学发展形成了现代医学理论。疾病的发生要素除先天遗传因素外，不外乎职业和生活环境、生活方式（吸烟、性行为、饮食和锻炼）、药品和心理因素的影响。为了主动干预这些因素，制定群体和个体预防策略，出现了多个新兴学科。健康管理是近期开发的领域。

"健康风险评估"目前对于大多数中国人而言还是一个全新的概念。其核心理念是：全面研究个人的生活方式和行为对生理健康、心理健康、社会功能、保健就医情况产生的正面或负面的影响，有的放矢地对不良生活习惯和行为方式进行干预，从而达到降低健康风险、提高生活质量、优化生存环境和合理配制医疗消费的目的。在西方发达国家，针对个人、组织和社会的"健康风险评估"理念和操作，已经伴随健康管理事业，成为医疗服务体系中不可缺少的一部分。

通过健康风险评估可以识别那些很快就要利用保健服务的人；因而可向他们提供相应的干预措施。这是一种强有力的系统，可保持和改进大量人口的健康状态，维持低水平的保健消费。其内容包括：

①评定人口的健康行为和健康风险因素；

②利用运算法则来推算未来利用保健服务的可能性和花费情况；

③提供相应的干预措施，使低风险的人保持低风险状况；

④提供相应的干预措施，使人们学会降低其高风险因素和改进健康行为；

⑤评定保健计划的效果和推荐未来的保健战略。

3. 生命质量评估

随着医学模式的转变，生命质量（或称生存质量、生活质量，quality of life，QOL）的概念引入医学研究中，广义的生命质量涉及所有影响生命质量的因素，如国民生产总值、人均国民收入、居住条件等。1948 年 WHO 健康定义的提出，使临床医务工作者们认识到他们研究的目的是为了更好地服务于病人，于是把生命质量的理论和医学实际结合起来，开始研究疾病对生命质量造成的影响，逐步形成了健康相关生命质量（health related quality of life，HRQOL）的概念。医学上提到的生命质量一般均指健康相关生命质量。

（1）生命质量的基本概念　WHO生命质量研究组通过在20多个国家和地区的研究，提出HRQOL定义为：不同文化和价值体系中的个体与他们的目标、期望、标准一起所关心的事情有关的生命质量的体验。具体来说，生命质量评价基本上包括生理功能、心理功能、角色活动、社会适应能力和对健康状况的总体感受等。

所谓生理功能反映的是个体活动能力和体力，主要包括躯体活动受限、自我照料能力和体力下降。

心理功能主要是指情绪反应（焦虑、抑郁、紧张等）和认知功能（时间地点定位、注意力、记忆力、思维能力等），因为疾病和环境因素（无力承担治疗费用、药物不良反应、与家人关系等）都会给病人带来不同程度的心理变化。

角色活动是指疾病给病人造成工作或学习或家务活动的影响，出现工作能力下降甚至停止工作或学习退步等。

社会适应能力则主要体现在个人的社会关系网的质量和数量，如与家人、亲朋好友进行接触的频率和接触的密切程度。

对健康状况的总体感受是由病人对自身的健康状况满意度做出自我评价，体现了病人对自身生活状况的主观感受。

健康状态是指从生理、心理和社会生活3方面测定的个人功能。疾病或损伤导致功能下降，反之功能改善，能敏感地反映疾病状态和健康水平。满意度是指个人的需求和愿望得到满足时所产生的主观感觉。需求是客观的，但需求被满足的感受只能由需求者所体验。所以满意度属于生命质量的主观成分，反映病人的价值观，表达病人对过去事件（疗效、服务质量等）的评判和对未来事件（药物作用、治疗后果）的选择。

（2）测评工具　由于生命质量的大多数内容为病人的主观体验，因此常用量表来客观地评价。但是目前还没有一种单一的量表可以测量每一种状态的结果，量表的选择需根据研究者应用的目的和研究的人群来确定。根据量表应用的范围和内容的不同，选择合适的量表。根据不同量表内容、适应性、反应性的差异，主要有普通生命质量量表（generic QOL instrument）和专用生命质量量表（specific QOL instrument）两大类。

①普通生命质量量表：普通生命质量量表可以适用于不同种类的疾病，并能在世界范围内使用。这样的量表好处是能使不同的疾病可以直接进行比较，比如类风湿性关节炎的治疗和冠状动脉介入治疗或肿瘤治疗直接比较，有利于决策者一目了然地了解结果和对有限的资源做出有效的决策。然而这类量表未包含与研究疾病特征有关的条目，忽视了研究疾病所受影响的重要功能方面，因而该类量

表用于特殊疾病时的信度是很低的。

a. 常用的普通生命质量量表：其中目前最常用的和公认的普通生命质量量表有疾病影响程度量表（Sickness Impact Profile，SIP）、诺丁汉健康调查表（Nottingham Health Profile，NHP）、生命质量指数（Quality of Well Being Index，QWB）改进版、生命质量测定量表 SF－36 和世界卫生组织生命质量测定量表 WHOQOL－BREF 等。SIP 一般适用于任何疾患的健康状况评价，是一种包含身体、心理和其他方面共 136 条条目的自填或访谈的量表。NHP 是用来评价人群健康状态的测量工具，具有 45 条条目，包含痛苦、身体活动性、睡眠、情感反应、精力、社会隔阂 6 个健康方面和就业、社会生活、家庭生活、性生活、嗜好、休假 7 个日常生活方面的自填量表。QWB 改进版是研究慢性病健康寿命的一种指标，是集中关于移动性、机体活动、社会活动、症状问题等 50 条条目的访谈量表。WHOQOL－BREF 包括 26 个问题条目，分为生理、心理、独立性、社会关系、环境和精神信仰 6 个方面。

b. SF－36 健康调查简表：健康调查简表（the MOS item short from health survey，SF－36），是在 1988 年 Stewartse 研制的医疗结局研究量表（MOSSF）的基础上，由美国波士顿健康研究发展而来的。

SF－36 是目前国际上应用最广泛的一种普通生命质量量表，SF－36 是一个多条目的简短形式的调查表，一般只需 5～10 min 即可填答完毕。其测量模型包括 36 个条目、8 个领域和 2 个综合测量。内容包括 8 个方面：躯体功能（PF）、躯体功能引起的角色受限（RP）、机体疼痛（BP）、总体健康评价（GH）、活力（VT）、社会功能（SF）、情感原因引起的角色受限（RE）和心理健康（MH），这 8 个领域又形成了两个不同的测量，即生理内容综合测量（PCS）和心理内容综合测量（MCS），其中 PF、RP、BP 3 个领域对 PCS 贡献最大，SF、RE、MH 3 个领域则对 MCS 贡献最大。最低分值 35 分，最高分值为 145 分。每个方面还可以通过分值转换计算其达到理想标准的百分比，转换方式为：每个方面所达到理想标准的百分比 ＝ ［（实际分值－最低可能的分值）/可能的分值间距］×100%。

②专用生命质量量表：专用生命质量量表是为某一类疾病制定的量表，能有效地反映该类疾病对病人生命质量的影响，适用于该类疾病不同干预措施的比较。但是专用量表也有它的局限性，因为不同地区文化传统、信仰、风俗等不同，有时需建立不同的量表，而且对不同的疾病不能进行同等的评价。

必须注意，量表的应用评估虽然比较客观和科学化，但仍存在一定的主观性。因此在实际应用过程中必须根据研究对象、目的、疾病等不同，选择合适的评估工具；同时，要求问询员必须经过统一的培训，具体操作时最好采用盲法、统一的指导语。

（3）测评工具的应用

①评价普通及特殊人群的健康状况：一些普适性量表的作用就是了解一般人

群的健康状况，如利用 SF－36 对健康人群进行调查，测定了不同性别、不同年龄美国人的健康正常值；利用 SF－36 了解本单位职工的健康生命质量情况。随着人口老龄化的发展，老年人的生理和心理健康问题愈显重要，一些学者针对其特殊性进行了研究，其他如对酗酒者和吸毒者等特殊人群的生命质量和影响因素也有一些研究。

②评价不同疾病群体的生命质量：肿瘤与慢性病患者的生命质量测评是医学领域生命质量研究的主流，应用不同的疾病专用量表可以反映 1 个肿瘤或慢性病患者的全身状况、心理感受和社会适用能力，也可以帮助医务人员选择适当的治疗措施。关于肿瘤与慢性病测评的研究可以在大量文献中找到，值得一提的是，现在一些比较著名的量表几乎均出自癌症领域，如制定肺癌症状量表 LCSS，并进行肺癌病人的测定，应用 CLDQ 研究过胆汁淤积性肝病病人的生命质量。

③评价临床治疗方案和治疗效果：通过对患者在不同疗法和措施中生命质量的测定和评价，为治疗和康复措施的比较提供新的结局指标。一个比较著名的例子是对肢体肉瘤治疗方法的研究，传统观点一般认为能不截肢尽量不截肢，采取保守疗法治疗，但是对两种疗法患者的生命质量进行评价后发现，二者总的生命质量无统计学差异，但截肢组在情绪反应、自我照顾、性行为等方面优于保留疗法，从而得出了截肢疗法优于保留疗法的结论，并且从减少复发的愿望出发，也应该考虑截肢疗法。

（4）生命质量评估的意义

①用于医疗保险和卫生管理事业研究：健康相关生命质量的研究在医疗保险和卫生管理事业领域起步较晚，目前国外研究较多，如美国食品药品管理局自 1985 年起开始将生命质量用于新药评价，Brook 等曾评价过实行共同保险措施对成人健康状况的影响。Drummond 曾论述过生命质量测定在资源分配中的作用。Mosteller 曾研究过如何把生命质量测定用于卫生立法和卫生政策的制定。

②评价卫生保健政策，指导卫生投入方向：随着 HRQOL 测评及有关的健康期望寿命（health life expectancy，HLE）、伤残调整生命年（disability adjusted life years，DALYs）和质量调整生命年（quality adjusted life years，QALYs）等新指标的产生，考虑到这些指标综合了个人的生存时间与生存质量，克服了以往将健康人的生存时间和病人的生存时间同等看待的不足，开始用这些指标对预防保健干预措施、对人群健康的影响效果进行综合评价。如美国自 1993 年以来通过居民行为危险因素监测系统（behavioral risk factor surveillance system，BRFSS）对 18 岁以上成人的生命质量进行监测，评价各州的卫生干预措施的效果，确定重点人群和卫生投入的重点。吕维善等曾探讨了健康教育对提高老年人生命质量的作用。

（三）健康风险评估应用

【拓展阅读】

健康风险评估走进我国

随着人们生活水平的提高，肥胖、超重、饮酒过量、吸烟、运动不足、睡眠不足、用脑过度等不良生活方式所导致的健康问题越来越多。

调查表明，膳食高能量、高脂肪和少体力活动，与糖尿病、血脂异常、肥胖等密切相关；高盐饮食与高血压患病风险密切相关；饮酒与高血压、血脂异常患病风险密切相关。

健康风险评估是预测医学理论体系的核心，旨在采用科学的方法，识别那些由健康状态向亚健康状态流动的人群，对其不良生活习惯和行为方式进行科学的指导和干预，保持和改进人口的健康状态，提高个人的生活质量及工作效率。

在吴阶平医学基金会等单位的支持下，由新生代健康管理研究中心研发出的健康风险评估体系，将通过测量和观察一些与慢性病发生、发展有密切关系的生物医学指标的变化情况，从个人基本情况、生理风险、生活习惯、行为方式、心理因素、健康史等几个方面来评估个体的健康状况。在健康风险评估中，医生将进行个别指导并追踪效果，减少服务对象罹患各种慢性病的可能性。

著名健康教育专家洪昭光教授指出，如何应对由生活方式导致的疾病，是21世纪人类的新挑战。健康风险评估是有效的手段之一，通过评估和指导，人们将改变不良的生活方式和行为习惯，从而保持和增进健康。

1. 健康风险评估与控制在预防医学教学中的应用

在健康管理不断发展过程中，建立和完善了多种健康风险评估技术。应用较多的有单因素加权法和多因素模型法两种。前者是以单一健康危险因素和发病概率为基础，以相对危险性来表示强度，得出的各相关因素的加权分数即为患病危险性。该方法不需大量分析数据，简单实用，美国糖尿病协会（ADA）目前还在使用这种方法。后者是建立在多因素数理分析基础上，通过流行病学、数学和统计学概率理论方法确定患病危险性与健康危险因素之间的关系模型，如美国Framingham的冠心病模型。该方法评价结果按高危、中危和低危进行分级，并根据分级制定个体化的健康干预方案。健康风险评估信息如表1-13所示。

表1-13　　　　　　　　　健康风险评估信息表

健康危险因素及相关信息	检查结果	正常及参考范围
性别	男	男/女
年龄	48	—

44

续表

健康危险因素及相关信息	检查结果	正常及参考范围
体力活动	不足	不足/中等/充分
吸烟与否	吸烟	吸烟/不吸烟/戒烟
中风家族史	没有	有/没有
糖尿病家族史	没有	有/没有
心脏病家族史	没有	有/没有
心电图	无左心室肥大、房颤	—
体质指数	34.6	过轻,低于20,低于19 适中,20~25,19~24 过重,26~30,25~29 肥胖,30~35,29~34
血压	135/80mmHg	<140/90mmHg
总胆固醇	4.73mmol/L	2.9~6.0mmol/L
高密度脂蛋白胆固醇	1.27mmol/L	男 1.14~1.76mmol/L 女 1.12~1.91mmol/L
低密度脂蛋白胆固醇	2.69mmol/L	2.1~3.1mmol/L
甘油三酯	2.28mmol/L	0.56~1.7mmol/L
是否服用降压、降糖药	否	是/否

将上述信息输入计算机软件（或在网上进行在线分析）。分析程序为冠心病PROCAM程序、脑卒中Framingham心脏研究程序和糖尿病预测程序。评估结果见表1-14。

表1-14　　健康评估结果表——服务对象在10年内患3种慢性疾病的风险

可能慢性病	患病可能性	理想的患病概率	比率
冠心病	10%	1.3%	7.8
脑卒中	11%	1.4%	7.9
糖尿病	12%	1.3%	9.2

结果显示，服务对象在10年内患三种慢性疾病的可能性分别为10%、11%、12%，远远高出理想水平。

2. 孕前健康风险因素评估

孕前健康风险因素评估工作在国外已开展了20多年。最初这项工作的主要内容是遗传风险的评估，通过询问遗传病家族史进行遗传病的孕前筛查，并根据筛查和诊断结果评估单基因和多因子遗传病其后代疾病的再发风险。在此基础上，近年来逐步发展成为包括多类危险因素的孕前风险评估。例如，美国北卡罗大学开发的孕前风险评估工具，采用问卷收集包括社会、营养、医疗、传染性疾

45

病、用药、生育史以及家族史等 7 大类 53 个问题组成的可能对孕妇和胎儿健康造成影响的潜在风险因素，并由专业护士根据危险因素类型判定前来咨询的育龄妇女是否需要转诊到专业科室做进一步的体格检查和实验室诊断。目前国际上普遍采用上述方法开展孕前健康风险因素评估工作，即采用量表初筛并与体格检查和实验室检查相结合。表 1－15 所示为孕前健康风险因素评估的主要内容及一些体格检查和实验室检查项目。

表 1－15 　　　　　　　　　　孕前健康风险因素评估内容表

评估内容	举　　例
遗传病和出生缺陷家族史	如染色体异常、先天性心脏病、唇腭裂、先天性智力低下、先天性耳聋
既往生殖健康史	自然流产、死胎、死产、月经紊乱、不孕不育
营养状况	一般营养状况、饮食习惯（如素食）、微量营养状况如维生素 D、维生素 A、钙、铁和叶酸等的摄入情况
感染性疾病	风疹、巨细胞病毒感染、单纯疱疹、弓形虫病、淋病、梅毒、滴虫感染、细菌性阴道炎、人类乳头状瘤病毒、人类免疫缺陷病毒等
慢性疾病	心血管病、胰岛素依赖型糖尿病、癫痫、苯丙酮尿症、结核病、哮喘等
服用药物	抗惊厥药、香豆素衍生物、乙烯雌酚（雌激素类药）、叶酸拮抗剂（氨蝶呤、氨甲蝶呤）、锂、视黄醛衍生物、雄激素和雄激素复合物、镇静剂
职业危害	各种接触有毒有害物质的工作
环境污染物	家庭和工作环境暴露
生活方式、行为风险	违禁药品滥用、吸烟和嗜酒、心理压力

孕前健康风险因素评估：健康检查和实验室检测

健康检查	体重、身高、体质指数、血压、脉搏、甲状腺检查、心脏检查、呼吸系统检查、胸部检查、骨盆检查和测量、血常规和尿常规等
实验室检测	血型（RH 因素）、TORCH 检测、生殖道感染检测等

孕前健康风险因素评估是推广孕前保健模式的首要环节，风险评估的工具和方法直接决定评估的效果，孕前健康风险因素评估的内容、形式和有效性将决定孕前保健工作发展的方向和工作的重点。我国在这方面还处于起步阶段，结合我国的实际情况，基于疾病筛查和个体健康危险因素评价基本原理，发展我国自己的孕前健康风险因素评估工具和方法是一条可行的道路。

任务 4 健康管理的服务对象及策略

一、健康管理的服务对象

1. 健康人群——为健康的人管理健康

希望保持健康身心的健康群体，已认识到健康的重要性，但健康知识不足，希望得到科学、系统化、个性化的健康教育与指导，并拟通过定期健康评估，保持低风险水平，尽享健康人生。

2. 亚健康人群——疾病预警

希望定期得到健康与疾病危险性评估及健康改善指导的亚健康群体，在健康顾问指导下随时监控健康状态，有意识地参与健康改善计划，提高工作效率和整体健康水平。

3. 高危人群——降低风险

已有明显高危倾向并需要立即改善健康状况的群体，需要定期得到健康与疾病危险性评价，并在健康顾问的指导下密切监控危险因素，降低风险，及时采取干预措施，预防疾病的发生。

4. 已病患者——专业服务

在治疗的同时希望积极参与自身健康改善的群体，需要在生活和行为方式上进行全面改善，监控危险因素，降低风险水平，延缓疾病的进程，提高生命质量。

二、健康管理的基本策略

健康管理的基本策略是通过评估和控制健康风险，达到维护健康的目的。

健康信息收集、健康风险评估和健康干预三部分中前两者旨在提供有针对性的个性化健康信息来调动个体降低本身健康风险的积极性，而健康干预则是根据循证医学的研究结果指导个体维护自己的健康，降低已经存在的健康风险。研究发现，冠心病、脑卒中、糖尿病、肿瘤及慢性呼吸系统疾病等常见慢性非传染性疾病都与吸烟、饮酒、不健康饮食、缺少体力活动等几种健康危险因素有关。慢性病往往是"一因多果、一果多因、多因多果、互为因果"。各种危险因素之间及与慢性病之间的内在关系已基本明确。慢性病的发生、发展一般有从正常健康人→低危人群→高危人群（亚临床状态）→疾病→并发症的自然规律。从任何一个阶段实施干预，都将产生明显的健康效果，干预越早，效果越好。

健康管理的基本策略有以下 6 种：生活方式管理、需求管理、疾病管理、灾难性病伤管理、残疾管理和综合的群体健康管理。现分述如下。

（一）生活方式管理

生活方式与人们的健康和疾病休戚相关，这一点对于已被医生诊断为"病人"的人和健康的人来说，都是"真理"。国内外关于生活方式影响或改变人们健康状况的研究已有很多。研究发现，即使对于那些正在服用降压和降胆固醇药物的男性来说，健康的生活方式也能明显降低他们患心脏疾病的风险。这项研究从 1986 年开始，对 43000 名 40 ~ 75 岁，没有糖尿病、心脏病和其他慢性疾病的男性进行跟踪调查，每年对他们进行两次问卷调查，然后根据长期积累的数据找出生活习惯与心脏疾病之间的关系。研究发现，正在服药的中年男性，如果饮食合理、不吸烟、适量饮酒、保持健康体重和定期运动，他们患心脏疾病的风险将降低 57%；不服药的男性，健康的生活方式可以将患心脏疾病的风险降低 87%；仅不吸烟 1 项就能降低 50% 的患病风险。如果健康生活方式包括所有 5 项内容（饮食合理、不吸烟、适量饮酒、保持健康体重和定期运动），男性患心脏疾病的风险指数最低。

研究同时发现，即使被调查者从前的生活方式不健康，生活方式改变后所带来的好处也是显而易见的。健康的生活方式不可能被药物和其他所替代。改变生活方式永远不会晚，即使到中年或是晚年开始健康的生活方式，都能从中受益。

1. 生活方式管理的概念

从卫生服务的角度来说，生活方式管理是指以个人或自我为核心的卫生保健活动。该定义强调个人选择行为方式的重要性，因为后者直接影响人们的健康。生活方式管理通过健康促进技术，比如行为纠正和健康教育，来保护人们远离不良行为，减少健康危险因素对健康的损害，预防疾病，改善健康。与危害的严重性相对应，膳食、体力活动、吸烟、适度饮酒、精神压力等是目前对国人进行生活方式管理的重点。

2. 生活方式管理的特点

（1）以个体为中心，强调个体的健康责任和作用　不难理解，选择什么样的生活方式纯属个人的意愿或行为。我们可以告知人们什么样的生活方式是有利于健康应该坚持的，比如不应吸烟，如果吸烟应该戒烟；不应挑食、偏食而应平衡饮食等。我们也可以通过多种方法和渠道帮助人们做出决策，比如提供条件供大家进行健康生活方式的体验，指导人们掌握改善生活方式的技巧等，但这一切都不能替代个人做出选择何种生活方式的决策，即使一时替代性地做出，也很难长久坚持。

（2）以预防为主，有效整合三级预防　预防是生活方式管理的核心，其含义不仅仅是预防疾病的发生，还在于逆转或延缓疾病的发展历程（如果疾病已不可避免的话）。因此，旨在控制健康危险因素，将疾病控制在尚未发生之时的一级预防；通过早发现、早诊断、早治疗而防止或减缓疾病发展的二级预防；以及防止伤残，促进功能恢复，提高生存质量，延长寿命，降低病死率的三级预防，在生活方式管理中都很重要，其中尤以一级预防最为重要。针对个体和群体的特点，有效地整合三级预防，而非支离破碎地采用三个级别的预防措施，是生活方式管理的真谛。

（3）通常与其他健康管理策略联合进行 与许多医疗保健措施需要付出高昂费用为代价。相反，预防措施通常是便宜而有效的，它们要么节约了更多的成本，要么收获了更多的边际效益。根据循证医学的研究结果，美国疾病预防控制中心已经确定乳腺癌、宫颈癌、直肠癌、心脏病、老人肺炎、与骑自行车有关的头部伤害、低出生体重、乙肝、结核等19种疾病或伤害是具有较好成本效果的预防领域，其中最典型的例子就是疫苗的应用，如在麻疹预防上花费1美元的疫苗可以节省11.9美元可能发生的医疗费用。

3. 健康行为改变的技术

生活方式管理可以说是其他群体健康管理策略的基础成分。生活方式的干预技术在生活方式管理中举足轻重。在实践中，4种主要技术常用于促进人们改变生活方式。

（1）教育：传递知识，确立态度，改变行为。

（2）激励：通过正面强化、反面强化、反馈促进、惩罚等措施进行行为矫正。

（3）训练：通过一系列的参与式训练与体验，培训个体掌握行为矫正的技术。

（4）营销：利用社会营销的技术推广健康行为，营造健康的大环境，促进个体改变不健康的行为。

单独应用或联合应用这些技术，可以帮助人们朝着有利于健康的方向改变生活方式。

实践证明，行为改变绝非易事，形成习惯并终生坚持是健康行为改变的终极目标。在此过程中，亲朋好友、社区等社会支持系统的帮助非常重要，可以在传播信息、采取行动方面提供有利的环境和条件。

在实际应用中，生活方式管理可以以多种不同的形式出现，也可以融入到健康管理的其他策略中去。例如，生活方式管理可以纳入疾病管理项目中，用于减少疾病的发生率，或降低疾病的损害；可以在需求管理项目中出现，帮助人们更好地选择食物，提醒人们进行预防性的医学检查等。不管应用了什么样的方法和技术，生活方式管理的目的都是相同的，即通过选择健康的生活方式，减少疾病的危险因素，预防疾病或伤害的发生。

（二）需求管理

1. 需求管理的概念

健康管理所采用的另一个常用策略是需求管理。需求管理包括自我保健服务和人群就诊分流服务，帮助人们更好地使用医疗服务和管理自己的小病。这一管理策略基于这样一个理念：如果人们在和自己有关的医疗保健决策中扮演积极作用，服务效果会更好。通过提供一些工具，比如小病自助决策支持系统和行为支持，个人可以更好地利用医疗保健服务，在正确的时间、正确的地点，利用正确的服务类型。

需求管理实质上是通过帮助健康消费者维护自身健康和寻求恰当的卫生服务，控制卫生成本，促进卫生服务的合理利用。需求管理的目标是减少昂贵的、临床并非必需的医疗服务，同时改善人群的健康状况。需求管理常用的手段包括：寻找手术的替代疗法、帮助病人减少特定的危险因素并采纳健康的生活方式、鼓励自我保健或干预等。

2. 影响需求的主要因素

四种因素影响人们的卫生服务消费需求。

（1）患病率　患病率可以影响卫生服务需求，因为它反映了人群中疾病的发生水平。但这并不表明患病率与服务利用率之间有良好的相关关系。相当多的疾病是可以预防的。

（2）感知到的需要　个人感知到的卫生服务需要是影响卫生服务利用的最重要的因素，它反映了个人对疾病重要性的看法，以及是否需要寻求卫生服务来处理该疾病。有很多因素影响着人们感知到的需要，主要包括：个人关于疾病危险和卫生服务益处的知识、个人感知到的推荐疗法的疗效、个人评估疾病问题的能力、个人感知到的疾病的严重性、个人独立处理疾病问题的能力，以及个人对自己处理好疾病问题的信心等。

（3）病人偏好　病人偏好的概念强调病人在决定其医疗保健措施时的重要作用。与医生一道，病人对选择何种治疗方法负责，医生的职责是帮病人了解这种治疗的益处和风险。关于病人教育水平的研究结果表明，如果病人被充分告知了治疗方法的利弊，病人就会选择那些创伤低、风险低、更便宜的治疗手段，甚至在医生给他们提供别的选择时也如此。

（4）健康因素以外的动机　事实表明，一些健康因素以外的因素，如个人请病假的能力、残疾补贴、疾病补助等都能影响人们寻求医疗保健的决定。保险中的自付比例也是影响卫生服务利用水平的一个重要因素。

3. 需求预测方法与技术

目前已有多种方法和技术用于预测谁将是卫生服务的利用者。归纳起来这些方法主要如下。

（1）以问卷为基础的健康评估　以健康和疾病风险评估为代表，通过综合性的问卷和一定的评估技术，预测在未来的一定时间内个人的患病风险，以及谁将是卫生服务的主要消耗者。

（2）以医疗卫生花费为基础的评估　该方法是通过分析已发生的医疗卫生费用，预测未来的医疗花费。与问卷法不同，医疗花费数据是已经客观存在的，不会出现个人自报数据对预测结果的影响。

4. 需求管理的主要工具与实施策略

需求管理通常通过一系列的服务手段和工具，去影响和指导人们的卫生保健需求。常见的方法有：24h 电话就诊分流服务、转诊服务、基于互联网的卫生信息数据库、健康课堂、服务预约等。有的时候，需求管理还会以"守门人"的面目出现在疾病管理项目中。

（三）疾病管理

疾病管理是健康管理的又一主要策略，其历史发展较长。美国疾病管理协会（Disease Management Association of America，DMAA）对疾病管理的定义是："疾病管理是一个协调医疗保健干预和与病人沟通的系统，它强调病人自我保健的重要性。疾病管理支撑医患关系和保健计划，强调运用循证医学和增强个人能力的策略来预防疾病的恶化，它以持续性地改善个体或群体健康为基准来评估临床、人文和经济方面的效果。"

该协会进一步表示，疾病管理必须包含"人群识别、循证医学的指导、医生与服务提供者协调运作、病人自我管理教育、过程与结果的预测和管理以及定期的报告和反馈"。

由此可以看出，疾病管理具有 3 个主要特点。

（1）目标人群是患有特定疾病的个体　如糖尿病管理项目的管理对象为已诊断患有 1 型或 2 型糖尿病的病人。

（2）不以单个病例和（或）其单次就诊事件为中心，而关注个体或群体连续性的健康状况与生活质量，这也是疾病管理与传统的单个病例管理的区别。

（3）医疗卫生服务及干预措施的综合协调至关重要　疾病本身使得疾病管理关注健康状况的持续性改善过程，而大多数国家卫生服务系统的多样性与复杂性，使得协调来自于多个服务提供者的医疗卫生服务与干预措施的一致性与有效性特别艰难。然而，正因为协调困难，也显示了疾病管理协调的重要性。

（四）灾难性病伤管理

灾难性病伤管理是疾病管理的一个特殊类型，顾名思义，它关注的是"灾难性"的疾病或伤害。这里的"灾难性"可以指对健康的危害十分严重，也可以指其造成的医疗卫生花费巨大，常见于肿瘤、肾衰、严重外伤等情形。

疾病管理的特点对灾难性病伤管理同样适用。因为灾难性病伤本身所具有的一些特点，如发生率低，需要长期复杂的医疗卫生服务，服务的可及性受家庭、经济、保险等各方面的影响较大等，注定了灾难性病伤管理的复杂性和艰难性。

一般来说，优秀的灾难性病伤管理项目具有以下一些特征。

（1）转诊及时。

（2）综合考虑各方面因素，制订出适宜的医疗服务计划。

（3）具备一支包含多种医学专科及综合业务能力的服务队伍，能够有效应对可能出现的多种医疗服务需要。

（4）最大程度地帮助病人进行自我管理。

（5）患者及其家人满意。

（五）残疾管理

残疾管理的目的是减少工作地点发生残疾事故的频率和费用代价。从雇主的角度出发，根据伤残程度分别处理，希望尽量减少因残疾造成的劳动和生活能力下降。对于雇主来说残疾的真正代价包括失去生产力的损失。生产力损失的计算是以全部替代职员的所有花费来估算的，必须用这些职工替代那些由于短期残疾而缺勤的员工。

造成残疾时间长短不同的原因包括医学因素和非医学因素。

1. 医学因素

（1）疾病或损伤的严重程度。

（2）个人选择的治疗方案。

（3）康复过程。

（4）疾病或损伤的发现和治疗时期（早、中、晚）。

（5）接受有效治疗的容易程度。

（6）药物治疗还是手术治疗。

（7）年龄影响治愈和康复需要的时间，也影响返回去工作的可能性（年龄大的时间更长）。

（8）并发症的存在，依赖于疾病或损伤的性质。

（9）药物效应，特别是副作用（如镇静）。

2. 非医学因素

（1）社会心理问题。

（2）职业因素。

（3）职工与同事、主管之间的关系。

（4）工作压力。

（5）工作任务的不满意程度。

（6）工作政策和程序。

（7）即时报告和管理受伤、事故、旷工和残疾的情况。

（8）诉讼。

（9）心理因素，包括压抑和焦虑。

（10）过渡性工作的信息通道不流畅。

3. 残疾管理的具体目标

（1）防止残疾恶化。

（2）注重功能性能力而不是疼痛。

（3）设定实际康复和返工的期望值。

（4）详细说明限制事项和可行事项。

（5）评估医学和社会心理学因素。

（6）与病人和雇主进行有效沟通。

（7）有需要时要考虑复职情况。

（8）要实行循环管理。

（六）综合的群体健康管理

综合的群体健康管理通过协调上述不同的健康管理策略来为个体提供更为全面的健康和福利管理。这些策略都是以人的健康需要为中心而发展起来的，有的放矢。健康管理实践中基本上都应该考虑采取综合的群体健康管理模式。

一般来说，在美国，雇主需要对员工进行需求管理，医疗保险机构和医疗服务机构需要开展疾病管理，大型企业需要进行残疾管理，人寿保险公司、雇主和社会福利机构会提供灾难性病伤管理。

健康管理是对人类身体从生理到心理状况，需要长期保持符合科学标准指数，并为此努力的一种现代化、精品化、多元化的服务过程，同时也是人类运用现代技术关注生命质量不断提升的研究过程。它大力提倡"健康消费"新思维，并融合当代最先进的医学技术和信息技术，构建一体化的大区域性健康网络和健康信息交互平台，运用开放型市场经济模式，以最迅捷、最科学、最温馨、最人性化、最多元化的服务方式，为健康的需求者提供个性化的帮助。健康管理是一个概念，也是一种方法，更是一套完善、周密的服务程序，其目的在于使病人以及健康人更好地恢复健康、维护健康、促进健康，并尽量节约经费开支，有效降低医疗支出。

健康管理的核心是健康计划，健康计划是帮助人们改变生活方式，向最理想的健康状态前进的科学和艺术。健康计划即生活行为方式、健康、工作效率的整体服务，目的是生理、心理和社会功能的整体健康，提供饮食、运动等生活方式和疾病的全面干预，是基于健康档案基础上，由健康学专家运用专业知识进行全面分析后设计出科学的、安全的、有效的从治疗、保健到恢复等一整套增进健康的方案，从而使其在身体、精神、社交、生活等方面都能达到完美的状态。健康计划的任务是通过健康教育、预防和健康保护，帮助人们使其生活方式（饮食、睡眠、嗜好等），向理想的健康状态转移。健康计划实施是帮助个人发展技能，加强健康保护，预防不健康的重要手段和方式。根据年龄、性别、生活、工作和社会环境的不同，健康计划的类型相应地也有所不同，如心理、生理、休闲、营养、运动、旅游等健康计划。

项目二　全球健康生态与健康管理体系概况

任务1　全球健康生态

一、全球人口与健康

根据美国人口调查局的统计数据，截至 2014 年年底全世界有 72.087 亿人。世界上约有 200 个国家和地区，其中人口超过 1 亿者有 10 个国家，它们是中国、印度、美国、印度尼西亚、俄罗斯、巴西、日本、尼日利亚、巴基斯坦和孟加拉国。这 10 国人口总数有 31.5 亿多。由于世界各国自然环境和经济发展水平的差异，因而世界人口的地理分布是不平衡的，有的地方稠密，有的地方稀疏。人口在各大洲之间的分布也相当悬殊。欧亚两洲约占地球陆地总面积的 32.2%，但两洲人口却占世界人口总数的 75.2%。尤其是亚洲，世界人口的 60% 居住于此。非洲、北美洲和拉丁美洲约占世界陆地面积的一半而人口尚不到世界总人口的1/4。大洋洲更是地广人稀。南极洲迄今尚无固定的居民。欧洲和亚洲人口密度最大，平均每平方公里都在 90 人以上，非洲、拉丁美洲和北美洲平均每平方千米在 20 人以下。大洋洲人口密度最小，平均每平方千米才 2.5 人。

随着人们生活水平及医疗技术的提高，全球的出生期望寿命从 1990 年的65.3 岁增长到 2013 年的 71.5 岁，提高了 6.2 岁，男性出生期望寿命小于女性，且男性只提高了 5.8 岁，而女性提高了 6.6 岁。但由于人口老龄化、不健康的生活方式、环境污染等因素的影响，慢性病正成为一种全球趋势。目前，慢性病占全球疾病负担的 60%，到 2020 年发展中国家 80% 的疾病负担将来自慢性病问题。按死亡人数排序，2013 年全球的前十大死亡原因依次是缺血性心脏病、中风、慢性阻塞性肺疾病、肺炎、老年痴呆、肺癌、道路伤害、人体免疫缺陷病毒/艾滋病、糖尿病以及肺结核，其中前三位死因占总死亡人数的近 32%。其中，老年痴呆、人体免疫缺陷病毒/艾滋病和糖尿病导致的死亡上升到前十位，腹泻病、早产并发症、疟疾已退出前十位死因。

全球范围内，2010 年前十大危险因素分别为高血压、吸烟（包括二手烟）、饮酒、固体燃料导致的室内空气污染、低水果饮食、高体重指数（BMI）、高空腹血糖、儿童期体重过低、空气颗粒物污染以及缺乏体育锻炼。自 1990 年来，上升幅度较大的危险因素为高体重指数（BMI）、高空腹血糖以及低水果饮食，分别由原来的第 11、9、7 位上升至第 6、7、5 位。

二、2014 年全球非传染性疾病现状

2015 年 1 月世界卫生组织总干事陈冯富珍博士发布《2014 年全球非传染性疾病现状报告》。报告指出，非传染性疾病造成的过早死亡大多是可以预防的。2012 年共有 3800 万人死于非传染性疾病，其中 42% 的人，即 1600 万人的死亡是本可避免的过早死亡，这高于 2000 年过早死亡人数（1460 万人）。为大幅减少非传染性疾病导致的过早死亡，政府可以采取有关政策，减少烟草使用、有害使用酒精、不健康饮食和缺乏身体活动现象，并提供全民卫生保健服务。例如，由于扩大了初级卫生保健服务以及其他措施，巴西每年非传染性疾病死亡率下降了 1.8% 。

世界卫生组织呼吁各国，尤其是非传染性疾病死亡人数正赶超传染病死亡人数的低收入和中等收入国家，采取更多行动遏制非传染性疾病流行趋势。慢性非传染性疾病死亡总数中几乎四分之三的死亡人数（2800 万人）以及 1600 万例过早死亡的 82% 发生在低收入和中等收入国家。

三、世界卫生组织 9 项自愿性全球目标

世界卫生组织的报告提供了用于监测《2013—2020 年预防和控制非传染性疾病全球行动计划》实施状况的基准，以争取到 2025 年将非传染性疾病过早死亡人数减少 25% 。全球行动计划概述了用于处理非传染性疾病主要风险因素（包括烟草使用、盐摄入量、缺乏身体活动、高血压以及有害使用酒精）的 9 项自愿性全球目标。这 9 项自愿性全球目标如下。

目标 1：心血管疾病、癌症、糖尿病或慢性呼吸系统疾病所致过早死亡率相对降低 25% 。

目标 2：根据本国国情，有害使用酒精现象相对减少至少 10% 。

目标 3：身体活动不足流行率相对减少 10% 。

目标 4：人群平均食盐摄入量/钠摄入量相对减少 30% 。

目标 5：15 岁以上人群目前烟草使用流行率相对减少 30% 。

目标 6：根据本国情况，血压升高患病率相对减少 25% ，或遏制血压升高患病率。

目标 7：遏制糖尿病和肥胖的上升趋势。

目标 8：至少 50% 的符合条件者接受预防心脏病发作和脑卒中的药物治疗及咨询（包括控制血糖）。

目标 9：在 80% 的公立和私营医疗卫生机构可提供经济可负担的、治疗主要非传染性疾病所需的基本技术和基本药物，包括非专利药物。

世界卫生组织负责非传染性疾病和精神卫生事务的助理总干事 Oleg Chestnov 博士说，"世界已具备到 2025 年实现 9 项全球慢性非传染性疾病目标的知识和资

源。绝不能让目标落空。如果我们不抓住机会在 2015 年制定国家目标和致力于到 2025 年兑现我们的承诺，就会以失败告终，无法应对 21 世纪发展工作面临的一大挑战。"

世界卫生组织推荐具有成本效益并可产生重大积极影响的"最划算"干预措施，例如禁止一切形式的烟草广告，使用多不饱和脂肪代替反式脂肪，限制或禁止酒精广告，预防心脏病和中风，提倡母乳喂养，开展饮食和身体活动宣传计划，并预防性筛检子宫颈癌。许多国家成功地实行了这些措施，以实现各项全球目标。

世界卫生组织列举了区域和国家"最划算"的做法。

土耳其率先实施了各项"最划算"减少烟草措施。2012 年，该国健康警示标识占每个烟草制品包装总面积的 65%。现行烟草税占总零售价的 80%。另外，该国现已在全国范围内全面禁止烟草广告、促销和赞助。结果，2008—2012 年期间该国吸烟率下降了 13.4%。

匈牙利通过了一项针对糖、盐和咖啡因等对健康构成高风险的食品和饮料成分征税的法律。一年后，40% 的生产商为降低应税成分而调整了产品配方，结果销售额下降了 27%，产品消费量减少了 25% ~35%。

阿根廷、巴西、智利、加拿大、墨西哥和美国提倡降低包装食品和面包中的含盐量。阿根廷面包含盐量减少了 25%。

世界卫生组织在 150 多个国家开展实地工作，协助开发和分享"最划算"措施，并推广这些措施。世界卫生组织还协助各国了解在卫生部门之外对非传染性疾病产生影响的各种因素，包括在农业、教育、食品生产、贸易、税收和城市发展领域的公共政策。

四、2025 年实现全球目标的挑战

一些国家在实现全球非传染性疾病目标方面取得了进展，但大多数国家看来无法到 2025 年实现既定目标。共有 167 个国家卫生部设有专门负责非传染性疾病的部门，但在实现其他指标方面进展缓慢，尤其是在低收入和中等收入国家。截至 2013 年 12 月的实施状况如下。

仅 70 个国家实行了与全球非传染性疾病行动计划相符的至少一项全国非传染性疾病计划；

仅 56 个国家有一项增加身体活动计划；

仅 60 个国家有全国减少不健康饮食计划；

仅 69 个国家有一项减轻烟草使用负担的计划；

仅 66 个国家有一项减少酒精有害使用计划；

仅 42 个国家有跟踪 9 项全球目标的监测系统。

非传染性疾病阻碍减贫工作，并影响实现各项国际发展目标。如果人们英年

患病和早逝，生产力就会受到影响。无论对个人，还是对国家卫生系统，治疗疾病的成本可能都过于昂贵。如果一切照旧，那么，2011—2025 年期间非传染性疾病对低收入和中等收入国家造成的经济损失累积总额估计将高达 7 万亿美元。而据世界卫生组织估算，为减轻全球非传染性疾病负担，每年仅需投资 112 亿美元，即每年人均投资 1~3 美元。尤其是在低收入和中等收入国家，高发病率和死亡率反映出对高性价比的非传染性疾病干预措施投资不足。

任务 2　中国内地人口与健康状况

一、内地人口与预期寿命

2015 年 2 月 26 日国家统计局公布《2014 年国民经济和社会发展统计公报》。据统计，2014 年年末全国大陆总人口为 136782 万人，比上年年末增加 710 万人，其中城镇常住人口为 74916 万人，占总人口比重为 54.77%，人口构成见表 2-1。全年出生人口 1687 万人，出生率为 12.37‰；死亡人口 977 万人，死亡率为 7.16‰；自然增长率为 5.21‰。全国人户分离的人口为 2.98 亿人，其中流动人口为 2.53 亿人。

表 2-1　　　　　　　　　2014 年年末人口数及其构成

指　标	年末数/万人	比重/%
全国总人口	136782	100.0
其中：城镇	74916	54.77
乡村	61866	45.23
其中：男性	70079	51.23
女性	66703	48.77
其中：0~15 岁（含不满 16 周岁）	23957	17.51
16~59 岁（含不满 60 周岁）	91583	66.96
60 周岁及以上	21242	15.53
其中：65 周岁及以上	13755	10.06

由华盛顿大学健康指标和评估研究所牵头，包括中国在内的全球超过 700 名研究人员，针对 188 个国家的具体人口死亡数据进行统计分析，重点关注了中国所面临的健康挑战。研究显示，与 1990 年相比，中国人预期寿命显著延长，中国男性和女性的预期寿命都有所提高，平均增长了 8.6 年。这一增长远远超出了全球平均水平，并在全球各地区预期寿命延长中排名前 25 位。2013 年，中国男性的平均预期寿命从 1990 年的 66 岁延长到了 73.5 岁，女性的平均预期寿命则

从 70.2 岁延长到 80 岁。在研究所覆盖的 188 个国家或地区中，中国女性的预期寿命排名 51 位，男性的预期寿命排名 59 位。

二、中国内地卫生和社会保障服务

中国内地卫生和社会保障服务事业不断改善。2014 年年末全国共有医疗卫生机构 982443 个，其中医院 25865 个，乡镇卫生院 36899 个，社区卫生服务中心（站）34264 个，诊所（卫生所、医务室）188415 个，村卫生室 646044 个，疾病预防控制中心 3491 个，卫生监督所（中心）2975 个。卫生技术人员 739 万人，其中执业医师和执业助理医师 282 万人，注册护士 292 万人。医疗卫生机构床位 652 万张，其中医院 484 万张，乡镇卫生院 117 万张。

2014 年末全国各类提供住宿的社会服务机构 3.8 万个，其中养老服务机构 3.4 万个。社会服务床位 586.5 万张，其中养老床位 551.4 万张。收留抚养和救助各类人员 304.6 万人，其中养老人员 288.7 万人。年末共有社区服务中心 2.2 万个，社区服务站 11.4 万个。2014 年年末全国共有 1880.2 万人享受城市居民最低生活保障，5209.0 万人享受农村居民最低生活保障，农村五保供养 529.5 万人。全年资助 1310.9 万城市困难群众参加医疗保险，资助 4118.9 万农村困难群众参加新型农村合作医疗。

中国内地社会保障建设取得新进展。2014 年末全国参加城镇职工基本养老保险人数 34115 万人，比上年末增加 1897 万人。参加城乡居民基本养老保险人数 50107 万人，增加 357 万人。参加基本医疗保险人数 59774 万人，增加 2702 万人。其中，参加职工基本医疗保险人数 28325 万人，增加 882 万人；参加居民基本医疗保险人数 31449 万人，增加 1820 万人。参加失业保险人数 17043 万人，增加 626 万人。年末全国领取失业保险金人数 207 万人。参加工伤保险人数 20621 万人，增加 703 万人，其中参加工伤保险的农民工 7362 万人，增加 98 万人。参加生育保险人数 17035 万人，增加 643 万人。按照年人均收入 2300 元（2010 年不变价）的农村扶贫标准计算，2014 年农村贫困人口为 7017 万人，比上年减少 1232 万人。

三、中国居民营养与慢性病状况

我国人口老龄化、城镇化、工业化的进程加快，以及不健康的生活方式等因素也影响着人们的健康状况。2015 年我国公布《中国居民营养与慢性病状况报告（2015 年）》，报告的主要内容如下。

1. 我国居民膳食营养与体格发育状况

（1）膳食能量供给充足，体格发育与营养状况总体改善　10 年间居民膳食营养状况总体改善，2012 年居民每人每天平均能量摄入量为 9088kJ，蛋白质摄入量为 65g，脂肪摄入量为 80g，碳水化合物摄入量为 301g，三大营养素供给充足，能量需要得到满足。全国18岁及以上成年男性和女性的平均身高分别为167.1cm和155.8cm，平均体重分别为66.2kg和57.3kg，与2002年相比，居民身高、体重均有所增长，尤其是6～17岁儿童青少年身高、体重增幅更为显著。成人营养不良率为6.0%，比2002年降低2.5个百分点。儿童青少年生长迟缓率和消瘦率分别为3.2%和9.0%，比2002年降低3.1和4.4个百分点。6岁及以上居民贫血率为9.7%，比2002年下降10.4个百分点，其中6～11岁儿童和孕妇贫血率分别为5.0%和17.2%，比2002年下降了7.1和11.7个百分点。

（2）膳食结构有所变化，超重肥胖问题凸显　过去10年间，我国城乡居民粮谷类食物摄入量保持稳定。总蛋白质摄入量基本持平，优质蛋白质摄入量有所增加，豆类和奶类消费量依然偏低。脂肪摄入量过多，平均膳食脂肪供能比超过30%。蔬菜、水果摄入量略有下降，钙、铁、维生素A、维生素D等部分营养素缺乏依然存在。2012年居民平均每天烹调用盐10.5g，较2002年下降1.5g。全国18岁及以上成人超重率为30.1%，肥胖率为11.9%，比2002年上升了7.3和4.8个百分点，6～17岁儿童青少年超重率为9.6%，肥胖率为6.4%，比2002年上升了5.1和4.3个百分点。

2. 中国居民营养与健康现状调查

2004年10月中国卫生部公布的2002年"中国居民营养与健康现状"报告显示，中国的超重和肥胖人口已达2.6亿，高血压人口1.6亿，血脂异常人口1.6亿。我国已变成了全球第一"肥胖"大国，第一"三高"（高血压、高血脂、高血糖）大国，第一"慢性病"大国。慢性病主要包括"三病"：糖尿病、心脏病和癌症。肥胖加"三高"称为"死亡四重奏"。肥胖、"三高"加"三病"称为"代谢综合征"，俗称"富贵病"。所以，我们成了全球第一"代谢综合征"大国或"富贵病"大国。报告表明：中国居民慢性非传染性疾病患病率上升迅速，而不健康的行为和生活方式是最主要的原因。例如，膳食高能量、高脂肪和少体力活动与超重、肥胖、糖尿病和血脂异常的发生密切相关；高盐饮食与高血压的患病风险密切相关；饮酒与高血压和血脂异常的患病危险密切相关。

3. 我国居民主要死因

1990—2010年，中国疾病谱发生了快速转变。儿童早死率下降80%；传染性疾病、妊娠期疾病、新生儿疾病和营养相关疾病在各年龄段均明显减少。我国5岁以下儿童因腹泻和下呼吸道感染死亡人数减少90%，肠道线虫感染、脑膜炎、破伤风、麻疹和腹泻等疾病发病率也显著下降，但传染性疾病控制方面的挑战并未消除，艾滋病负担不断增加，流行性感冒间断暴发。1990—2013年期间，我国早产并发症的死亡率降低了87%，肺炎造成的死亡人数减少56%。

2013年我国前十大死亡原因依次是中风、缺血性心脏病、慢性阻塞性肺疾病、肺癌、肝癌、胃癌、道路伤害、高血压性心脏病、老年痴呆和肺炎，其中前三位死因占总死亡人数的近46%。我国上升至前十位死因的是高血压性心脏病和老年痴呆，退出前十的是早产并发症以及自杀。与1990年相比，2013年，中国慢性肾病和阿尔茨海默症导致的死亡率分别上升了147%和121%；肺癌导致的死亡率增加了103%。专家表示，心血管疾病、脑血管疾病、恶性肿瘤和慢性阻塞性肺病是当前威胁国人生命健康的四大主要疾病。这四类疾病致病危险因素相似，包括膳食不合理、缺乏运动、心理压力大、吸烟、酗酒等。

4. 我国居民慢性病主要特点

（1）重点慢性病患病情况　2012年全国18岁及以上成人高血压患病率为25.2%，糖尿病患病率为9.7%，与2002年相比，患病率呈上升趋势。40岁及以上人群慢性阻塞性肺病患病率为9.9%。根据2013年全国肿瘤登记结果分析，我国癌症发病率为235/10万，肺癌和乳腺癌分别位居男、女性发病首位，十年来我国癌症发病率呈上升趋势。

（2）重点慢性病死亡情况　2012年全国居民慢性病死亡率为533/10万，占总死亡人数的86.6%。心脑血管病、癌症和慢性呼吸系统疾病为主要死因，占总死亡人数的79.4%，其中心脑血管病死亡率为271.8/10万，癌症死亡率为144.3/10万（前五位分别是肺癌、肝癌、胃癌、食道癌、结直肠癌），慢性呼吸系统疾病死亡率为68/10万。经过标化处理后，除冠心病、肺癌等少数疾病死亡率有所上升外，多数慢性病死亡率呈下降趋势。

（3）慢性病危险因素情况　个人行为方式和生活习惯导致的疾病负担逐步增加，最常见的不良生活习惯包括水果摄入量低、高盐和低谷物饮食、吸烟、饮酒和缺乏运动。此外，老龄化导致我国慢性残疾率升高，老年人精神障碍、肌肉骨骼疾病、神经系统疾病以及视力和听力丧失负担日益增重。我国现有吸烟人数超过3亿，15岁以上人群吸烟率为28.1%，其中男性吸烟率高达52.9%，非吸烟者中暴露于二手烟的比例为72.4%。2012年全国18岁及以上成人的人均年酒精摄入量为3L，饮酒者中有害饮酒率为9.3%，其中男性为11.1%。成人经常锻炼率为18.7%。吸烟、过量饮酒、身体活动不足和高盐、高脂等不健康饮食是慢性病发生、发展的主要行为危险因素。经济社会快速发展和社会转型给人们带来的工作、生活压力，对健康造成的影响也不容忽视。因此，纠正不良饮食习惯、减少烟草暴露以及控制高血压、胆固醇和空腹血糖水平是我国公共政策需要优先考虑的事情，当然还包括控制大气污染和室内空气污染。

慢性病的患病、死亡与经济、社会、人口、行为、环境等因素密切相关。一方面，随着人们生活质量和保健水平不断提高，人均预期寿命不断增长，老年人口数量不断增加，我国慢性病患者的基数也在不断扩大；另一方面，随着深化医药卫生体制改革的不断推进，城乡居民对医疗卫生服务需求不断增长，公共卫生和医疗服务水平不断提升，慢性病患者的生存期也在不断延长。慢性病患病率的上升和死亡率的下降，反映了国家社会经济条件和医疗卫生水平的发展，是国民生活水平提高和寿命延长的必然结果。我们也应该清醒地认识到个人不健康的生活方式对慢性病发病所带来的影响，综合考虑人口老龄化等社会因素和吸烟等危险因素现状及变化趋势，我国慢性病的总体防控形势依然严峻，防控工作仍面临着巨大挑战。

任务3　中国港澳人口与健康状况

一、中国香港面积与人口

香港全境由香港岛、九龙半岛、新界 3 大区域组成。管辖陆地总面积 1104.32km^2。香港人口密度每年上升，根据 2011 年官方数据指出，香港的人口密度全世界第三。截至 2014 年年中，香港总人口约 7234800 人，较 2013 年同期增加 47300 人，与 2004 年年中相比增加 451300 人。香港特区政府统计处于 2016 年 2 月 18 日发表的人口数字显示，2015 年年底香港人口的临时数字为 7324300 人。在总人口中，常住居民占 7095100 人，而流动居民占 229200 人。

香港人口以华人为主，占香港人口接近 95%，大部分原籍广东的珠江三角洲，华人以外的种族，以印度尼西亚人和菲律宾人人数最多，其次为欧洲人和印度人。在香港定居的菲籍人士与来自印度尼西亚和泰国的一样，大部分是家庭佣工，也有从第二次世界大战后定居香港的菲籍歌手和乐师，于酒廊或休闲场所演奏。此外，也有不少于英治时期由印度、巴基斯坦及尼泊尔被英国征召及招聘到香港出任警员及军人（如踞喀兵）、银行护卫、建筑工人或在公立学校和津贴学校教授英语的南亚人。在香港定居的英国人大都是在英治时期来香港工作和定居的大企业和政府部门高层、专业人士和在公立和津贴学校的英语教师。在香港定居的日本人大都是来香港工作和定居的日资大企业中高层。

二、中国香港人口老化

按照国际标准划分，一个国家或地区的 60 岁及 60 岁以上老年人口占总人口比例 10% 以上，或 65 岁及 65 岁以上老年人口占总人口比例在 7% 以上，标志着这个国家或地区正式步入老龄化社会。根据香港特区政府统计处截止至 2015 年年底最新的中期人口统计，65 岁及 65 岁以上人口占香港总人口比例已近 15%，已远远超过国际定义老龄化社会的标准。2015 年 9 月出版的《香港人口推算（2015—2064）》数字显示，居港人口中 65 岁及 65 岁以上人口的比例将由 2009 年的 15% 显著上升至 2039 年的 33%；与此同时，15 岁以下人口的比例于整个推算期内，为 11% ~13%。从以上数字可以看出，香港预期未来人口将持续、迅速老龄化，年龄结构也将由成年型转变为老年型。随着平均预期寿命的增长，人口将会越趋老化。预期寿命方面，在 1981 年，香港男性出生时的平均预期寿命为 72.3 年，女性为 78.5 年。2013 年的相应数字增至男性的 81.1 年及女性的 86.7

年，显示在这期间的死亡率大幅改善。

香港特区政府统计处于 2014 年 11 月 17 日出版《香港统计月刊》，报告显示，随着医疗服务的进步，香港居民趋于更长寿，统计显示，随着医疗服务的不断改进和对健康的日益关注，香港市民预期寿命普遍延长，香港男性更是以 81.2 岁成为全球最长寿榜首位，而女性平均寿命则为 86.6 岁。而长寿也反映了香港的人口老龄化问题。然而由于人口老龄化，整体死亡率及死亡人数呈现上升的趋势。

三、中国香港人口健康状况

死亡趋势是评估人口健康状况的其中一个常用指标，分析年龄、性别、死亡率和死亡原因也有助于医疗服务的规划。统计处在报告中刊登题为《1981 年至 2013 年香港死亡趋势》的专题文章，文章显示，香港死亡人数从 1981 年的 24832 人增至 2013 年的 43397 人，标准化死亡率从 1981 年的每千人有 10.4 人死亡，下跌 45%，至 2013 年的每千人有 5.7 人死亡。

数字显示，在 1981—2013 年期间，香港初生婴儿死亡率的改善最为显著，男性及女性的死亡率分别下跌 73% 及 83%。同时，70 岁及以上的老年人的死亡率也有适度的改善。

肿瘤、循环系统疾病及呼吸系统疾病仍然是香港居民主要的死亡原因。在 2001—2013 年期间，男性及女性因肿瘤死亡的百分比分别下跌约 5 个百分点至 34% 及下跌约 1 个百分点至 30%。同期，男性因循环系统疾病及呼吸系统疾病死亡的百分比分别下跌约 1 个百分点至 22% 及上升约 5 个百分点至 22%。

四、中国澳门面积与人口

中国澳门的总面积因为沿岸填海造地而一直扩大，已由 19 世纪的 10.28km^2 逐步扩展至今日的 32.8km^2（包含 2009 年 11 月 29 日国务院批准澳门填海造地 360hm^2 合 3.6km^2 的澳门新城区），面积约是美国华盛顿特区的 1/6，新加坡的 1/22、香港的 1/34。澳门包括澳门半岛、凼仔和路环两个离岛。2015 年 8 月澳门统计暨普查局发布最新人口统计显示，2015 年 6 月底总人口为 642900 人，按季增加 2200 人。其中女性人口（325400 人）占 50.6%。2014 年澳门人口密度为每平方千米 2.05 万人，澳门已稳居全球人口密度最高的国家和地区榜首，远抛世界第二的摩纳哥（每平方千米人口 16818 人），澳门人口密度是香港的 3 倍多。

任务 4　国内外健康管理体系概况

由于人口老龄化，不健康的生活方式等因素的影响，慢性病增加正成为一种全球趋势。到 2020 年发展中国家 80% 的疾病负担将来自慢性病问题。在全世界，目前的卫生服务体系建立在以治疗为主的模式，这样的服务模式导致医疗费用的不断增加，不能解决不断扩大的医疗和健康需求与有限的卫生资源之间的矛盾，人群的健康状况没有得到很好的改善。因此，世界卫生组织（WHO）提出要建立以预防为主的慢性病管理创新模式，形成由病人、卫生保健机构、社区和政府一起参与的慢性病长期管理机制，共同应对慢性病问题。国际上一些发达国家也一直在努力探索健康管理的新模式。

20世纪90年代，现代企业管理意识到员工的健康直接关系到企业的效益及发展，这种理念使健康管理第一次成为真正的医疗保健消费战略，企业决策层开始为员工的健康进行投资战略计划。与此同时，德国、日本、芬兰、英国等国家逐步建立了不同形式的健康管理组织。

一、芬兰健康管理概况

芬兰健康管理的特点在于构建一个适当的流行病学和行为研究框架；强调与社区紧密合作，并定期由国家公共卫生学院进行健康管理项目评估。采取了发动社区的战略来改变人们饮食习惯，改变环境和社会规范，从而降低人群的胆固醇水平。同时，进行创新型的媒体宣传和交流活动，在电视上开展专题节目，由医生对那些具有危险习惯的人群进行对话，劝说他们改变自己的行为；让基本医疗服务人员系统性参与，特别是全科医生、公共卫生护士；与此同时制定国家健康政策，由政府组织在村庄、年轻人、学校中进行健康指导、健康教育。国家电视节目针对吸烟宣传，并进行健康指导。开展与国家健康政策相呼应的健康活动，芬兰还通过国际合作与世界卫生组织共同进行慢性病干预项目，并参加世界各地的健康促进活动。

在20世纪60年代和70年代早期，芬兰人生活的主要营养来源是奶牛业，黄油是当地人十分喜爱的食品。流行病学研究表明，芬兰冠心病和其他心血管疾病的死亡率特别高，其中男性的死亡率是全球最高的。研究人员发现导致心血管疾病的风险因素——高胆固醇含量，与芬兰人的饮食有密切关系。1972年，芬兰选择心血管疾病发病率最高的北卡累利阿省作为健康干预的试验地区。干预方案主要发挥社区卫生服务的作用，通过改变人群生活习惯，引导人们选择健康的生活方式，从源头上降低疾病危险因素的新型健康管理模式。

实施健康管理模式项目后，人们的行为有了很大的改变，危险因素也大为降低。1972年，约90%的芬兰人吃面包时涂黄油，到1992年时仅有15%的人这么做。水果蔬菜的消费量从1972年每人每年20kg增加到1992年的50kg。在1972—1997年的25年内，北卡累利阿省的男性吸烟率下降了一半，胆固醇的平均水平下降了约20%，血压也得到控制。

1972—1997年，该省25~64岁男性心血管疾病、冠心病、肺癌死亡率分别下降68%、73%、71%，男性和女性的期望寿命分别增长了约7年和6年。1997

年健康管理项目推广到芬兰全国，全国的指标也发生了显著变化。1969—2001年，北卡累利阿省和芬兰全国的心血管疾病死亡率分别从每600/10万人和每450/10万人下降到约150/10万人，分别下降75%和66%，效果显著。

芬兰健康管理模式不仅改善了人口健康状况，提高了其生命质量，而且还大大提高了医疗资源的利用效率，得到了世界卫生组织的高度赞赏，并建议向世界各国推广。

二、美国健康管理概况

美国是最早实行健康管理的国家。20世纪中期美国政府加大对医学临床科研的投入，治疗疾病的新药、新的疗法及高端仪器以惊人的速度不断被研制出来。这虽然在一定程度上延长了人们的寿命，但国民的健康状况并未有明显提高，并导致更高的医疗费用。研究表明，美国是全球医疗费用最高的国家。大量的临床科研投入，成本越来越大，对总体人群疾病的诊断和治疗、对人们健康长寿的贡献却越来越小。对此，美国采用了许多经济管理手段去降低医疗费用，但结果基本上不成功。只有建立同时能为健康、亚健康和不健康的人群服务的健康维护和管理系统才能从根本上解决问题。健康管理的出现解决了美国医疗服务的难题。

20世纪70年代初，随着医疗技术的推广和发展、人口老龄化及慢性病的发生率大幅度增长，美国医疗费用随之迅速上涨。健康管理理念应需而生，健康管理策略主要包括生活方式管理、需求管理、疾病管理、灾难性病伤管理、残疾管理以及综合的群体健康管理6种。在美国，健康管理服务是区别于保险和医疗之外的一项服务，由拥有网络专业人才的专业服务公司提供。美国保险业于20世纪60年代最先提出健康管理的概念。医疗保险机构与医疗服务机构合作，医生采用健康评价的手段来指导病人自我保健，医疗费用大幅降低，为保险公司控制了风险，也为健康管理事业的发展奠定了基础。健康管理理念已成为人们的基本意识。无论是美国政府还是社区，医疗保险公司与医疗机构，医务人员与患者几乎所有的人都参与到健康管理活动中。

美国医疗保险机构采用管理性医疗保健模式推动了美国健康管理行业的快速发展。即医疗集团与保险机构合作，健康管理公司是配角，受保险公司委托对投保人进行健康管理，以减少保险公司的医疗费用支出。保险公司减少支出，健康管理公司在医疗支出减少额中分配收益，保户被动参加获得健康的改善。美国政府也制定全国健康计划"健康人民"为健康管理提供宏观政策支持，促进了健康管理对集体和社会做出巨大贡献。

美国目前采取医疗保险机构和医疗集团合作的模式，健康管理服务费用主要由美国的保险行业筹集，健康管理在健康或医疗保险中的应用主要是减少投保人患病的风险，从而有效控制医疗费用、减少赔付，同时提高服务质量和效益。

美国健康管理覆盖面广，一方面调动了个人、集体、社会的积极性，强调医疗资源的优化配置，满足健康需求，很大程度上节约了医疗费用，为企业、国家解决了医疗费用增长的问题，对国家的经济、政治以及稳定都有一定的促进作用；另一方面有效地改善了人们的不良生活方式，增强了全面健康意识，提高了美国整体的健康水平。

三、日本健康管理概况

日本经过战后重建，于1975年创建了符合日本国情的健康管理模式。其健康管理的内容包括健康调查、健康体检、体检后评估（包括个体评估和群体评估）和帮助、健康增进活动、健康教育。日本通过建立健康手册等方式，普及全国的健康档案，重视健康教育，并将健康管理列入相关法律制度，使日本国民从健康管理的受益者逐步变为健康管理的志愿者。现在，健康手册已经普及到日本全国国民。

日本健康管理的法律化、制度化，确保了健康管理活动重要内容之一的健康检诊工作有法可依，有章可循，同时人们在享有健康权利的同时，积极履行健康管理的义务，保障居民"无病有所防，有病有所医"。从中央到地方都有实施健康管理的组织机构，具有现代化的检查设备和配套网络，国民健康意识比较强。

日本的健康教育是贯穿整个健康管理过程的重要环节，通过健康知识的教育，在居民中普及常见病、传染病和多发病的预防知识，让人们了解生活与健康、职业与健康、环境与健康之间的关系，唤醒人们的健康意识，使人们主动参与其中，引导人们自觉克服一些不良的生活习惯。通过健康管理，日本人的健康观念得以转变，健康意识也不仅满足于无病无痛，而是追求一种身体的、社会的、精神的、心理的良好状态。日本的健康管理不仅在疾病预防和国民健康促进方面取得了显著的成就，且日本的人均寿命已达83岁，位居世界第一。

四、我国健康管理概况

1. 我国现有的健康管理模式

（1）健康管理与保险公司结合　我国健康管理保险公司借鉴美国健康保险与健康管理的先进经验，初步探索出了符合我国国情的健康管理基本理念。建立和开展一系列的健康管理服务项目，从健康体检、健康档案管理、健康风险评估、健康教育、健康生活方式指导、健康危险因素的干预、疾病管理，到医疗服务过程事前、事中、事后全流程医疗成本管理服务的初级体系。

（2）依附大型公立及私立医疗机构开展健康管理　很多医疗机构也开设了健康管理服务。医疗机构拥有专业的医务人员和得天独厚的学科技术，可以提供疾病干预与检测、健康咨询以及健康维护等服务。公立医院开展健康管理，以预防保健知识和技术服务于更多健康或亚健康人群，可以增加人民群众对医院的理解和满意，提高医院的品牌声誉影响，有利于维护和改善人民健康，减少卫生资源耗费，体现了公立医院社会公益性的职责。

（3）依托社区卫生服务，发展社区健康管理　以社区为基础的健康管理模式内容丰富，针对社区健康人群、亚健康人群、慢性病患者、心理疾患患者，各类人群均可实行社区健康管理模式及其急性流行病期间的健康管理。社区健康管理是在社区通过健康体检、健康评估、健康教育、健康促进、健康干预等服务内容，定期对社区居民健康状况进行评价，并建立健康档案，随时掌握其身体状况，控制疾病的发生和发展，减少对卫生资源的浪费。

（4）健康管理公司　民营健康管理公司引进发达国家疾病管理的服务标准，结合医疗保健服务与信息技术手段，以国内外领先的医疗机构为依托，为追求健康生活的个人与家庭提供科学、系统及人性化的全方位的健康管理服务。这些专业的健康管理公司拥有权威的专家资源库、专业的健康咨询、绿色就医通道、上门服务家庭医生、保健养生与调理等全方位服务。其模式特点是瞄准高端客户，以体检为核心，适度后向延伸，具有专家团队、现代设备、高端服务，服务内容完善、优质且个性化。但因费用昂贵，针对的服务人群主要为高收入者、高级管理者、名人等。

2. 我国健康管理存在的问题

健康管理在我国还是一个新兴的学科，还存在着许多问题和不足，需要不断地学习和摸索。目前我国健康管理存在的主要问题如下。

（1）健康管理在我国仍处在初级阶段，尚未建立健康管理的整体行业标准，相关技术标准与行业服务建设规范落后于健康产业与健康管理行业体系建设的要求。健康管理相关法律法规仍不健全。

（2）我国健康管理服务导向为拓宽医疗服务，未摆脱以疾病为中心的管理模式，管理方法比较落后，以生活方式管理为重点的多种策略共同施用的模式仍未建立。服务对象大都是慢性病现患群体和高端消费群体，对于更需要预防保健的中低收入群体意义不大。这违背了健康管理降低医疗费用的初衷，破坏了健康管理服务的公平性。

（3）我国健康管理专业人力资源匮乏，从业人员专业化程度不高。虽然我国已于2005年将健康管理师纳入卫生行业特有职业范围并组织全国性职业准入资格考试，但仅是一定程度缓解了人才紧缺，我国仍面临人才培养、人才配置等一系列问题。

（4）目前国内的健康管理形式单一，实施机构主要是健康管理公司和医院的体检中心，服务内容大多集中体现在健康体检和社区慢性病建档部分，对风险评估、行为干预等关键环节有待纳入。

3. 我国健康管理需要改进的方面

学习发达国家健康管理经验，结合我国自身存在的问题，有学者提出可以在以下方面进行完善和改进。

(1)完善相关法律法规，以净化与引导健康管理市场，保证健康管理实施的法律化支持；

(2)引入健康医疗保险，允许保险业作为投资主体，使医疗保险机构与健康管理服务机构合作，强化居民健康预防意识，减少政府支付比例；

(3)建立健康管理专业人才培养系统，保证健康管理人员的专业素质与服务质量；

(4)加强健康宣传力度，开展健康教育，转变群众就医观念，强化自身预防保健意识；

(5)政府必须对健康管理实行统一规划和宏观指导作用，加大全民健康管理服务财政投入；

(6)建立一个全民参与的健康管理环境，使更多数量的群众参与进来，进而带动更多的人主动参与健康管理。

我国地域广阔，社会、经济状况及卫生服务水平有很大差异，这就意味着不同地区、不同人群对健康管理的需求不一样。结合我国正在开展的城市社区卫生服务工作及正在建设的新型农村合作医疗制度，有学者提出目前发展健康管理可以有三种模式，见表2-2。

表2-2　　　　　　　　　　　健康管理发展的三种模式

不同模式	机构性质	服务对象	服务机构	筹资来源
社区卫生中心和乡镇卫生院（所）的健康管理	非营利性	妇女、儿童、老人等，以弱势群体为主	社区卫生服务中心、乡镇卫生院（所）	国家提供
合约式健康管理	半营利性	以家庭为单位	社区为主，各级医院为辅	国家补贴加适当收费
商业保险型健康管理	营利性	会员制	不定	个人自付

项目三 健康管理的职业标准

任务 1 健康管理师国家职业标准

一、职业概况

（一）职业名称

健康管理师。

（二）职业定义

从事健康的监测、分析、评估以及健康咨询、指导和健康干预等工作的专业人员。

（三）职业等级

本职业共设三个等级，分别为：助理健康管理师（国家职业资格三级）、健康管理师（国家职业资格二级）、高级健康管理师（国家职业资格一级）。

（四）职业环境条件

室内、常温。

（五）职业能力

身体健康，具备一定的观察和理解、资料收集和处理、计算和分析、信息获取和使用、表达和交流、协调、管理及学习的能力。

（六）基本文化程度

中专毕业。

（七）培训要求

1. 培训期限

培训期限根据本职业培养目标和教学计划确定。晋级培训期限：助理健康管理师不少于 180 标准学时；健康管理师不少于 130 标准学时；高级健康管理师不少于 110 标准学时。

2. 培训教师

培训教师应当具备健康管理相关知识，一定的健康管理实际操作经验和丰富的教学经验，良好的语言表达能力和知识传授能力。培训助理健康管理师的教师应具有健康管理师及以上的职业资格证书或有关专业中级及以上专业技术职务任职资格；培训健康管理师的培训教师应具有高级健康管理师职业资格证书或有关专业高级专业技术职务任职资格；培训高级健康管理师的教师应具有

68

高级健康管理师职业资格证书 2 年以上或有关专业高级专业技术职务的任职资格。

3. 培训场地设备

培训场地为可容纳 20 名以上学员的标准教室，有必要的教学设备、设施；室内光线、通风、卫生条件良好。有辅导答疑教师。

（八）鉴定要求

1. 适用对象

从事或准备从事本职业的人员。

2. 申报条件

——助理健康管理师（具备以下条件之一者）：

（1）具有医药卫生专业大学专科以上毕业证书。

（2）非医药卫生专业大学专科以上毕业证书，连续从事健康管理专业工作 2 年以上，经助理健康管理师正规培训达规定标准学时数，并取得结业证书。

（3）具有中专以上医学相关专业学历，连续从事健康管理专业工作 3 年以上，经助理健康管理师正规培训达规定标准学时数，并取得结业证书。

——健康管理师（具备以下条件之一者）：

（1）取得助理健康管理师职业资格证书后，连续从事健康管理工作 5 年以上。

（2）取得助理健康管理师职业资格证书后，连续从事健康管理工作 4 年以上，经健康管理师正规培训达规定标准学时数，并取得结业证书。

（3）具有医药卫生专业本科学历，取得助理健康管理师职业资格证书后，连续从事健康管理工作 4 年以上。

（4）具有医药卫生专业本科学历，取得助理健康管理师职业资格证书后，连续从事健康管理工作 3 年以上，经健康管理师正规培训达规定标准学时数，并取得结业证书。

（5）具有医药卫生专业中级或以上专业技术职业任职资格者，经健康管理师正规培训达规定标准学时数，并取得结业证书。

（6）具有医药卫生专业硕士研究生及以上学历，连续从事本职业工作 2 年以上。

——高级健康管理师（具备以下条件之一者）：

（1）取得健康管理师职业资格证书后，连续从事健康管理工作 4 年以上。

（2）取得健康管理师职业资格证书后，连续从事健康管理工作 3 年以上，经高级健康管理师正规培训达规定标准学时数，并取得结业证书。

（3）具有医药卫生专业本科学位，连续从事健康管理工作满 5 年，取得一定工作成果（含科研成果、奖励成果、论文著作），经高级健康管理师正规培训达规定标准学时数，并取得结业证书。

（4）具有医药卫生专业硕士学位以上者，连续从事健康管理工作 3 年以上，取得一定工作成果（含科研成果、奖励成果、论文著作），经高级健康管理师正规培训达规定标准学时数，并取得结业证书。

（5）医药卫生专业副高级职称以上者，经高级健康管理师正规培训达规定标准学时数，并取得结业证书。

（6）医药卫生专业本科生毕业 13 年以上、硕士研究生毕业 8 年以上、博士研究生毕业 5 年以上，连续从事健康管理工作 5 年以上。

3. 鉴定方式

分为理论知识考试和专业能力考核。理论知识考试和专业能力考核均采用闭卷考试方式。理论知识考试和专业能力考核合格者通过鉴定，取得证书。健康管理师和高级健康管理师还须通过综合评审。

4. 考评人员与考生配比

理论知识考试与专业能力考核考评人员与考生配比为 1:20，每个标准教室不少于 2 名考评人员；专业能力考核考评人员与考生配比为 1:20，每个考场不少于 2 名考评人员；综合评审委员不少于 5 人。

5. 鉴定时间

理论知识考试时间不超过 120min；专业能力考核时间不少于 30min；综合评审时间不少于 15min。

6. 鉴定场所设备

理论知识考试在标准教室进行；专业能力考核场所须配置多媒体设备。

二、基 本 要 求

（一）职业道德

1. 职业道德基本知识

2. 职业守则

（1）健康管理师不得在性别、年龄、职业、民族、国籍、宗教信仰、价值观等方面歧视个体或群体；

（2）健康管理师首先应该让个体或群体了解健康管理工作的性质、特点以及个体或群体自身的权利和义务；

（3）健康管理师在对个体或群体进行健康管理工作时，应与个体或群体对工作的重点进行讨论并达成一致意见，必要时（如采用某些干预措施时）应与个体或群体签订书面协议；

（4）健康管理师应始终严格遵守保密原则，具体措施如下：

①健康管理师有责任向个人或群体说明健康管理工作的相关保密原则，以及应用这一原则时的限度；

②在健康管理工作中，一旦发现个人或群体有危害自身或他人的情况，必须采取必要的措施，防止意外事件发生（必要时应通知有关部门或家属），应将有关保密的信息暴露限制在最低范围之内；

③健康管理工作中的有关信息，包括个案记录、检查资料、信件、录音、录像和其他资料，均属专业信息，应在严格保密的情况下进行保存，不得泄露；

④健康管理师只有在个体同意的情况下才能对工作或危险因素干预过程进行录音、录像。在因专业需要进行案例讨论，或采用案例进行教学、科研、写作等工作时，应隐去可能会据此辨认出个体的有关信息。

3. 礼仪和礼貌语言知识

（二）基础知识

1. 健康管理基本知识

（1）健康管理概论

健康管理的基本概念与组成；

健康管理服务；

健康管理基本策略与措施；

健康管理在中国的行业发展；

健康管理在中国的应用前景。

（2）健康风险评估

健康评估的分类；

健康评估的理论；

健康评估的应用；

常用健康评估方法；

环境危险因素；

行为危险因素；

生活质量评估。

（3）健康保障与保险相关知识

中国社会医疗保险与商业健康保险的现状；

中国社会医疗保险与商业健康保险的原理和方法；

中国社会医疗保险与商业健康保险的技术和应用；

个人理财知识与健康理财计划。

2. 医学基础知识

（1）临床医学

临床医学基础知识；

常见慢性病诊疗基本知识；

常见体检指标的正常参考值范围；

循证医学的基本概念。

（2）预防医学

预防医学基础知识；

初级卫生保健知识；

流行病学和统计学在健康管理中的应用；

健康教育与健康促进概述。

（3）中医学

中医基本理论和概念；

中医养生学概论。

3. 其他相关知识

（1）医学信息学基础

计算机和互联网基本知识；

信息系统理论和实践概论；

计算机和信息技术在健康管理中的应用。

（2）营养学和运动学

营养与健康；

膳食计划；

运动与健康；

运动处方。

（3）心理学

心理发展与心理健康；

心理应激；

心理评估；

患病/健康心理问题；

人际关系和沟通技巧。

（4）健康相关产品的安全与卫生

食品、饮用水；

保健功能食品；

化妆品；

消毒产品；

保健用品；

健身器材。

（5）健康营销学

健康服务的概念和健康服务市场的特点；

健康服务产品的特点和服务体系；

健康服务消费者购买行为；

健康服务消费者信息管理。

（6）医学伦理学　医学伦理学的基本原则、规范与范畴；医学工作中的伦理道德。

4. 相关的法律、法规知识（卫生法学）

（1）中华人民共和国劳动法。

（2）中华人民共和国合同法。

（3）卫生法律、法规。

（4）其他法律、法规中与卫生相关的条文。

三、工作要求

本标准对各级别健康管理师的能力要求依次递进，高级别涵盖低级别的内容。

（一）助理健康管理师

助理健康管理师的工作要求如表 3 – 1 所示。

表 3 – 1　　　　　　　　　助理健康管理师的工作要求

职业功能	工作内容	能力要求	相关知识
一、健康监测	（一）信息收集	1. 能够使用常用健康信息记录表收集信息 2. 能初步判断信息准确度 3. 能够进行标准化的体格测量 4. 能够填写健康信息记录表	1. 信息采集的原则、途径和方法 2. 基本体格测量知识
	（二）信息管理	1. 能够录入信息 2. 能够清理数据 3. 能够用计算机传递和接收健康信息 4. 能够打印、分送健康报告	1. 健康信息的查对与处理 2. 计算机应用基础知识
二、健康风险评估和分析	（一）评估分析	1. 能够识别相关健康危险因素 2. 能够确定评价指标 3. 能够使用选定的评估工具进行健康风险评估	1. 健康危险因素知识 2. 健康评估工具的正确使用
	（二）评估判断	1. 利用信息和工具，确定危险因素 2. 根据评估指标做出危险因素的报告 3. 根据判断做出书面和口头报告	科学报告书写方法和原则

续表

职业功能	工作内容	能力要求	相关知识
三、健康指导	（一）跟踪随访	1. 能够采用电话、信件、电子邮件或交谈的方法执行健康管理随访计划 2. 能够记录个人和人群健康变化	1. 沟通技巧 2. 科学观察和记录的技巧
	（二）健康教育	1. 能够传播健康信息 2. 能够按照既定方案，发送健康教育材料	1. 健康教育计划的制定和执行 2. 健康信息传播的方法和技巧
四、健康干预	（一）实施干预方案	能够按照指定的方案或利用特定的工具对常见健康危险因素实施干预	1. 常见健康危险因素干预方法 2. 健康干预方法和相关技术的使用
	（二）监测干预效果	1. 对干预过程进行记录，检查是否达到或偏离既定目标 2. 反馈干预效果	1. 干预的原则 2. 干预过程的记录与报告方法 3. 干预效果的评价原则

（二）健康管理师

健康管理师工作要求如表 3-2 所示。

表 3-2 健康管理师工作要求

职业功能	工作内容	能力要求	相关知识
一、健康监测	（一）健康需求分析	能够与个人或人群负责人沟通，明确个人或人群健康需求	群体健康及其影响因素知识
	（二）信息收集	1. 能够选用健康调查表 2. 能够设计健康调查表	1. 问卷制定与考评知识 2. 常用调查方法
	（三）信息管理	1. 能够分类和汇总收集到的信息 2. 能够检索、查询、更新和调用信息 3. 能够利用信息工具建立健康档案	1. 信息分类相关知识 2. 信息检索策略和方法 3. 健康档案设定基本要求、内容和方法
	（四）信息分析与利用	1. 能够分析动态信息资料 2. 能够撰写信息分析报告	1. 常用数据处理方法和步骤 2. 描述性统计分析知识 3. 调查报告的书写知识 4. 数据库的设计和管理知识

续表

职业功能	工作内容	能力要求	相关知识
一、健康监测	（五）监测方案制定与实施	1. 能够设计健康和疾病史采集方案 2. 能够设计体检方案 3. 能够制定动态健康指标监测方案 4. 能够制定方案实施时间表 5. 能够组织和实施监测方案 6. 能够评估监测方案，并对方案的实施进行质量控制	1. 预防性诊疗服务指南 2. 健康筛选原则与步骤 3. 健康风险信息的收集、分类、分析、确定和交流、途径和步骤 4. 诊断学相关知识 5. 健康监测实施策略知识 6. 项目管理一般知识
二、健康风险评估和分析	（一）评估分析	1. 能够鉴别重要或需要优先改善的危险因素 2. 能够选择评估工具	1. 生活方式危险因素的危害及评估方法 2. 膳食运动与健康的关系及评估方法 3. 行为及心理危险因素的危害及评估方法 4. 常见疾病危险因素的危害及评估方法
	（二）评估判断	1. 能够分析健康和危险因素，找出危险因素可能存在的原因 2. 能够评估个人所处的危险水平 3. 能够告知和解释健康和疾病危险性评估结果	1. 因果关系确认的方法和步骤 2. 统计方法
三、健康指导	（一）健康咨询	能够用电话、面谈及其他媒介方式进行个性化健康咨询和指导	慢性疾病预防指南
	（二）健康教育	1. 能够制定健康教育计划 2. 能够进行个性化的健康教育 3. 能够按照不同需求对人群进行健康教育	1. 人群或个体健康信息需求的评价 2. 根据健康需求制定健康教育并实施
四、健康干预	（一）制定干预计划	1. 能够进行人群的需求评估，确定优先干预的健康问题和行为因素 2. 能够确定干预的短期目标和长期目标 3. 根据健康危险因素制定阶段性的健康干预计划 4. 能够根据个人或人群的重点危险因素选择适当的干预手段、场所和干预策略	1. 膳食干预 2. 运动干预 3. 行为心理干预 4. 健康干预计划制定的原则、策略和要点

续表

职业功能	工作内容	能力要求	相关知识
四、健康干预	（二）实施干预计划并监控	1. 能够依据制定的干预短期目标和长期目标，分阶段实施健康干预计划 2. 能够制定实施时间表 3. 对方案实施过程进行监控，实施方案过程中发现偏离目标后立即进行纠正	1. 健康干预的实施方法和流程 2. 质量控制的内容和方法
	（三）进行干预效果评估	1. 能够评估健康干预的过程、效应和结果 2. 能够评估健康干预效果的质量，保障健康干预的先进性和科学性	1. 健康干预评估的性质、目的和意义 2. 健康干预评估的种类和内容 3. 健康干预评估的方法
五、指导与培训	（一）操作指导	能够指导助理健康管理师进行实际操作	1. 现场教学法 2. 现代教育手段和技巧
	（二）理论培训	能够对助理健康管理师进行技术理论培训	

（三）高级健康管理师

高级健康管理师工作要求如表 3-3 所示。

表 3-3　　　　　　　　　　高级健康管理师工作要求

职业功能	工作内容	能力要求	相关知识
一、健康监测	（一）健康需求分析	1. 能够明确个人及人群健康负担和健康维护的需求 2. 能够分析、量化个人或人群健康需求	医疗卫生市场的概况和健康需求分析和评估
	（二）信息分析与利用	1. 能够制定信息分析规范 2. 能够分析和解释健康和疾病相关检查结果 3. 能够分析个人和人群健康或疾病发展趋势，提出解决方案	1. 健康信息数据库的设计、建立与管理 2. 健康信息的比较与分析

续表

职业功能	工作内容	能　力　要　求	相　关　知　识
一、健康监测	（三）人群监测方案制定与实施	1. 能够制定方案实施标准 2. 能够进行方案实施过程的质量控制 3. 能够评估实施效果 4. 能够分析产生偏差的原因，修订监测方案，并提出改进措施	1. 循证医学实践知识 2. 医学筛检的决策知识 3. 实施质量控制知识
二、健康风险评估和分析	（一）群体风险评估	1. 能够制定人群分类的原则 2. 能够做出群体健康和疾病趋势分析和评估报告	1. 健康管理人群分类原则 2. 人群健康风险评估
	（二）群体风险管理	1. 能够确定风险管理重点 2. 能够制定风险管理方法 3. 能够确定风险管理质量控制原则	1. 风险控制策略 2. 风险预测技术 3. 疾病风险与健康保险知识
三、健康指导	（一）健康教育	1. 能够修正健康教育计划 2. 能够撰写健康教育教材 3. 能够分析个人或人群健康教育效果评价	1. 健康教育计划的评价 2. 健康教育的策略和方法 3. 健康教育材料制作程序知识
	（二）健康维护	1. 能够检查和监督个人健康改善的效果 2. 能够根据健康管理方案的执行情况和个人的改善状况不断修正健康改善的方案 3. 能够进行健康维护实施过程质量控制	1. 健康管理效果评估知识 2. 实施的质量控制知识
四、健康干预	（一）制定干预计划	1. 能够评价个人健康干预计划 2. 能够修正个人干预计划 3. 能够进行人群的需求评估，制定人群健康干预计划	人群健康干预的原则、策略和要点
	（二）实施干预计划并监控	1. 能够制定方案实施标准 2. 能够进行方案实施过程的质量控制 3. 能够评估实施效果 4. 能够分析产生偏差的原因，修订监测方案，并提出改进措施 5. 实施人员的选定和相关知识及技能的培训 6. 实施所需设备的选择、使用和管理	1. 健康干预的实施标准 2. 质量控制的内容和方法

续表

职业功能	工作内容	能力要求	相关知识
四、健康干预	（三）进行干预效果评估	1. 确定干预的效果评估标准 2. 能够明确影响评估结果的因素 3. 能够进行干预效果的成本分析——效益分析与成本－效果分析	1. 健康干预的效果评估 2. 质量控制知识 3. 成本效益分析
五、研究与开发	（一）文献研究	1. 能够进行文献检索 2. 能够总结和整合原始研究结果 3. 能够确定研究目标	1. 文献检索方法 2. 常用统计分析方法 3. 分析与整合数据的方法 4. 收集原始研究的策略
	（二）应用开发	1. 能够开发健康评估的工具 2. 能够开发健康维护的产品	1. 循证医学证据的分析与评价 2. 产品设计相关知识
	（三）成效评估	能够设计与实施健康管理技术应用的成效评估	1. 成本效益分析测量方法的知识 2. 研究设计常见的问题和注意事项
六、指导与培训	（一）操作指导	能够指导健康管理师进行实际操作	
	（二）理论培训	1. 能够对健康管理师进行技术理论培训 2. 能够撰写健康管理培训讲义	1. 培训教学的基本方法 2. 培训讲义的编写方法

四、比 重 表

（一）理论知识

健康管理师考核理论知识所占比重如表 3－4 所示。

表 3－4 　　　　　　　　　　健康管理师考核理论知识所占比重

项　　目		助理健康管理师	健康管理师	高级健康管理师
基本要求	职业道德	5	5	5
	基础知识	50	35	20
相关知识	健康监测	15	10	10
	健康风险评估和分析	10	15	15
	健康指导	10	15	15
	健康干预	10	10	15
	研究与开发	0	5	10
	指导与培训	0	5	10
合计		100	100	100

（二）能力操作

健康管理师考核能力操作所占比例如表 3 – 5 所示。

表 3 – 5　　　　　　　　　　健康管理师考核能力操作所占比例

项目		比重/%		
		助理健康管理师	健康管理师	高级健康管理师
技能要求	健康监测			
	接待礼仪	10	5	5
	信息收集	10	0	0
	信息录入	10	0	0
	信息上传和下载	10	0	0
	报告打印	5	0	0
	信息检索	0	5	5
	信息分析	0	5	5
	制定监测方案	0	5	5
	报告书写	0	5	5
	体格测量	5	0	0
健康风险评估和分析	需求分析	0	5	5
	健康调查表设计	0	5	5
	体检方案设计	0	5	5
	危险因素解释	5	5	0
	报告解释	5	5	0
	评估工具使用	5	0	0
	健康趋势分析报告	0	0	5
健康指导	电话随访和咨询	5	3	0
	信件和电子邮件随访	5	2	0
	面询随访和咨询	5	5	0
	示范与演示	10	5	5
	健康教育计划制定	0	5	5
	健康教育讲座	0	5	5
健康干预	膳食计划制定	0	5	5
	运动计划制定	0	5	5
	异常情况处理	5	5	10
	健康干预工具使用	5	0	0
研究与开发	文献检索	0	5	5
	模型建立	0	0	5
指导与培训	培训讲义（PPT）撰写	0	5	10
合计		100	100	100

任务2 健康管理师工作流程

一、健康管理的三个基本步骤

健康管理包括如下内容。

(一) 健康信息采集

健康信息采集即收集个人或群体的健康生理指标、生活方式和心理状态的信息，发现健康问题，为评价和干预管理提供基础数据。

(二) 健康及疾病风险性评估

健康及疾病风险性评估是根据所收集的个人健康信息，对个人的健康状况及未来患病或死亡的危险性用数学模型进行量化评估。其主要目的是帮助个体综合认识健康风险，鼓励和帮助人们纠正不健康的行为和习惯，制定个性化的健康干预措施并对其效果进行评估。

(三) 健康干预管理

健康干预管理即通过个人或群体健康改善的行动计划，对不同危险因素实施个性化的健康指导。在健康风险评估的基础上，我们可以为个体和群体制定健康计划。个性化的健康管理计划是鉴别及有效控制个体健康危险因素的关键，是以那些可以改变或可控制的危险因素为重点，提出健康改善的目标，以多种形式来帮助个人采取行动、纠正不良的生活方式和习惯，控制健康危险因素，实现个人健康管理计划的目标。个性化的健康管理计划不但为个体提供了预防性干预的行动原则，也为健康管理师和个体之间的沟通提供了一个有效的工具。

健康管理过程中的健康干预强调个性化，即根据个体的健康危险因素，由健康管理师进行个体指导，设定个体目标，并动态追踪效果，通过个人健康管理日记、参加专项健康维护课程及跟踪随访措施来达到健康改善效果。如一位糖尿病高危个体，除血糖偏高外，可能还有超重和吸烟等危险因素，因此除控制血糖外，健康管理师对个体的指导还应包括减轻体重（膳食控制、增加身体活动）和戒烟等内容。

健康管理的这三个步骤可以通过互联网的服务平台及相应的用户端计算机系统来帮助实施。应该强调的是，健康管理是一个长期的、连续不断的、周而复始的过程，即在实施健康干预措施一定时间后，需要评价效果、调整计划和干预措施。只有周而复始，长期坚持，才能达到健康管理的预期效果。

二、健康管理师工作流程

(一) 健康管理资料收集

健康管理资料收集是以人群的健康需求为基础，针对健康危险因素，按照早发现、早干预的原则来收集个人健康史、家族史、生活方式和精神压力方面的资料并选定体格检查和实验室检查的项目。健康管理体检项目可以根据个人的年龄、性别、工作特点等进行调整。

（二）建立完整健康档案

健康档案是用来记录生命体征以及自身所从事过的与健康相关的行为与事件。个人健康档案是将整个健康管理周期的所有健康信息资料，如个人健康信息调查问卷、既往健康体检报告、健康体检项目设计、现实健康体检报告、健康风险评估报告、健康干预计划和方案、健康干预实施过程记录等进行系统地、完整地管理，以利于随时查看和后续干预，为医疗服务提供详实的资料。

（三）健康风险评估和分析

针对健康危险因素开展相关疾病风险评估，通过健康风险评估对个人的健康状况予以综合判断和评价。通过分析个人健康史、家族史、生活方式、精神压力、体格检查和实验室检查的资料，为服务对象提供一系列的评估报告。

（四）制定健康指导计划和方案

根据健康风险评估存在的健康风险来制订其控制目标和降低危险因素的干预计划和方案。

首先，要制定干预的目标、方法、时间等。尤其是应确定优先干预解决的健康问题，如亚临床状态的异常指标、生活方式等；制定中期干预解决的健康问题，如单种疾病、生活方式等；制定远期干预解决的健康问题，如多种疾病、生活方式等。

其次，再制定干预方案，应包括干预的内容、途径、手段、频率等，如异常指标或单种疾病、多种疾病、生活方式、其他健康问题等；医疗干预包含门诊、会诊、特诊、监测、餐导、跟踪等；生活方式干预包含膳食干预、运动干预、心理干预、行为干预、环境干预等。

（五）实施健康干预

依据健康管理干预计划和方案，有步骤地以多种形式来帮助个人采取行动，纠正不良的生活方式和习惯，控制健康危险因素，实现个人健康管理计划的目标。在此过程中重视干预计划的实施和执行情况，包括干预的具体内容、干预的手段、频率和时间等，以确保个体主动参与干预的积极性和有效性。

（六）健康动态跟踪

人体是不断变化的，因此对健康的监测、跟踪与干预服务是健康管理服务中的根本重任。通过多种方式跟踪个人执行健康管理计划的状况，并定期进行再次评估，给个人提供最新的改善结果，使健康得到有效的管理和维护。更重要的是可以随时掌握身体变化和健康状况，以不断调整和修订健康干预计划和方案。

（七）健康管理效果评价

在管理过程中对个体的健康状况予以阶段性效果评价和年度效果评价，如单项干预、综合干预效果评价、干预前后生活方式改善评价、行为因素方式改善评价等，以及时了解健康状况改善情况，再依据此评价修正调整健康管理干预计划和方案，实施更好的干预服务，最终使健康状况得到有效的改善和促进。

任务3　健康管理师岗位设置及职责

一、健康管理师的岗位设置

健康管理师是劳动和社会保障部在2005年底公布的第四批新职业之一，它是指从事对人群或个人健康和疾病的监测、分析、评估以及健康维护和健康促进的专业人员。

健康管理师主要的工作内容包括：

（1）采集和管理个人或群体的健康信息；

（2）评估个人或群体的健康和疾病危险性；

（3）进行个人或群体的健康咨询与指导；

（4）制定个人或群体的健康促进计划；

（5）对个人或群体进行健康维护；

（6）对个人或群体进行健康教育和推广；

（7）进行健康管理技术的研究与开发；

（8）进行健康管理技术应用的成效评估。

二、健康管理师职责

（一）健康监测

健康监测是指通过系统地、连续地收集与健康状况相关的资料，经过归纳、整理、分析，产生与健康有关的信息，传播到所有应该知道的个体和群体，以指导疾病预防和控制、促进健康、提高健康水平的职业功能。健康管理师在"健康监测"职业功能中的工作内容包括信息收集、信息管理、信息使用、监测方案制定与实施、信息分析和使用，以及群体监测方案制定与实施等6项。各职业等级的工作内容依次递进，高职业等级健康管理师的工作内容涵盖低职业等级健康管理师的工作内容。

（二）健康风险评估和分析

健康风险评估和分析是指根据健康监测所收集产生的健康信息，对个体或群体的健康状况及未来患病或死亡的危险性用各种健康风险评估工具进行定性和定量评估、分析的职业功能。对个体健康风险评估和分析的主要目的是帮助个体综合认识个体健康风险，鼓励和帮助人们修正不健康的行为，制定个体化的健康干预措施并对其效果进行评价，便于进行健康管理人群分类，评价实施干预措施的效果。对群体健康风险评估和分析的主要目的是帮助政府、社会和团体综合认识群体健康风险，指导政府、社会和团体制定最佳的群体健康资源管理政策、法规和措施并对其效果和效益进行科学的评价，有效地利用有限的物力资源来达到最大的群体健康效果。健康管理师在"健康风险评估和分析"职业功能中的工作内容包括风险识别、风险分析、群体风险评估、群体风险管理4项。各职业等级的工作内容依次递进，高职业等级健康管理师的工作内容涵盖低职业等级健康管理师的工作内容。

（三）健康指导

健康指导是指有针对性地根据健康需求传播健康信息，指导个体和群体掌握卫生保健知识，自愿采纳有利于健康的行为和生活方式的职业功能。其目的是改变不良行为，消除或减轻影响健康的危险因素，从而改善健康状况，预防疾病的发生，提高健康水平和生活质量。健康管理师在"健康指导"职业功能中的工作内容包括跟踪随访、健康教育、健康咨询、健康维护4项。各职业等级的工作内容依次递进，高职业等级健康管理师的工作内容涵盖低职业等级健康管理师的工作内容。

（四）健康危险因素干预

健康危险因素干预是指应用临床医学、预防医学、行为医学、心理学、营养学和其他健康相关学科的理论和方法对个体和群体的健康危险因素进行控制和处理，预防疾病、促进健康、延长寿命的职业功能。健康管理师在"健康危险因素干预"职业功能中的工作内容包括实施干预方案、监测干预效果、制定干预计划、实施与评估4项。各职业等级的工作内容依次递进，高职业等级健康管理师的工作内容涵盖低职业等级健康管理师的工作内容。

（五）指导、培训与研究

指导、培训与研究是指对下级健康管理师进行实际操作指导和理论技术培训并开展健康管理专业研究以保证健康管理师队伍的高质量发展和可持续发展的职业功能。健康管理师在"指导、培训与研究"职业功能中的工作内容包括操作指导、理论培训、指导培训、专业研究4项。三级健康管理师不具备该项职业功能。二级和一级健康管理师的工作内容依次递进，一级健康管理师的工作内容涵盖二级健康管理师的工作内容。

健康管理师三级具有1~4项职业功能；健康管理师二级具有除"研究"外的所有5项功能；健康管理师一级具有上述所有5项功能。

项目四　预防医学与流行病学基础知识

健康和疾病的动态平衡关系与疾病的发生、发展过程及预防医学的干预策略是健康管理的科学基础。个体从健康到疾病要经历一个完整的发生和发展过程。一般来说，从处于低危险状态到高危险状态，再到出现临床症状，有一个时间过程。在被诊断为疾病之前，进行有针对性的预防干预，有可能成功地阻断、延缓甚至逆转疾病的发生和发展进程，从而实现维护健康的目的。

20 世纪 90 年代初，健康管理开始由美国扩展到其他西方发达国家，逐渐从理论走到了实践，开始形成了生活方式和慢性病管理。到 21 世纪初，健康管理开始由发达国家走向发展中国家，此时健康管理已经成为全面的健康状态与健康风险检测、预估与跟踪管理。我国在 2002 年左右，以健康体检为主要形式的健康管理行业开始兴起。经历"非典"后，健康管理逐步成为健康服务领域的一个新兴产业，尽管健康管理进入我国较晚，但发展很快，并形成了具有中国特色的健康管理。目前中国的健康管理是指管理个人健康的相关服务，是"临床医学"与"预防医学"的结合，服务范畴包括生活方式管理、疾病管理和医疗服务。除了预防医学要做的事，也将医疗手段用进来，比如我们会把辨病体检和风险评估相结合，做到有病治病，无病防病。

任务 1　预防医学概述

一、预防医学概念

预防医学是以人群健康为主要研究对象，采用现代科学技术和方法，研究环境因素对人群健康和疾病的作用规律，分析和评价环境中致病因素对人群健康的影响，提出改善不良环境因素的卫生要求，并通过公共卫生措施达到预防疾病、增进健康的一门科学。预防医学研究环境因素与人体健康的关系，人群中疾病和健康的动态分布及其影响因素，制定预防疾病和增进人群身心健康的对策和措施。

现代医学包括以下几方面。

预防医学——预防医学的任务是防止健康状态向疾病转化。它主要研究环境因素与人体健康的关系。

基础医学——基础医学的任务是揭示人体生理、病理现象的运动规律及认识健康和疾病互相转化的规律。它主要研究人体的形态、结构、功能及生理、病理状态下的各种生命现象。

临床医学——临床医学的任务是促进由疾病状态向健康转化。它主要研究人类疾病发生、发展及转归；疾病的诊断、治疗及预后。

康复医学——康复医学的主要任务是恢复健康所应有的功能。

二、预防医学的发展简史

（一）古代的公共卫生

医学科学发展的历史，是人类与疾病作斗争的历史。构成医学重要组成部分的预防医学也是在人类与疾病作斗争过程中诞生和逐步发展起来的。有记载的资料可追溯到远古时代。公元前 3000 年左右，古埃及就有了较高的防腐杀菌技术；古罗马时代很早就注重公共卫生对策，禁止在城内火葬和土葬。古代人从健康角度出发，在城市建设中安装上下水道环境卫生设备，这在古代印度、埃及、希腊、罗马文化中都有记载。我国在公元前 17 世纪就出现了水源防护、墓葬、传染病隔离等简单的卫生措施。公元前 1500 年左右印度文化中对结核、天花等传染病症状有详细的描述，并明确了疟疾是由蚊子叮咬、鼠疫由老鼠传播所致。

人类科学地认识疾病原因起源于古希腊兴起的思想解放运动。当时提出了疾病的原因，特别包括了气候和物理环境在内的自然因素，这使当时古希腊的医学开始运用科学的思想和方法判断疾病的发生。古代有代表性的人物是古希腊医生希波克拉底（Hippocrates）和古罗马医师 Galennus。古罗马以后，欧洲进入了黑暗的统治时代，医学的发展受到严重阻碍，卫生状况恶化，卫生设施低劣，全欧洲出现了非卫生状态。公元 7 世纪左右，伊斯兰教在非洲、远东、巴尔干传教，去圣地迈加的巡礼团发现路上的村镇到处霍乱流行。以后，十字军远征，霍乱、腺鼠疫、麻风病蔓延欧洲各国。传染病中腺鼠疫的流行最严重，特别是欧洲 - 远东 - 中国之间贸易使其蔓延更加迅速、面积更大。这一时期，由于传染病流行带给人类的灾难，医院、大学、公共卫生制度等相继在欧洲建立起来，加上物理学、化学、解剖学、生理学、显微镜、望远镜、温度计、气压计等知识技能的创始和发明，对观察发病因素和机体变化有了新的认识，医学进入了黎明和变革时期。在这一时期的预防医学也得到了迅速发展。例如，意大利的 Ramazzini 著书《劳工者疾病》、英国的 Graunt 著书《关于死亡表的自然及政治观察》、英国的 Petty 提议在伦敦设置 1000 张床位的传染病医院，并计算所需医护人员数。这些都为以后的卫生学、人口统计学、流行病学、卫生管理学等近代预防医学各学科的发展奠定了基础。

（二）工业革命时代

18 世纪后半叶开始的工业革命席卷欧洲，工业经济的兴起，使工业集中，人口都市化。环境破坏、工人的贫困和城市居民公共卫生状况恶化成为这一时期的突出特点。工业革命是以牺牲工人的自由和健康为代价的，由于工人生活贫困，营养不良，居住环境卫生条件恶劣，霍乱、结核等传染病流入城市，使居民死亡率迅速增加。1842 年在英国工人的孩子中有一半不满 5 岁即死亡，伦敦工人、商人和贵族的平均死亡年龄分别为 22、33、44 岁。为改变这种状况，1848年，英国设立了全国卫生局，并制定了世界上最早的卫生立法《公共卫生法》，立法规定，城市必须设立上下水道，并采用专家参与地方卫生行政部门工作。1858—1871 年，英国实行全国卫生状态年报，其中包含霍乱、痢疾、结核、职业性肺疾患的发病状况、居民的饮食、住房及医院卫生状况。英国公共卫生理论和实践影响了整个欧洲和美国。

1851 年在巴黎召开了第一次世界卫生大会，有 12 个国家出席，当时疾病分类尚不明确。19 世纪后半叶，霍乱、结核菌等许多危害人类的传染病的病原体陆续被发现，一个时期内，公共卫生以应用微生物学为实践，卫生学则以研究病原微生物为主流，使得细菌学和免疫学成为卫生学的一个分支，进而使寄生虫学和寄生虫病学从卫生学中分化出来。

这一时期，随着环境问题的突出，食品工业的迅速发展，学校教育的备受重视，环境卫生学、营养与食品卫生学及学校卫生学逐渐形成和发展，成为独立的学科。

（三）第一次卫生革命

19 世纪末到 20 世纪初，人类从积累战胜天花、霍乱、鼠疫等烈性传染病的经验中，以及针对工业革命的人口城市化、人口增长、环境污染等所造成的一系列卫生问题，逐渐认识到，从个体预防疾病，效益不高，必须对整体进行预防，才能取得显著效益，并且认识到在改善环境和劳动条件的同时，还要注意保护宿主，控制病因。而在实践中，人类已经积累了免疫接种、隔离检疫、消杀病媒动物、处理垃圾粪便、重视食品和饮用水卫生的经验，以及认识到国家在城市规划中，应首先考虑上下水道和居民、工厂的卫生设施，环境卫生和卫生立法等，真正地把卫生学概念扩大至公共卫生，个体摄生防病扩大到社会性预防措施，这是医学史上著名的第一次卫生革命。这次卫生革命，使预防医学形成了较完善的体系，特别为当时降低严重威胁人类的各种传染病和寄生虫病的发病率、死亡率，做出了重大贡献，使人类平均期望寿命提高了 20 ~ 30 岁。预防医学史上以防治传染病和寄生虫为主要目标，正是个体预防向群体预防发展的标志。

（四）第二次卫生革命

第二次世界大战结束至 20 世纪 60 年代，世界上大多数国家，尤其是工业化国家的经济发展速度超过了历史上任何时期。伴随着工业的快速发展和技术进步，人口也快速增长，人类需求的能源增加，各种工业产品的副产品大量生产。与此同时，环境污染、生态破坏也达到了人类历史前所未有的程度。人们的生活方式也随着科技进步、物质文明发生了重大变化。人口大都市化，工作紧张，社会竞争激烈，体力劳动负荷减轻，摄入能量过剩，运动减少，吸烟、酗酒等不良生活方式流行，疾病的发生由过去的生物－医学模式转变为生物－心理－社会医学模式，疾病谱和死亡谱发生了重大变化，心脏病、脑血管病、恶性肿瘤发病率显著上升，而传染病则锐减。这种变化，使人们认识到，环境污染、社会压力、心理承受能力及不良生活方式和行为与慢性疾病关系密切，疾病预防不能光靠生物医学手段，而要靠改善社会环境、社会行为、生活方式，依靠社会大卫生才能有效防治这些构成主要疾病谱的慢性疾病。疾病预防的重点从急性传染病转向慢性、老年退行性疾病及生活方式，这就是医学史上的第二次卫生革命。这次革命使人们对预防医学的认识更加深刻，预防医学扩大到社会医学、行为医学和环境医学的社会预防阶段。

三、预防医学的研究内容

预防医学的研究内容包括以下几方面。

（1）研究环境因素对健康的影响及其作用规律；探索改善和消除环境中的有害因素、利用有利因素的措施和原则等。

（2）研究各种疾病、健康状况或生理特征在不同时间、人群、地区的分布特点及其变动规律，探讨病因，了解疾病及健康状况的消长变化情况，以便提出当前及今后医疗卫生工作中应解决的主要问题。

（3）研究制定防治疾病、增进健康的策略和措施，并对措施实施效果进行评价，以使预防医学工作质量不断提高，达到预防疾病、增进健康、提高生命质量的目的。

四、预防医学边缘学科

（一）流行病学

流行病学是预防医学的带头学科，又是预防医学的思维方法和研究方法。流行病学是研究人群健康和疾病分布的决定因素，制定和评价防治对策的科学，它围绕着时间、地点（空间）和人群的各种特性来研究，不但研究传染病和慢性病，也研究健康现象（如智慧、心理、发育）；不但研究自然因素，还研究管理因素和社会因素等。流行学可带动基础医学的研究，如在冠心病流行学研究中发现，缺少体力活动可增加低密度脂蛋白（LDL），加快胆固醇的积蓄。增加体育锻炼可增加高密度脂蛋白（HDL）对低密度脂蛋白的比例，可对抗胆固醇的积蓄，防止高血压和心脏病的发生。而这一事实的机制，是基础医学研究的课题。流行病学又可带动临床医学的研究（称为临床流行学），带动其他卫生学科的研究，如有人根据流行学研究结果，得出人群中某些致病因素的基础水平，为制定卫生标准提供依据。从宏观与微观方面看，流行学分为健康流行学、管理流行学、血清流行学、遗传流行学、肿瘤流行学、移民流行学等。从研究程序方面又分为：描述性流行学，阐明时间、空间和人群的分布；分析性流行学，即假设有关联因素后，通过宿主、环境的对比研究，探讨发病的因素；实验流行学，在分析性流行学基础上，控制有关因素，在人群中进行实验观察，故又称干预性流行学；在实验流行学的基础上若再抽象化，形成数学模型，以便于准确地衡量各成分的作用，预测流行趋势，称为理论（数理）流行学，这是一门值得注意的正在形成中的新学科。

（二）卫生学

卫生学是研究人类生活和劳动所处的内外环境对健康的影响，改善卫生条件，增进健康的学科。如按研究因素区分，研究环境（物理、化学、生物和社会）对健康影响的情况，有环境卫生学；研究劳动条件对健康影响的情况，有劳动卫生学，研究饮食和营养因素对健康影响的情况，有营养（食品）卫生学；研究放射污染对健康影响的情况，有放射卫生学；研究心理因素对健康影响的情况，有心理卫生学等。如按研究对象划分，有围产期、儿童期、青年、老年和妇女的特殊卫生问题，又有围产期卫生学、儿童少年卫生学等。研究学校、军队活动的卫生问题，有学校卫生学、军队卫生学等。还有卫生教育学、卫生统计学、卫生检验等。

与预防医学有关的边缘学科还有医学昆虫学、卫生化学、卫生工程学、医学地理学、放射免疫学等。这里特别介绍两门正在蓬勃发展的边缘学科，即社会医学和环境医学。

（三）社会医学

虽然在 1848 年欧洲已经有人提出社会医学这一名称，但只是在一百年后，即 20 世纪下半叶，这一学科才迅速发展起来。社会医学又称社会卫生学、社会病理学、社会诊断学等。它应用流行学、统计学、社会学和管理学等方法，研究社会因素（政治、法律，文化、行为、保健组织管理等）和健康之间的相互作用，制定社会措施，从而保护和促进人群的身心健康和社会适应能力，保证人们积极地、全面地发展，提高生活质量，使医学科学成就最有效地为增进人民健康服务。它的内容包括流行学、统计学、医学社会学和卫生事业管理，也包括行为医学、医学心理学和社会预防医学等。它从社会环境角度研究预防医学问题，是预防医学发展的新阶段（社会预防）。21 世纪以来，特别是 50 年代以后，人们对医学，从生物到心理、进而到社会的认识层次逐步深化。由于医学模式的发展、系统理论的产生和电子计算机的推广，促进了社会医学的发展。同时，管理科学吸收了先进技术，结合医学卫生管理而产生了管理医学这门科学。把卫生纳入社会系统，用系统（工程）理论指导卫生事业的管理，已成为不可抗拒的历史潮流。加上慢性病、老年病、精神病和残疾者增加，以及疾病构成的变化，促使"社会医学和卫生管理学"成为现代医学发展的重要方向，它是医学现代化的重要标志之一。各国应根据其社会特点，确定社会医学的重点研究内容。

（四）环境医学

环境医学是环境科学的重要分支。环境污染问题在 21 世纪上半叶随着工业化和都市化而日益突出。20 世纪 30～40 年代发生几起严重污染引起的疾病和死亡事件。20 世纪 50 年代环境科学诞生，它是以生态学为基础理论，用数、理、化、工程学和医学等原理和方法，对人类活动引起的空气、土壤、水质与生物环境质量变化等问题进行系统研究的科学。环境科学把自然科学和社会科学结合起来，用行政、立法、经济和组织等措施保护环境。环境医学是边缘学科，也和社会医学一样，广泛采用流行学、统计学等方法。它已突破传统的环境卫生范畴，着重研究自然、社会、生态环境对健康的影响。它可分为环境统计学、环境病理学、环境毒理学、环境流行学等。随着社会进展，环境医学的任务日趋艰巨，我们不能沿用传统的与环境协调方法来处理今天（现代化过程）产生的环境生态平衡破坏问题，而要高瞻远瞩，从战略上远景规划上研究现代化过程中的环境再循环问题。这是环境医学的重要任务。

任务 2　分 级 预 防

三级预防是预防医学的核心策略，它体现在对个体、群体在疾病发生前后各阶段的全方位预防。

第一级预防：即防止疾病的发生，是通过健康教育、健康促进的手段来改善健康状况，降低疾病发生率。

第二级预防：是实行"三早"，即早发现、早诊断、早治疗。降低疾病的病死率，防止疾病继续发展。

第三级预防：在疾病的临床期通过治疗和康复，减少病人痛苦，减轻病情和致残的程度。恢复有效功能，防止并发症、残疾或死亡，延长寿命，提高生活质量。

具体说健康管理就是实现三级预防。

一、第一级预防

第一级预防又称病因预防或初级预防，主要是针对致病因子（或危险因子）采取的措施，也是预防疾病的发生和消灭疾病的根本措施。该措施由全社会及社区来完成，包括优生优育教育、遗传咨询、婚前检查、产前诊断及围产期保健，多种内容和形式的健康教育，对儿童实行计划免疫的防疫措施等。一级预防当然是最重要最积极的预防措施，但需全社会和每个人的充分合作。

第一级预防措施如下。

（1）预防性保健及咨询指导　如婚前检查、遗传咨询、预防慢性传染病、优生优育、预防先天性残疾等。

（2）预防接种　减少和消除急性脊髓灰质炎、麻疹、乙脑等致残传染病。

（3）避免引发伤病的危险因素和危险源。

（4）实行健康的生活方式　如合理营养，适当运动，预防心脑血管病。

（5）遵守安全规则和维护安全的环境　遵守交通规则，改善社会安全环境，预防意外伤害。

（6）注意精神卫生　减轻压力，保持心理平衡，预防抑郁、焦虑及精神疾患。

二、第二级预防

第二级预防又称"三早"预防，即早发现、早诊断、早治疗，它是发病期所进行的阻止病程进展、防止蔓延或减缓发展的主要措施。例如，在残疾形成和发展过程中限制（或逆转）由残损所造成的残疾，即防残损发展为残疾；为防止智力残疾而对新生儿采取的各类筛查及对某些人群的筛查均属于此，是防残中不可缺少的措施。

第二级预防措施如下。

（1）早期发现和治疗　定期健康检查，早期发现高血压、糖尿病、精神障碍等疾病并给予积极治疗。

（2）早期医疗干预　如药物治疗、康复护理、预防残疾的发生。

（3）早期康复治疗　如对伤病患者进行心理辅导、功能训练、体位处理，以促进身心健康，预防并发症，防止功能受限。

三、第三级预防

第三级预防主要为对症治疗，防止病情恶化，减少疾病的不良作用，防止复发转移。包括预防并发症和伤残；对已丧失劳动力或残疾者通过康复医疗，促进其身心方面早日康复，使其恢复劳动力，病而不残或残而不废，保存其创造经济价值和社会劳动价值的能力。康复训练，是防残工作中不可缺少的，对于各类残疾人都是非常必需的，这需要多方通力协作，需要社会保障，应有医生、护士、特教指导师、康复工作者及家庭的参与。

第三级预防措施如下。

（1）康复治疗　如运动治疗、作业治疗、语言治疗、心理治疗等，改善功能，预防和减轻残疾。

（2）假肢、矫正器、轮椅等应用　以改善功能、预防畸形，提高日常生活活动能力。

（3）支持性医疗和护理　如预防泌尿道感染、压疮等，改善机体情况和减轻残疾。

任务3　职业病的分级预防

职业病危害的发生不是生产中存在有害因素的必然结果。原因在于人体有一定的防御解毒和修复功能，当有害因素的剂量或作用强度未超过机体的耐受限度时，是不会发生职业病的。但这并不意味着在发生职业病之前就可以放任有害因素的存在，因为有些有害因素在造成职业病之前就已经对人体造成了损害。因此，尽可能减少生产过程中有害因素，及时发现并减少乃至消除有害因素对人体健康的不良影响，保护和加强人体的正常防御功能。为此目的，而采取的各种预防措施包括组织措施、技术措施和个体防护及卫生保障措施等方面是十分必要的。

一、职业病的定义

广义上的职业病泛指劳动者在生产劳动及其他职业活动中，由于职业性有害因素的影响而引起的疾病。本节论及的职业病是狭义的职业病，即法定职业病。它是指职工因受职业性有害因素的影响引起的，由国家以法规形式规定并经国家指定的医疗机构确诊的疾病。

二、职业病的三级预防

职业病是一类人为的疾病，应按三级预防措施加以控制，以保护职业人群的健康。

（一）职业病的第一级预防

第一级预防是工程控制，主要适用于新建、扩建、改建建设项目及技术改造、技术引进项目（简称建设项目）职业病危害的控制，还包括对现有存在职业病危害的用人单位的职业病危害和三废治理、控制各种有害因素，减少危害和污染，改善劳动条件，保护工作环境，使工作场所职业病危害因素的浓度或强度符合国家职业卫生标准。合理利用防护设施及个人防护用品，以减少工人接触的机会和程度。对人群中处于高危状态的个体，可依据职业禁忌证进行检查，凡有职业禁忌证者，不应参加与之相关的工作。可见原始级预防的措施针对的是控制整个人群的健康危险因素，因此属于第一级预防的范畴。

第一级预防措施虽然是理想的方法，但实现所需费用较大，有时难以完全达到理想效果，仍然可出现受罹人群，所以第二级预防成为必需的措施。

（二）职业病的第二级预防

职业病的第二级预防是对生产过程中的职业病危害的预防与控制，对存在职业危害因素的工作场所进行职业健康监护，开展职业健康检查，早期发现职业性疾病损害，早期鉴别和诊断，开展职业病危害因素检测，结合体检资料，评价工作场所职业病危害程度，控制职业病危害，加强防毒防尘、防止物理性因素等有害因素的危害，使工作场所职业病危害因素符合国家职业卫生标准。其主要手段是定期进行环境中职业危害因素的监测和对接触者的定期体格检查，以早期发现病损，及时预防、处理。此外，还有长期病假或外伤后复工前的检查及退休前的检查。定期体格检查的间隔期可根据下列原则而定。

（1）疾病的自然演变、发病快慢和严重程度；

（2）接触的职业危害程度；

（3）接触人群的易感性。

体格检查项目应鼓励使用特异及敏感的生物检测指标进行评价。肺通气功能的检查或 X 线肺部摄片，常用作对接触粉尘作业者的功能性和病理性改变的指标；其他如心电图、脑电图和神经传导速度和听力检查等，均可作为早期的特异性检查方法。

（三）职业病的第三级预防

职业病的第三级预防是对职业病病人的保障，对疑似职业病病人进行诊断，保障职业病病人享受职业病待遇，安排职业病病人进行治疗、康复和定期检查，对不适宜继续从事原工作的职业病病人，应当调离原岗位，并妥善安置。

第三级预防原则包括如下。

（1）对已受损害的接触者应调离原有工作岗位，并予以合理的治疗。

（2）根据接触者受到损害的原因，对生产环境和工艺过程进行改进，既治疗病人，又治理环境。

（3）促进患者康复，预防并发症。

除极少数的职业中毒有特殊的解毒治疗外，大多数职业病主要依据受损的靶器官或系统，用临床治疗原则，给予对症综合处理。特别对接触粉尘所致肺纤维化的病损，目前尚无特效方法予以逆转。所以处理原则，还在于全面执行三级预防措施，做到及时预防、早期检测、早期处理，促进康复、预防并发症、改善生活质量。对接触粉尘者应大力劝阻吸烟。第一级预防针对整个的或选择的人群，对健康个人更具重要意义。虽然第一级预防对人群的健康和福利状态能起根本的作用，但第二和第三级预防是对病人的弥补措施，也不可或缺，所以三个水平的预防应相辅相成，浑然一体。

任务4　恶性肿瘤的分级预防

癌症可以预防吗？当然！2000 年国际抗癌联盟和世界卫生组织规定每年的 2 月 4 日为世界抗癌日。2015 年国际抗癌联盟推出的世界抗癌日主题为"癌症防控目标，实现并不遥远"，倡议建立健康的生活方式、早期发现、早期诊断和早期治疗。国际抗癌联盟提出了癌症三级预防的概念：一级预防是消除或减少可能致癌的因素，防止癌症的发生；二级预防是指癌症一旦发生，如何在早期阶段发现并予以及时治疗；三级预防是治疗后的康复，提高生存质量，减轻痛苦，延长生命。

一、恶性肿瘤的第一级预防

（1）加强防癌健康教育　应提高高危人群的认识和自我保健能力，要求他们做到：加强身心修养，提高自身心理素质，正确对待人生、对待挫折，保持良好的健康心理状态，注意饮食营养的平衡，不偏食，不反复吃完全相同的饮食，不吸烟，因为吸烟可以导致肺癌、口腔癌、喉癌、食道癌等，危害极大。不酗酒，过量饮酒会伤害人的胃肠道和肝脏，导致胃癌和肝癌。不吃高脂、高糖、高热量食物，保持正常体重。不吃发霉、变质的食品，少吃腌制的食品。

（2）合理使用医药用品　切勿滥用药物及放射线，尤其是妊娠妇女的诊断性照射，以防止白血病、骨肉瘤、皮肤癌的发生。

（3）消除职业致癌因素　尤其要加强对已经确认的引起肿瘤的物质的检测、控制与消除，以预防职业性肿瘤的发生。

（4）加强劳动保护、环境保护和食品卫生，减少或消除环境中的致癌因素。

二、恶性肿瘤的第二级预防

40 岁以上的成年人应该每年体检一次。癌症如能早发现、早诊断、早治疗，疗效好，远期生存率高，大多数病人可以获得根治。因此，及时体检是一种有效而经济的健康投资。

（1）无症状人群的监测　乳腺癌的监测：对 30 岁以上妇女应推行乳房自我检查，40 岁以上妇女应每年做一次临床检查，50 岁以上妇女每年应进行临床及必要时的 X 线摄影检查。乳腺癌的高危人群包括：30 岁以后初次怀孕、12 岁以前月经初潮、50 岁以后绝经、肥胖症、高脂膳食者，有卵巢病史及子宫内膜炎病史者。

（2）宫颈癌的监测　一切有性生活的妇女均有发生宫颈癌的危险，应从有性生活开始每 2～3 年进行一次宫颈脱落细胞涂片检查。

（3）结肠、直肠癌的监测　40 岁以上人群每年进行一次直肠指检，50 岁以上人群，特别是有家族肿瘤史、家族息肉史、息肉溃疡史及结肠直肠癌史者，应每年进行一次大便隐血试验，每隔 3～5 年做一次直肠镜检查。

（4）有症状人群的监测　由于人体所患的恶性肿瘤 75% 以上发生在身体易于查出和易于发现的部位，重视常见的恶性肿瘤的癌症信号，及时主动去医院检查有利于恶性肿瘤的早期发现、早期诊断、早期治疗。

三、恶性肿瘤的第三级预防

通过综合治疗，防止手术后残疾和肿瘤细胞的转移，并尽可能减轻患者痛苦，延长病人生命。

任务5 疾病预防和控制的策略

一、传染病的预防控制策略

（一）预防为主，全社会参与

"预防为主"一直是我国卫生工作方针的内容之一。在开展防治工作时，具体的措施包括如下。

（1）加强人群免疫 预防接种是传染病预防的重要策略，全球消灭天花、脊髓灰质炎活动就是建立在全面、有效的人群免疫的基础之上的。

（2）改善卫生条件 保护水源、提供安全的饮用水，改善居民的居住环境，加强粪便管理和无害化处理，加强食品卫生监督和管理等，都可以通过对可能的传播途径加强管理而预防传染病。

（3）加强健康教育 可通过大众媒体、专业讲座等向群众宣传传染病防治知识，改变人们不良的行为和卫生习惯，加强自我保健能力，从而切断传播途径，保护易感人群。健康教育是国内外公认的一种低投资、高效益的传染病预防措施。医务人员和医疗卫生单位是传染病防治工作的必然责任者。随着传染病流行出现的新问题，单纯医学预防力不从心，必须向社会预防转变，社会各界包括政府其他部门、非政府组织、社区及其居民等都有义务和责任加入到传染病防制工作中。

（二）建立完善的传染病预防控制机制

（1）加强传染病监测 传染病监测是传染病预防控制的重要策略之一，其监测内容包括传染病、发病、死亡、病原体型别和特性、媒介昆虫和动物生态流行病学、人群免疫水平及人口学资料等，可开展流行因素和流行规律研究，以及评价防疫措施效果等。我国传染病监测包括常规报告和哨点监测两种形式，覆盖了甲、乙、丙3类共37种法定传染病。

（2）建立传染病预警制度 我国已建立传染病预警制度，通过及时发现传染病发生、流行的危险因素，对传染病流行趋势进行预测、预警，将预防措施向传染病发病前延伸，并完善了传染病疫情报告、通报和公布制度。国务院卫生行政部门和省、自治区、直辖市人民政府根据传染病发生、流行趋势的预测，及时发出传染病预警，根据情况予以公布。县级以上地方人民政府应当制定传染病预防、控制预案，并报上一级人民政府备案。

（3）建立完善的传染病防治机制 要建立健全完善的公共卫生体系，包括疾病预防控制体系、卫生监督体系、信息情报系统和决策机制、突发公共卫生事件快速反应机制和公共卫生治疗救助机制等。2004年修订的《中华人民共和国传染病防治法》明确规定了我国疾病预防控制机构、医疗机构以及政府部门在发现传染病疫情、实施防控措施的责任。

（4）加强国境卫生检疫　国境卫生检疫是预防控制传染病的重要手段，以防止传染病由国外传入和国内传出。《中华人民共和国国境卫生检疫法》规定，入境、出境人员、交通工具和集装箱，以及可能传播检疫传染病的行李、货物、邮包等，均应按规定接受检疫，经卫生检疫机关许可，方准入境或者出境。卫生检疫机关发现正在患检疫传染病、已经感染检疫传染病或者已经处于检疫传染病潜伏期的人时，应当立即将其隔离，防止任何人遭受感染。卫生检疫机关发现接触过检疫传染病的感染环境，并且可能传播检疫传染病的人时，可以从该人员离开感染环境的时候算起，实施不超过该传染病最长潜伏期的就地留验以及其他的卫生处理。

（5）根据新时期传染病的流行特点，要以治理生活环境为重点，以爱国卫生运动为载体，动员全社会参与，积极开展健康教育活动，提高自我保护意识，增强全民防卫传染病的能力，积极做好传染病监测和计划免疫工作，充分认识传染病防制的长期性、复杂性和艰巨性，努力做好传染病的预防和控制工作。

二、慢性非传染病的防控策略

慢性非传染性疾病是全球范围内重要的公共卫生问题，具有病程长、病因复杂、无自愈和极少治愈、对健康损害和社会危害严重等特点。2011 年 5 月 16 日，第 64 届世界卫生大会在瑞士日内瓦举行。陈竺部长特别强调，慢性病的防控是一项刻不容缓的工作，应给予高度重视。研究证实，慢性病的发生与不良行为、生活方式密切相关，特别是与吸烟、酗酒、不合理膳食、缺乏体力活动、精神因素等有关。一些慢性病的发病患者年龄提前，尤其是中青年人的慢病发病率大幅攀升，发病年龄不断降低，形势令人忧虑。因此，应该倡导健康的生活方式，营造良好的社会支持环境，加强健康教育、做好健康促进工作，以使慢性病的发病态势得到有效控制。

（一）降低慢性病的危险因素

如果能控制慢性病发生的主要危险因素，80% 的心脏病、中风、糖尿病均可以得到预防，40% 的癌症可以得到防治。而慢性病有很多共同的危险因素是可以改变的，包括：吸烟、饮酒、不合理膳食、缺乏体力活动及精神因素等，当然也有一些无法改变的危险因素，也与慢性病的发生有很多内在联系，包括：年龄、性别、种族、遗传等。因此，加强慢性病的预防工作，重在降低最为常见的危险因素。

（二）强调三级预防并重

慢性病的预防强调以社区、家庭、患者为主的三级预防，临床医生在慢性病的三级预防中起着非常重要的作用。可以协助识别和评价慢性病危险因素，建立与实施筛检试验，研究与选择最佳的治疗方法，观察与评价康复措施。慢性病的诊断相对容易，通过定期进行健康检查，及早发现慢性病，早期诊断，早期治疗，最大程度减少并发症和伤残的发生，提高患者的生活质量。鼓励患者共同参与预防，加强患者的自我管理，定期随访。

（三）全人群策略和高危人群策略并重

由政府制定卫生政策，通过在全民中开展健康教育、健康促进和社区干预活动，鼓励人们选择健康的生活方式，降低慢性病的相关危险因素预防疾病的发生。还要针对高危人群的特征，对主要危险因素进行干预和监测，对人群进行筛查，早期发现患者，早期规范化治疗和康复训练，以提高治愈率，降低伤残率和死亡率。

（四）加强心理方面自我调节

慢性病患者首先要积极接受认知治疗，以合理的、现实的认识面对自身疾病，改变患者以往的自怨自艾或怨天尤人的错误心理；积极主动克服困难，争取各项功能的最佳康复；通过松弛疗法等进行自我调整，或采用生物反馈疗法缓解失眠、头痛等非特异性症状。

（五）提倡健康管理

近 10 年来，我国慢性病的发病概率增加了约 14.3%，已经成为了危害人类健康和死亡的首要因素。为了从根本上延缓疾病进程、减少并发症、降低伤残率、延长寿命、提高生活质量并降低医疗费用，探索慢性病的健康管理模式已势在必行。健康管理是一种医学理论指导下的医学服务，通过收集服务对象的个人健康信息，依据慢性病的诊断标准，对其健康状况进行评估。根据健康评估的结果，针对个人不同健康状况，制定出个性化的健康管理方案，并通过电话沟通、短信提醒等多种方式督促服务对象，每 3 或 6 个月进行一次健康查体，根据监测复检结果评估干预效果并及时调整管理方案。

任务 6　卫生标准、卫生立法和监督

一、卫 生 标 准

（一）卫生标准的概念

卫生标准（health standard）的概念是，要求人们在日常生活和生产中接触环境中危害因素的程度被限制在最低限度内，使其对接触者及其子代的健康不产生不良作用。它是遵循"在保障健康的前提下，做到经济合理、技术可行"的原则制订的一系列卫生技术法规。对环境中生物因素所致传染病和寄生虫病，可通过"生物制品标准""水质标准""粪便无害化卫生标准"等卫生标准予以控制。而化学、物理因素在环境中不可能达到对人完全无害的"零危险度"水平，故要制订出人可长期接受的安全水平，并通过法规形式公布执行。

（二）卫生标准的制定步骤

（1）卫生、环境保护、劳动部门在其职能范围内通过科学研究，提出有害因素的接触限值建议值。

（2）经过卫生标准委员会审议，根据危害水平、经济上可以承受、技术上可行，提出建议卫生标准。

（3）报国家技术监督局审查，并送国务院或有关职能部门批准公布，作为一种法规实施。由各级卫生防疫站、食品卫生和环境卫生监督部门监督执行。

（三）卫生标准的要求

1. 对健康无危害

不同专业有不同的卫生标准，并各有其保障健康的要求。例如，对保护大气和水的环境的卫生标准来说，应考虑到居民每天 24h 接触，并应保障社会上绝大多数人群，尤其是老、弱、病、幼（个别敏感者除外）不受污染的影响。对于食品的卫生标准，应确保消费者食用安全，不引起急性食物中毒、食物性急、慢性疾病或营养不良。对于针对生产环境的劳动卫生标准，则应确保绝大多数作业者（除个别敏感者外），在"标准"的作业环境下每天 8h、每周 6d 劳动，不至于引起急、慢性职业病、工作有关疾病、过度疲劳及心理紧张，或对职工子代产生不良影响。学校的卫生标准，应确保青少年身心正常发育，控制多发病和发育缺陷。放射卫生标准，则应确保电离辐射不产生近期和远期的不良效应。

2. 对主观感觉无不良影响

环境中有害物质的卫生标准不超过其对眼、鼻、口腔等部位的感觉阈值（色、嗅、味）和刺激作用，而且要求无异臭、异味、异色和不良的刺激。

（四）卫生标准的规定

1. 作用阈值的测定

（1）主观感觉作用阈值 在确定受试人员安全的条件下，在实验室内直接对人进行测试，求得水或大气中有害物质的刺激作用阈值、嗅觉阈值、味觉阈值或颜色阈值，选择其中最低的阈值作为该物质主观感觉的限制浓度。

（2）对健康作用阈值 通过动物试验，取得毒性的基本资料，包括慢性毒作用阈值，以及致癌、致畸和诱变试验的定性和定量的结果。然后选择适当的安全系数，提出初步的健康危害作用阈值。再通过现场调查和人群流行病学研究，对动物实验结果加以验证。综合上述两方面的资料，提出健康危害作用阈值。如果是沿用已久的化学物，可参照已有的资料，主要依据流行病学调查结果即可提出。

2. 不同物质的作用阈值以不同指标表示

（1）最高容许浓度 例如，为求得有机磷杀虫剂"乐果"在环境中的最高容许浓度，首先需考虑此杀虫剂可经食物、饮用水和大气（车间空气和室内空气均同）进入人体。调查表明，乐果经食物的摄入量占总摄入量的74%，经水占14%，经居住生活环境的大气占10%。世界卫生组织建议乐果的人每日容许摄入量（acceptable daily intake，ADI）为0.02mg/kg。如标准体重按70kg计算，则每人每日容许摄入总量为1.4mg。此标准依据每人每日自饮用水、大气及食物中可能摄入的量做出估计。

（2）至适浓度（强度）　饮用水中氟浓度与龋齿的发生率呈负相关，与氟斑釉齿数呈正相关，只有当饮用水中氟浓度在0.5～1.5mg/L时，两者的发生率较低，因而0.5～1.5mg/L称为饮用水中氟的至适浓度。上述情况仅限于经食物摄入的氟量占总摄入量的比例小（例如低于35%），经空气吸入的氟量可以忽略不计，而经饮用水摄入的氟量占绝大部分（例如大于65%）。

（3）最低需要量　钙是人体必需营养素。钙的最低需要量依据保证人体钙平衡的需要制定。

3. 卫生标准的确定

以上述资料为基础，加上有关的技术保证措施，以及有关法律方面的条款（职责、奖惩等），即形成了一份完整的卫生标准，由起草部门提交上级主管部门批准、颁布。

（五）我国现行卫生标准

我国现行卫生标准主要有下列四类。

1. 空气卫生标准

《工业企业设计卫生标准（TJ36—1979）》是在用标准对车间空气中120种有害气体、蒸气及粉尘规定了最高容许浓度，又对居民区大气中28种有害物质规定了最高容许浓度。近年又陆续颁布了车间空气数十种有害物质的最高容许浓度，其目的是保护生产工人和全体居民的健康。目前还在陆续制定。

2. 水卫生标准

《生活饮用水水质卫生标准（GB5749—2006）》是最基础的水卫生标准，对23项指标（包括水的感官性状、化学和细菌学指标）做了规定，以全面满足对健康和其他方面的卫生要求。

《工业企业设计卫生标准》中还包括了关于地面水水质卫生要求和地面水中有害物质的最高容许浓度（共53种），是以满足饮用水水源和地面水的其他用途为目的而做出的规定。在保证地面水水质合乎卫生要求的前提下，《工业"三废"排放试行标准（BGJ4-73）》对19种有害物质做了最高排放浓度（maximal emission concentration）的规定。

此外，我国已颁布了《渔业水质标准（GB11607-89）》、《农田灌溉用水的水质标准（GB5084—2005）》、《海水水质标准（GB3097—1997）》和《医院污水排放标准（GB18466—2005）》等特殊水质的水卫生标准。

3. 食品卫生标准

中国营养学会 1988 年修订了我国居民《每日膳食中营养素供给量》，这是一项具有权威性的学术文件，但不是正式的卫生标准，可供作参考。它是在满足身体正常生理需要的基础上，按食物生产情况和饮食习惯规定的供给量，一般高于生理需要量。我国已颁布的《农产品安全质量（GB 18406—2001）》中，还利用四项系列标准来规定食品中有毒有害物质的最高限量或最大残留量。

4. 物理因素卫生标准

《工业企业噪声卫生标准（试行）（1979）》、《声环境质量标准（GB 3096—2008）》《放射卫生防护基本标准（GB 4792—1984）》、《作业场所微波辐射卫生标准（GB 10436—1989）》及《作业场所超高频辐射卫生标准（GB 10437—1989）》等均属此类。

此外，我国还颁布了《化妆品安全技术规范》（2015 版）、《旅店业卫生标准（GB 9663—1996）》、《农村住宅卫生标准 GB 9981—2012》等。

中国预防医学科学院设有全国卫生标准技术委员会，下设六个分委员会，1981 年成立以来，已制订和修订了不少新的卫生标准，并陆续公布。

卫生标准是进行卫生监督工作的依据，但它不是安全与否的绝对界限。例如，在诊断职业中毒时，应当参考车间空气中有关毒物的浓度是否超过车间最高容许浓度，但是也不能仅凭车间空气中毒物浓度超过卫生标准就作为诊断的唯一依据。在询问病人职业史时，不应单纯询问接触什么毒物，还必须了解该毒物在车间中的浓度，与卫生标准比较，并结合中毒诊断标准与处理原则进行综合分析，作为诊断时参考。

卫生标准具有立法意义。它是进行规划设计、卫生监测、环境质量评价以及采取各种治理措施和评价措施效果的依据，也是制订污染物排放标准的依据。总之，卫生标准是保护人群健康的依据。

二、卫生立法和监督

卫生立法是由国家权力机关按照立法程序制订或认可并以国家强制力保证实施的各种有关卫生工作规范性文件的总称。它是使我国从"人治"走向"法治"的重要步骤；是从部门管理上升到国家管理，从道德规范提高到法律规范的飞跃；是健全社会主义法制，巩固国家制度的需要；是各行各业依法应尽的义务，也是职工群众要求安全卫生的生产和生活环境、防止污染和保障健康的愿望；是我国社会主义物质文明与精神文明建设的保证，是我国卫生事业面临的根本性紧迫建设任务。

（一）卫生立法的必要性

（1）随着我国现代化建设的迅猛发展，工业"三废"、化学农药、生活废弃物等有毒有害物质的不断增加，特别是一些地区的乡镇企业，无控制地任意排放废水、废气、废渣，对周围群众的生产、生活环境以及食品的污染日益严重，必须及早进行立法干预，以控制污染。

（2）某些传染性疾病，近年来一些地区有所回升并有扩散趋势。

（3）少数不法分子见利忘义，图财害命，不择手段制假卖假，假药假酒、变质食品充斥市场，必须依法惩治。

（4）为预防控制国内外一些疾病的传播，促进对外开放和友好往来，妥善解决外贸索赔争议，维护我国主权和尊严，必须有法律保障。

总之，为推进我国现代化进程，必须早日结束"以言代法""以权代法"的人治局面，加强法制建设，完善法制，实现法治。

（二）卫生立法的基本特征

（1）贯彻预防为主方针。

（2）维护我国社会主义医疗卫生的方向，确保医疗卫生事业的社会主义性质。

（3）对人民健康高度负责，防止各种有毒有害因素对人体健康的影响和危害。

（4）制订和执行卫生法规时需要现代医学技术。

（三）卫生立法的程序

（1）主管部门组织专门的法律起草小组，负责调查研究与讨论，提出《草案》；上报国务院（经济法规研究中心），由国务院将《草案》发至全国各省、自治区、直辖市人民政府和国务院所属部委征求意见；全国人大常委会同时将《草案》发到各省、自治区、直辖市人大常委会征求意见；经国务院常务会议讨论通过，再由国务院正式作为议案向全国人大提出《草案》。

（2）审议　国务院向全国人大提出的卫生法《草案》首先经全国人大常委会审议；再经全国人民代表大会法律委员会统一审议；最后由人大常委会进一步审议通过。

（3）通过　根据我国宪法第64条的规定，卫生法的制订同其他法律一样必须由全国人民代表大会或由全国人大常委会以全体代表或常委的过半数通过。

（4）发布施行令。

（四）卫生法规的实施

1. 实施的基本原则

（1）以事实为依据，以法律为准绳；

（2）公民在适用法律上一律平等；

（3）司法机关依法各自独立行使职权，如人民检察院依法独立行使检察权，人民法院行使审判权；

（4）充分依靠人民群众开展卫生监督。

2. 执法与卫生监督

卫生监督是国家行政监督的一部分，是卫生立法的重要内容之一，是保证国家各项卫生法规实施的重要手段。它主要通过各级人民政府的卫生行政部门实现。而执行卫生监督的机构是由卫生行政部门领导下的各业务部门承担。卫生监督执行过程中均有卫生法律为依据，如《中华人民共和国食品卫生法》《中华人民共和国传染病防治法》《中华人民共和国劳动法》《中华人民共和国环境保护法》《中华人民共和国国境卫生检疫法》等。对违法的要进行行政处罚、行政处分、损害赔偿，直至报请司法机关追究法律责任，实行刑事制裁。

（1）开展卫生监督监测

①预防性卫生监督：主要是对新建、改建、扩建工程按规定的卫生标准进行监督。

②经常性卫生监督：主要是定期巡回监督，有计划有重点地进行现场调查、抽样检验、分析测定以及技术资料的审查，最后进行评价，发现问题及时纠正。对情节恶劣、严重违法者，卫生监督部门应代表国家进行必要的行政制裁，对触犯刑律的，要提请司法机关依法追究刑事责任。

③国境卫生检疫：主要贯彻预防为主的方针，防止传染病传入或传出，保持国境口岸和交通工具有良好的卫生状况。由国境卫生检测机关代表国家在全国海、陆、空口岸行使国家卫生主权，实行国境卫生检疫监督。

（2）对生产企业和经营部门实行《卫生许可证制度》，定期更换许可证，重新审查，实际上是卫生监督部门对生产经营单位定期进行全面的卫生质量审查监督。

（3）对从业人员实行定期健康检查制度或《健康证制度》，防止患有某些传染病、皮肤病的从业人员在生产过程中污染食品或药品。每年检查一次。及时发现疾病或带菌者，及时调离或改换工种，防止疾病传播。

（4）凭安全性证明的举证原则　生产经营企业在新产品、新资源、新设备投产前，必须向卫生监督机关提供产品的理化性质、质量标准、生产工艺、使用效果、使用量、检验方法、产品毒性、毒理学评价试验结果、三废排放和净化处理、回收利用，以及该产品的全面卫生学评价和营养学评价等资料，经审查认定无毒无害安全可靠，不致影响人民健康，方能投产。

（5）事故报告制度　包括传染病、食物中毒、药物中毒、职业病及重大环境污染和异常事件的发生，事故发生单位和医疗单位都要及时向卫生监督机关报告，履行法定义务，以便尽快查清事故原因，采取应急措施，如疫源隔离消毒、可疑食品、药品采样送验或封存等，防止事态扩大。

（6）对违法行为给予行政制裁　违法是指行为人违反现行卫生法规定，超出法律允许范围的活动，应承担法律责任。追究法律责任，提交法律制裁，必须实事求是，判明是非，防止主观臆断，卫生监督人员应深入现场"取证"，做到证据确凿，手续完备，处理客观。依法进行行政处罚应由卫生监督机关裁决。

项目五　基因与健康

从生态学的角度来说，任何生物都生存在总体稳定又时时处于变化之中的生态环境中，与环境存在物质、能量、信息的交流。环境是生物进化的外因，它诱导遗传物质发生变异，又对其进行筛选，经过时间的积累使生物进化。这里指的环境包括生物环境和非生物环境，宏观环境和微观环境，是所有对研究主体有影响的外界因素。所以生物的性状是基因与基因、基因与基因产物、基因与环境之间相互作用，精确控制的。

任务1　基　因　概　述

一、基因的概念

基因（gene），也称遗传因子，是指携带有遗传信息的 DNA 序列，是控制性状的基本遗传单位。基因通过指导蛋白质的合成来表达自己所携带的遗传信息，从而控制生物个体的性状表现。基因是有遗传效应的 DNA 片段，是控制生物性状的基本遗传单位（结构如图 5-1 所示）。

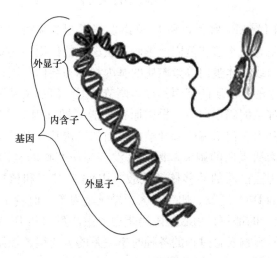

图 5-1　基因结构图

人们对基因的认识是不断发展的。19 世纪 60 年代，遗传学家孟德尔就提出了生物的性状是由遗传因子控制的观点，但这仅仅是一种逻辑推理的产物。20

世纪初期，遗传学家通过果蝇的遗传实验，认识到基因存在于染色体上，并且在染色体上呈线性排列，从而得出了染色体是基因载体的结论。

20 世纪 50 年代以后，随着分子遗传学的发展，尤其是沃森和克里克提出双螺旋结构以后，人们才真正认识了基因的本质，即基因是具有遗传效应的 DNA 片段。研究结果还表明，每条染色体只含有一个 DNA 分子，每个 DNA 分子上有多个基因，每个基因含有成百上千个脱氧核苷酸。由于不同基因的脱氧核苷酸的排列顺序（碱基序列）不同，因此，不同的基因就含有不同的遗传信息。

二、基因的特点

基因为含特定遗传信息的核苷酸序列，是遗传物质的最小功能单位。除某些病毒的基因由核糖核酸（RNA）构成以外，多数生物的基因由脱氧核糖核酸（DNA）构成，并在染色体上作线状排列。基因一词通常指染色体基因。在真核生物中，由于染色体都在细胞核内，所以又称为核基因。位于线粒体和叶绿体等细胞器中的基因则称为染色体外基因、核外基因或细胞质基因，也可以分别称为线粒体基因和叶绿体基因。

基因结构稳定，具有储存巨大遗传信息的潜力，其复制和表达有两个特点，一是能忠实地复制自己，以保持生物的基本特征；二是基因能够"突变"，突变绝大多数会导致疾病，另外的一小部分是非致病突变。非致病突变给自然选择带来了原始材料，使生物可以在自然选择中被选择出最适合自然的个体。

三、基因的类别

20 世纪 60 年代初 F. 雅各布和 J. 莫诺发现了调节基因。把基因区分为结构基因和调节基因是着眼于这些基因所编码的蛋白质的作用：凡是编码酶蛋白、血红蛋白、胶原蛋白或晶体蛋白等蛋白质的基因都称为结构基因；凡是编码阻遏或激活结构基因转录的蛋白质的基因都称为调节基因。但是从基因的原初功能这一角度来看，它们都是编码蛋白质。根据原初功能（即基因的产物）基因可分为：①编码蛋白质的基因。包括编码酶和结构蛋白的结构基因以及编码作用于结构基因的阻遏蛋白或激活蛋白的调节基因。②没有翻译产物的基因。转录成为 RNA以后不再翻译成为蛋白质的转移核糖核酸（tRNA）基因和核糖体核酸（rRNA）基因。③不转录的 DNA 区段。如启动区、操纵基因等。前者是转录时 RNA 多聚酶开始和 DNA 结合的部位；后者是阻遏蛋白或激活蛋白和 DNA 结合的部位。已经发现在果蝇中有影响发育过程的各种时空关系的突变型，控制时空关系的基因有时序基因、格局基因、选择基因等。

一个生物体内的各个基因的作用时间常不相同，有一部分基因在复制前转录，称为早期基因；有一部分基因在复制后转录，称为晚期基因。一个基因发生突变而使几种看来没有关系的性状同时改变，这个基因就称为多效基因。

等位基因：位于一对同源染色体的相同位置上控制某一性状的不同形态的基因。不同的等位基因产生例如发色或血型等遗传特征的变化。等位基因控制相对性状的显隐性关系及遗传效应，可将等位基因区分为不同的类别。在个体中，等位基因的某个形式（显性的）可以比其他形式（隐性的）表达得多。等位基因是同一基因的另外"版本"。例如，控制卷舌运动的基因不止一个"版本"，这就解释了为什么一些人能够卷舌，而一些人却不能。有缺陷的基因版本与某些疾病有关，如囊性纤维化。值得注意的是，每个染色体都有一对"复制本"，一个来自父亲，一个来自母亲。这样，我们的大约 3 万个基因中的每一个都有两个"复制本"。这两个复制本可能相同（相同等位基因），也可能不同。

拟等位基因：表型效应相似，功能密切相关，在染色体上的位置又紧密连锁的基因。它们像是等位基因，而实际不是等位基因。

非常靠近的基因之间的交换只能在极其大量的试验样品中才能观察到，由于它们的正常行为好像是等位基因，因此称为拟等位基因。它们不仅在功能上和真正的等位基因很相似，而且在转位后能产生突变体表现型。它们不仅存在于果蝇中，而且在玉米中也已发现，特别在某些微生物中发现的频率相当高。分子遗传学对这个问题曾有很多解释，然而由于目前对真核生物的基因调节还知之不多，所以还无法充分了解。

复等位基因：基因如果存在多种等位基因的形式，这种现象就称为复等位基因。任何一个二倍体个体只存在复等位基中的两个不同的等位基因。

在完全显性中，显性基因中纯合子和杂合子的表型相同。在不完全显性中杂合子的表型是显性和隐性两种纯合子的中间状态。这是由于杂合子中的一个基因无功能，而另一个基因存在剂量效应所致。完全显性中杂合体的表型是兼有显隐两种纯合子的表型。此是由于杂合子中一对等位基因都得到表达所致。比如决定人类 ABO 血型系统四种血型的基因 IA、IB、i，每个人只能有这三个等位基因中的任意两个。

四、基因的功能单位

根据基因功能把基因分为结构基因、调节基因和操纵基因。结构基因、调节基因、操纵基因这三者是对基因的功能所作的区分，是以直线形式排列在染色体上。

结构基因：是决定合成某一种蛋白质分子结构相应的一段 DNA。结构基因的功能是把携带的遗传信息转录给 mRNA（信使核糖核酸），再以 mRNA 为模板合成具有特定氨基酸序列的蛋白质。

调节基因：是调节蛋白质合成的基因。它能使结构基因在需要某种酶时就合成某种酶，不需要时，则停止合成，它对不同染色体上的结构基因有调节作用。

操纵基因：位于结构基因的一端，是操纵结构基因的基因。当操作基因"开动"时，处于同一染色体上的，由它所控制的结构基因就开始转录、翻译和合成蛋白质。当"关闭"时，结构基因就停止转录与翻译。操作基因与一系列受它操纵的结构基因合起来就形成一个操纵子。

随着现代分子生物学技术的发展和进步，特别是重组 DNA 技术和核酸的顺序分析技术的应用，对基因的认识又有了新的发展，主要是发现了重叠基因、断裂基因、假基因和可移动位置的基因。

断裂基因：20 世纪 70 年代中期，法国生物化学家查姆帮发现，细胞内的结构基因并非全部由编码序列组成，而是在编码序列中间插入无编码作用的碱基序列，这类基因被称为间隔或断裂基因。这一发现于 1977 年被英国的查弗里斯和荷兰的弗兰威尔在研究兔 β - 球蛋白结构时所证实。1928 年，生化学家吉尔伯特（Gilbert）提出基因是一个转录单位的设想，他认为基因是一个嵌合体，包含两个区段，一个区段由遗传密码组成，将被表达，称为"外显子"；一个区段由非遗传密码组成，将在 mRNA 中被删除，称为"内含子"。近年来的研究发现，原核生物的基因一般是连续的，在一个基因的内部没有非遗传密码的序列（即不含"内含子"），而真核生物的绝大多数基因都是不连续的断裂基因。断裂基因的表达程序是：整个基因先转录成一条长 RNA 前体，其中的非编码序列被一种称为"剪接"的酶切除，两端再相互连接成一条连续的密码顺序，以形成成熟的 mR-NA。DNA 分子断裂基因的存在为基因功能的发展赋予了更大的潜力。

重叠基因：基因的重叠性使有限的 DNA 序列包含了更多的遗传信息，是生物对它的遗传物质经济而合理的利用。

假基因：假基因是一种核苷酸序列，同其相应的正常功能基因基本相同，但却不能合成出功能蛋白质的失活基因。由于假基因不工作或无效工作，故有人认为假基因，相当于人的痕迹器官，或作为后补基因。

可移动位置的基因：1950 年，美国遗传学家麦克林托卡在玉米染色体组中首先发现移动基因。她发现玉米染色体上有一种称为 Ds 的控制基因会改变位置，同时引起染色体断裂，使其离开或插入部位邻近的基因失活或恢复恬性，从而导致玉米籽粒性状改变。这一研究当时并没有引起重视。20 世纪 90 年代之前，科学家终于用实验证明了麦克林托卡的观点，移动基因不仅能在个体的染色体组内移动，并能在个体间甚至种间移动。现已了解到真核细胞中普遍存在移动基因。基因移动性的发现不仅打破了遗传的 DNA 恒定论，而且对于认识肿瘤基因的形成和表达，以及生物演化中信息量的扩大等研究工作也将提供新的启示和线索。

五、基因和环境因素的相互作用

基因作用的表现离不开内在的和外在的环境的影响。在具有特定基因的一群个体中，表现该基因性状的个体的百分数称为外显率；在具有特定基因而又表现该一性状的个体中，对于该一性状的表现程度称为表现度。外显率和表现度都受内在环境和外在环境的影响。

内在环境是指生物的性别、年龄等条件以及背景基因型。

（1）性别 性别对于基因作用的影响实际上是性激素对基因作用的影响。性激素为基因所控制，所以实质上这些都是基因相互作用的结果。

（2）年龄 人类中各个基因显示它的表型的年龄有很大的区别。

（3）背景基因型 通过选择，可以改变动植物品系的某一遗传性状的外显率和表现度，说明一些基因的作用往往受到一系列修饰基因或者背景基因型的影响。

六、基因相关概念

（一）基因变异

基因变异是指基因组 DNA 分子发生的突然的可遗传的变异。从分子水平上看，基因变异是指基因在结构上发生碱基对组成或排列顺序的改变。基因虽然十分稳定，能在细胞分裂时精确地复制自己，但这种稳定性是相对的。在一定的条件下基因也可以从原来的存在形式突然改变成另一种新的存在形式，就是在一个位点上，突然出现了一个新基因，代替了原有基因，这个基因称为变异基因。于是后代的表现中也就突然地出现祖先从未有的新性状。例如，英国女王维多利亚家族在她以前没有发现过血友病的病人，但是她的一个儿子患了血友病，成了她家族中第一个患血友病的成员。后来，又在她的外孙中出现了几个血友病病人。很显然，在她的父亲或母亲中产生了一个血友病基因的突变。这个突变基因传给了她，而她是杂合子，所以表现型仍是正常的，但却通过她传给了她的儿子。基因变异的后果除如上所述形成致病基因引起遗传病外，还可造成死胎、自然流产和出生后夭折等，称为致死性突变；当然也可能对人体并无影响，仅仅造成正常人体间的遗传学差异；甚至可能给个体的生存带来一定的好处。

（二）基因重组

基因重组是由于不同 DNA 链的断裂和连接而产生 DNA 片段的交换和重新组合，形成新 DNA 分子的过程。

（三）基因破译

目前，由多国科学家参与的"人类基因组计划"，正力图在 21 世纪初绘制出完整的人类染色体排列图。众所周知，染色体是 DNA 的载体，基因是 DNA 上有遗传效应的片段，构成 DNA 的基本单位是四种碱基。由于每个人拥有 30 亿对碱基，破译所有 DNA 的碱基排列顺序无疑是一项巨型工程。与传统基因序列测定技术相比，基因芯片破译人类基因组和检测基因突变的速度要快数千倍。

基因芯片的检测速度之所以这么快，主要是因为基因芯片上有成千上万个微凝胶，可进行并行检测；同时，由于微凝胶是三维立体的，它相当于提供了一个三维检测平台，能固定住蛋白质和 DNA 并进行分析。

美国正在对基因芯片进行研究，已开发出能快速解读基因密码的"基因芯片"，使解读人类基因的速度比目前高 1000 倍。

利用基因，人们可以改良果蔬品种，提高农作物的品质，更多的转基因植物和动物、食品将问世，人类可能在新世纪里培育出超级物种。通过控制人体的生化特性，人类将能够恢复或修复人体细胞和器官的功能，甚至改变人类的进化过程。

（四）基因诊断

通过使用基因芯片分析人类基因组，可找出致病的遗传基因。癌症、糖尿病等，都是遗传基因缺陷引起的疾病。医学和生物学研究人员将能在数秒钟内鉴定出最终会导致癌症等的突变基因。借助一小滴测试液，医生们能预测药物对病人的功效，可诊断出药物在治疗过程中的不良反应，还能当场鉴别出病人受到了何种细菌、病毒或其他微生物的感染。利用基因芯片分析遗传基因，将使 10 年后对糖尿病的确诊率达到 50% 以上。

未来人们在体检时，由搭载基因芯片的诊断机器人对受检者取血，转瞬间体检结果便可以显示在计算机屏幕上。利用基因诊断，医疗将从千篇一律的"大众医疗"的时代，进步到依据个人遗传基因而异的"定制医疗"的时代。

（五）基因疗法

基因疗法是基于对遗传物质即核酸的应用，广义而言，即人为地有目的地对人体 DNA 或 RNA 进行处理。实际应用上，目前主要在于三个方面，一是跟踪体内细胞，二是治疗疾病，三是预防疾病。

任务2 基因与亚健康

在现实生活中，相同条件下，似乎有些人更容易出现亚健康状况，而有些人则反之，基因和亚健康之间是否存在某种联系？本节内容将回答上述问题，介绍什么是亚健康状态，如何评定是否是亚健康，讲述基因与哪些亚健康状况有关。

一、亚健康状态

（一）健康的定义

健康不仅仅是指没有疾病或病痛，而且是一种躯体上、精神上和社会上的完全良好状态。也就是说健康的人要有强壮的体魄和乐观向上的精神状态，并能与其所处的社会及自然环境保持协调的关系。世界卫生组织对健康成年人的标准如下。

第一，有充沛的精力，能从容不迫地应付日常工作和生活的压力。

第二，处事乐观，态度积极，乐于承担责任，事无巨细不挑剔。

第三，善于休息，睡眠良好。

第四，应变能力强，能适应外界环境的各种变化。

第五，能够抵抗一般性感冒和传统病。

第六，体重得当，身体匀称，站立时头、肩、臀位置协调。

第七，眼睛明亮，反应敏锐。

第八，牙齿清洁，无空洞，无痛感，齿龈颜色正常，无出血现象。

第九，头发有光泽，无头屑，发端不开叉。

第十，肌肉丰满，皮肤富有弹性。

（二）亚健康与亚健康状态

亚健康是健康与疾病的中间状态，即身体或心理在某种程度上处于一种非健康的状态。通常，亚健康又称慢性疲劳综合征或"第三状态"或"灰色状态"。医学上定义为：亚健康是指人体介于健康与疾病之间的边缘状态，具有发生某种疾病的高危倾向。一般来说，"亚健康"可划分为身体、心理、情感、思想和行为五个方面，而人们在这五个方面的体验则是：身体总有点不舒服，心理总有点不安宁，情感总有点不如意，思想总有点不正确，行为总有点不恰当。

亚健康状态是指人的肌体虽然无明显疾病，但呈现一多三减退的表现，即疲劳多，活力减退，反应能力减退，适应能力减退的一种生理状态。虽没有疾病，但自我有种种不适的症状，是介于健康与疾病之间的一种生理功能低下的状态，也称为"肌体第三种状态"和"灰色状态"。据2001年4月在北京举办的"21世纪中国亚健康市场学术成果研讨会"提供的有关统计资料如图5-2显示，我国城市人口中约有15%的人是健康人，15%的人非健康，70%的人呈亚健康状态。此数据扩大到整个社会中亚健康人群的比例还会扩大。

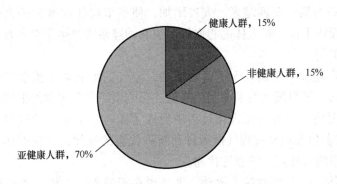

图5-2 我国城市人口中不同健康程度分布图

二、常见亚健康症状

常见亚健康的症状如下。

（1）心血管症状 一上楼或稍走动多些就感到心慌、气短、胸闷、憋气；

（2）消化系统症状 见到饭菜没有食欲，虽觉得饿但不想吃；

（3）骨关节症状　经常感到腰酸背痛，活动脖子时"咯咯"作响；

（4）神经系统症状　经常头痛，记忆力差，全身无力，容易疲劳；

（5）泌尿生殖系统症状　性功能低下，没有性要求，尿频、尿急；

（6）精神心理症状　莫名其妙心烦意乱，易生气、紧张、恐惧，遇事常往坏处想；

（7）睡眠症状　入睡困难，凌晨早醒，噩梦频频，往往被吓醒。

据统计世界人口中有60%属于亚健康人群，40岁以上者高达78%，且年龄越大比例越高。这类人群属于易患疾病的高危人群。亚健康状态容易导致肿瘤、心血管疾病、呼吸及消化系统疾病和代谢性疾病，这些疾病均有一个缓慢发展的过程，开始时表现为亚健康，此时不注意很容易就会发展为真正的疾病。

三、亚健康的形成原因

亚健康状态的形成与很多因素有关，比如遗传基因的影响，环境的污染，紧张的生活节奏，不良的生活习惯，心理承受的压力过大，工作生活的过度疲劳等，具体表现在以下几个方面。

（1）心理失衡　高度激烈的竞争，错综复杂的各种关系，使人思虑过度，心神不宁，不仅会引起睡眠不良，甚至会影响人体的神经体液调节和内分泌调节，进而影响身体各系统的正常生理功能。

（2）营养不全　现代人饮食往往热量过高，营养素不全，加之食品中人工添加剂过多，人工饲养动物成熟期短，营养成分偏缺，造成很多人体重要的营养素缺乏和肥胖增多，机体的代谢功能紊乱。

（3）噪声污染　车辆增多，人口增加，使很多居住在城市的人群生存空间狭小，备受噪声干扰，对人体的心血管系统和神经系统产生很多不良影响，使人烦躁，心情郁闷。

（4）不良环境　长期处于密闭环境中，空气的负氧离子浓度较低，使血液中氧浓度降低，组织细胞对氧的利用降低，影响组织细胞正常的生理功能。

（5）逆时而作　人体在进化过程中形成了固有的生命运动规律——即"生物钟"，维持着生命运动过程气血运行和新陈代谢的规律，逆时而作，就会破坏这种规律，影响人体正常的新陈代谢。

（6）练体无章　生命在于运动，生命也在于静养。人体在生命运动过程中有很多共性，但是也存在着个体差异。因此，练体强身应该是个体性很强的学问。每个人在不同时期，身体的客观情况都处在动态变化之中。如练体无章，练体不当，必然会损坏人的健康。

（7）药物滥用　用药不当不仅会对机体产生一定的副作用，而且还会破坏机体的免疫系统。如稍有感冒，就大量服用抗菌素，不仅会破坏人体肠道的正常菌群，还会使机体产生耐药性。

（8）六淫七情　风、寒、暑、湿、燥、火是四季气候变化中的六种表现，简称六气。"六气淫盛"，简称"六淫"。七情：喜、怒、忧、思、悲、恐、惊。过喜伤心，暴怒伤肝，忧思伤脾，过悲伤肺，惊恐伤肾。

四、亚健康的防治方法

亚健康是一种生存状态，虽然它是介于健康状态与疾病状态之间的一种状态，但在某一范围内它与健康或疾病又是不可分的。亚健康有一系列的临床表现及特征，集中表现在躯体、心理、社会适应、道德（思想）方面，且多数涉及多个方面，这就决定了亚健康的干预必须针对躯体、心理、社会等多方面综合治理，同时这个治理的过程还要兼顾健康与疾病，才能使亚健康得到根本、全面的调治。亚健康的人，既有坠入疾病深渊的可能，又有成为健康人的希望。所以去除致病因素就尤为重要。克服不良生活习惯如抽烟、酗酒、过量饮食、缺少运动、睡眠不足、不吃早饭等；保持健康的心理状态，树立科学的人生观、价值观，淡泊名利而乐；消除疲劳、提高身体素质，有针对性地进行身体素质锻炼，对缓解亚健康状态有很好的作用。

五、亚健康与基因分析

研究发现人体70%的疾病都与基因异常有关，当人体处于亚健康状态时，其患病风险就会大大提高。现代医学认为疾病是由于先天的基因体质和后天的外来因素共同的结果，几乎所有疾病的发生都与基因有关（如：心血管疾病、各类癌症、遗传性疾病、肝炎、肥胖、老年痴呆症等）。基因预防分析，通过分析人体基因序列，从根本上了解目前身体的健康状况，可提前了解自身的患病风险，从而调整生活或饮食方式，走出亚健康，预防疾病发生。

因此，不同的亚健康人群，在不同基因的作用下，对于疾病的发生会产生不同的倾向性，也就是说，可以通过基因检测来预测不同亚健康个体的患病风险，并通过改善亚健康状况来预防疾病的发生。

六、目前已确认的五种人类肥胖基因

目前，科学家已克隆出了5个与人的食欲及体重调节有关的基因，即 *OB* 基因、*LEPR* 基因、*PC*1 基因、*POMC* 基因和 *MC4R* 基因。

（1）人的 *OB* 基因定位于第 7 号染色体长臂（7q31.3），在人类基因组中为单拷贝，全长约20kb，含有 3 个外显子，外显子全长 4240bp 。*OB* 基因只在脂肪组织中表达，其编码产物瘦蛋白是一种分泌性蛋白，即瘦素（leptin），或瘦蛋白，是由 167 个氨基酸残基组成的。瘦素在脂肪组织合成后，分泌到血液中，在血液中与其受体 LEPRe 结合。

（2）人的瘦素受体基因 *LEPR* 定位于第 1 号染色体短臂（1p31），其编码产物瘦蛋白受体属于类细胞因子受体家族，共有6种，即Ra、Rb、Rc、Rd、Re和Rf，它们是*LEPR*基因转录后通过不同剪切而生成的。这些受体广泛分布于脑、心、肝、肾、肺、脾、胰脏、睾丸和脂肪组织中。瘦蛋白与受体LEPRe结合后生成瘦蛋白2Re；后者将瘦素带入脉络膜，在此处瘦素与LEPRa结合，生成瘦素2Ra；瘦素2Ra将瘦素输送到脑脊液，在这里瘦素与广泛分布在下丘脑的LEPRb结合，生成瘦素2Rb。LEPRb是瘦素各种受体中唯一的具有信号传导作用的跨膜蛋白，它在下丘脑产生的生理效应之一是诱发下丘脑神经细胞*POMC*基因表达加强。

（3）人*POMC*基因定位于人类第2号染色体短臂（2p23.3），其编码的蛋白质是一种前激素原。该蛋白质在前转变素酶1（proconvertase 1，PC1）的作用下分解成促肾上腺皮质激素（adrenocorticotropic hormone，ACTH）和促黑素细胞激素（α - melahcyte - stimulating hormone，α - MSH），后者在下丘脑与黑皮素4受体（melanocortin 4 receptor，MC4R）结合。

（4）人*PC1*基因定位于第5号染色体长臂（5q15221），全长3.3kb，其编码产物是一种含有753个残基的蛋白酶，在神经内分泌组织中特异性表达，属于丝氨酸蛋白酶家族，其功能是将激素原（pro - hormone）转化为激素，因此称为激素原转化酶（pro - hormone convertase，PC1）。

（5）人*MC4R*基因定位于基因组第18号染色体长臂（18q22），该基因主要在下丘脑神经细胞中表达，是瘦素介导的食欲调节途径中最末端的基因，由阿黑皮素原（POMC）衍生的α - MSH在下丘脑与其受体MC4R结合，产生包括调节食欲在内的生理效应。

【拓展阅读】

附：测测你是亚健康人群吗？

请回答以下问题，在符合或接近实际情况的问题上画对勾。

1. □ 早上懒得起床吗？
2. □ 公共汽车来了，你也不想跑着赶上去吗？
3. □ 上楼时经常绊脚吗？
4. □ 您不愿意与上级或熟人见面吗？
5. □ 做事总爱出错吗？
6. □ 说话时声音细而短吗？
7. □ 不愿意和同事们谈话吗？
8. □ 总是爱发呆吗？
9. □ 过分地喝茶和饮料吗？
10. □ 不想吃油腻的东西吗？
11. □ 很想在饭菜上撒些辛辣的调料吗？

12. □ 总觉得手脚发硬吗？

13. □ 常感到眼睛睁不开吗？

14. □ 老是打哈欠吗？

15. □ 经常想不起朋友的电话号码吗？

16. □ 常想把脚伸到桌子面上吗？

17. □ 对烟酒有嗜好吗？

18. □ 有不明原因的体重改变吗？

19. □ 容易腹泻或便秘吗？

20. □ 入睡困难吗？

21. □ 不名疲倦和乏力，适当休息后仍不能完全缓解吗？

22. □ 易疲劳、生活质量下降吗？

23. □ 情绪不稳定、易激动，脾气暴躁或抑闷不乐，心烦意乱吗？

24. □ 有皮肤失去弹性、无光泽，出现各种斑点、皱纹、眼袋、黑眼圈，头屑过多，毛发变白、易脱落，指甲表面及颜色异常吗？

25. □ 最近大脑混沌、反应慢、记忆力明显减退，视力下降、眼花吗？

26. □ 最近气色不好，双目无神，无精打采，经常出现头晕、头闷、耳鸣、耳背吗？

27. □ 最近饮食不佳，经常出现消化不良，便秘、便稀吗？

28. □ 有四肢无力、腰酸背痛、颈肩僵硬、腹部脂肪增加吗？

29. □ 性功能减退，性欲降低吗？

30. □ 最近工作学习精力难以集中吗？

如果你打了 6 个对勾，说明您有轻度疲劳亚健康状态；如果您打了 12 个对勾，说明您有中度疲劳亚健康状态；如果您打了 16 个对勾以上，说明您有重度疲劳亚健康状态。

任务 3　基因检测与疾病

基因是有遗传效应的 DNA 片段，是控制生物性状的基本遗传单位。它如同人的指令程序，支持着生命的基本构造和性能，在一定程度上决定着人的生老病死。可以说，遗传类疾病基本都是由于基因或者染色体异常或出现变异而引起的。本节主要介绍与遗传相关的基因异常疾病及其检测方法。

一、单基因遗传病

（一）什么是单基因遗传病

单基因遗传病简称单基因病（monogenic disease；single gene disorder）是指单

一基因突变引起的疾病，符合孟德尔遗传方式，所以称为孟德尔式遗传病，目前单基因遗传病有 6600 多种，并且每年以 10～50 种的速度递增，单基因遗传病已经对人类健康构成了较大的威胁。比如常见的红绿色盲、血友病、白化病等都属于单基因遗传病。

【拓展阅读】

　　道尔顿是世界上第一个提出色盲问题的人。他是 18 世纪英国著名的化学家及物理学家，圣诞节前，他给母亲买了一双"棕灰色"的袜子作为圣诞礼物，然而他母亲却嫌弃袜子的颜色太鲜艳，不合适，就对道尔顿说："你买的这双樱桃红色的袜子，让我怎么穿呢？"道尔顿觉得奇怪，明明自己看上去是棕灰色的，为什么母亲非要说是桃红色的。于是他对这个现象逐步深入研究，并写出论文《论色盲》。为了纪念道尔顿，也把色盲症称为道尔顿症。

　　单基因遗传病有显性和隐性之分。所谓显性遗传是指，遗传疾病由显性基因决定。隐性遗传病是指遗传病由隐性基因决定。通常，我们用大写字母表示显性基因，如 A；小写字母表示隐性基因，如 a。经过父代的交合以后，可能出现 3 种情况：AA、Aa 和 aa。显性遗传病是指，由于 A 是显性的，则当出现 AA 和 Aa 情况下，子代患病，而 aa 则表现正常。隐性遗传并只有在 aa 的情况下才患病。

　　另一种情况是性连锁遗传。性连锁遗传是指，控制某些性状或疾病的基因位于性染色体上，这些基因可随性染色体向后代传递，相应性状或疾病的遗传与性别有关，又称伴性遗传。对人类而言，男性性染色体组合为 XY，因 Y 染色体短小，缺乏 X 染色体上基因的等位基因，故常把 XY 称为半合子（hemizygote）。

（二）单基因遗传病的分类

　　根据基因所在染色体的种类以及疾病的显隐性，一般可将单基因遗传病分成 5 类：常染色体显性遗传病、常染色体隐性遗传病、X 连锁显性遗传病、X 连锁隐性遗传病、Y 连锁遗传病。

　　1. 常染色体显性遗传病

　　常染色体显性遗传病（autosomal dominant disorder，AD）致病基因在常染色体上，等位基因之一突变，杂合状态下即可发病。常染色体显性遗传病其特点如下。

　　（1）致病基因位于常染色体上，遗传与性别无关，男女发病机会均等。

　　（2）患者双亲之一为患者，绝大多数为杂合子，纯合子极少见。致病基因由患病亲代传来。双亲都未患病，子女一般不发病，除非新发生的基因突变，这种情况一般见于那些突变率高的病种，如多发性神经纤维瘤、软骨发育不全、成骨不全、家族性多发性结肠息肉、成人多囊肾等。

　　（3）患者同胞中约有 1/2 为患者，这在患者同胞数较多时明显。

（4）患者子代中约有 1/2 为患者，而且每次生育都有 1/2 的可能生育一个患儿。如果双亲同为患者（杂合子），则子代中，将有 3/4 为患者，仅 1/4 为正常。

（5）每代都可出现患者，出现连续传递现象。

常见的常染色体显性遗传病有：马方综合征（Marfan Syndrome）、先天性结缔组织发育不全综合征（Ehlers-Danlos 综合征）、先天性软骨发育不全、多囊肾、结节性硬化、亨廷顿病（Huntington）、家族性高胆固醇血症、神经纤维瘤病、肠息肉病以及视网膜母细胞瘤等。

马方综合征是最常见的常染色体显性遗传性疾病之一，由一位法国儿科医师于 1896 年首次描述。以骨骼、眼及心血管三大系统的缺陷为主要特征。因累及骨骼使手指细长，呈蜘蛛指（趾）样，故又称蜘蛛指（趾）综合征（arachnodactyly）。其发病率约为 1/10000，约 2/3 有父母患病，另 1/3 为散发病例，常与父亲年龄相对较大有关。

2. 常染色体隐性遗传病

常染色体隐性遗传病（autosomal recessive disorder，AR）致病基因在常染色体上，基因性状是隐性的，即只有纯合子时才显示病状。此种遗传病父母双方均为致病基因携带者，故多见于近亲婚配者的子女。常染色体隐性遗传具有以下特点。

（1）患者双亲不发病而是肯定携带者。子女中出现患者、携带者、健康人的概率分别为 1/4、1/2 和 1/4。

（2）患者同胞中约有 1/4 患病，且男女患病机会均等。患者表现型正常的同胞，有 2/3 的可能性为携带者，这种携带者又被称为可能携带者。

（3）患者子女中，一般不发病，不出现连续传递现象，多为散发或隔代遗传。

（4）近亲结婚时，子女中发病风险增加。

常见的常染色体隐性遗传病有：苯丙酮尿症、黑尿症、白化病、先天性葡萄糖半乳糖吸收不良症、镰刀形红细胞贫血病、体位性（直）蛋白尿、肝糖原贮积症、半乳糖血症等。

3. X 连锁显性遗传病

一些性状或遗传病的基因位于 X 染色体上，其性质是显性的，这种遗传方式称为 X 连锁显性遗传，这种疾病称为 X 连锁显性遗传病。目前所知 X 连锁显性遗传病不足 20 种。

X 连锁显性遗传病是很罕见的，通常男性发病比女性严重；然而女性只要有一个异常等位基因即受累。例如在色素失认症中 X 连锁基因在男性中是致命的，而在女性中则出现一种特殊的漩涡状黑色素沉着和牙齿、眼睛及中枢神经系统的异常色素斑。在肾源性尿崩症中女性患者仅有轻度的多饮和多尿。

X 连锁显性遗传病通常具有如下特点。

（1）男性受累将把病症传给所有的女儿而不会传给儿子（男→男传递不会出现）。

（2）受累的杂合子女性将把病症传给1/2的子女，与子女的性别无关。

（3）受累的纯合子女性将把病症传给所有的子女。

常见的X连锁显性遗传病有抗维生素D佝偻病、遗传性肾炎、先天性眼球震颤、6-磷酸-葡萄糖脱氢酶缺乏症等。

4. X连锁隐性遗传病

X连锁隐性遗传病与X连锁显性遗传病相似，都是一种性状和遗传病有关的基因位于X染色体上，只不过这些基因的性质是隐性的，并随着X染色体的行为而传递。红绿色盲可作X连锁隐性遗传病实例。以红绿色盲为例，X-连锁隐性遗传病具有如下特点。

（1）男性患者远多于女性患者，系谱中的病人几乎都是男性；

（2）男性患者的双亲都无病，其致病基因来自携带者母亲；

（3）由于交叉遗传，男患者的同胞、舅父、姨表兄弟、外甥中常见到患者，偶见外祖父发病，在此情况下，男患者的舅父一般正常；

（4）由于男患者的子女都是正常的，所以代与代间可见明显的不连续（隔代遗传）。

常见的X连锁隐性遗传病有进行性肌营养不良（Duchenne型）、血友病（甲、乙型）、无丙种球蛋白血症、无汗性外胚层发育不良、黏多糖症（Ⅱ型）、自毁容貌综合征、肾性尿崩症、慢性肉芽肿、导水管阻塞性脑积水等。

5. Y连锁遗传病

Y连锁遗传病是指，致病基因位于Y染色体上，并随着Y染色体而传递，故只有男性才出现症状。这类致病基因只由父亲传给儿子，再由儿子传给孙子，女性不会出现相应的遗传性状或遗传病。

Y连锁遗传病具有一个明显的特点：具有Y连锁者均为男性，亲代男方致病基因仅传递给全部儿子，女儿全部正常，即只出现男传男现象，又称全男性遗传。Y连锁基因较少，大多与睾丸形成、性别分化有关，如性别决定区（Sex determining region，SRY），无精症基因 AZF 等。

（三）基因治疗方法

基因治疗（gene therapy）是指将外源正常基因导入靶细胞，以纠正或补偿因基因缺陷和异常引起的疾病，以达到治疗目的。也就是将外源基因通过基因转移技术将其插入病人的适当的受体细胞中，使外源基因制造的产物能治疗某种疾病。从广义说，基因治疗还可包括从DNA水平采取的治疗某些疾病的措施和新技术。例如，有人用5-氮胞苷治疗镰刀形细胞贫血和 β-地中海贫血，目的是使5-氮胞苷抑制甲基化酶，让已关闭的 γ 基因（胎儿及新生儿期的珠蛋白 β 基因簇的成员）开放，使之大量合成 γ 链，与 α 链形成 HbF（$\alpha_2\gamma_2$），来替代 HbA

丧失的功能。此法已在患者中取得一定效果，但尚须探索改进。再如，20 世纪 80 年代发展起来的反义技术也是在 RNA、DNA 水平治疗疾病的一种很有发展前途的高新技术。

1. 基因治疗的策略

基因治疗主要以两种策略达到治疗目的。其一是以正常基因来纠正突变基因，也就是在原位修复缺陷基因的直接疗法，此乃理想的基因治疗策略，由于具有多种困难，目前尚未实现；其二是用正常基因不替代致病基因的间接疗法，此法较前者难度小，也是目前众多研究主张采用的策略，并已付诸临床实践。而就基因转移的受体细胞不同，基因治疗又有两种途径，即生殖（种系）细胞基因治疗和体细胞基因治疗。

体细胞基因治疗是目前常见的基因治疗的方法，这种方法是将正常基因转移到体细胞，使之表达基因产物，以达到治疗目的。这种方法的理想措施是将外源正常基因导入靶体细胞内染色体特定基因座位，用健康的基因确切地替换异常的基因，使其发挥治疗作用，同时还须减少随机插入引起新的基因突变的可能性。

基因治疗的提出最初是针对单基因缺陷的遗传疾病，目的在于有一个正常的基因来代替缺陷基因或者来补救缺陷基因的致病因素。1990 年美国两位科学家用腺苷酸脱氨酶（ADA）基因治愈了一位由于 ADA 基因缺陷导致严重免疫缺损的 4 岁女孩，致使世界各国都掀起了研究基因治疗的热潮。

2. 基因治疗在单基因遗传病的应用

1990 年 9 月 14 日，安德森对一例患 ADA 缺乏症的 4 岁女孩进行基因治疗。这个 4 岁女孩由于遗传基因有缺陷，自身不能生产 ADA，先天性免疫功能不全，只能生活在无菌的隔离帐里。他们将含有这个女孩自己的白血球的溶液输入她左臂的一条静脉血管中，这种白血球都已经过改造，有缺陷的基因已经被健康的基因所替代。在以后的 10 个月内她又接受了 7 次这样的治疗，同时也接受酶治疗。1991 年 1 月，另一名患同样病的女孩也接受了同样的治疗。两患儿经治疗后，免疫功能日趋健全，能够走出隔离帐，过上了正常人的生活，并进入普通小学上学。

从 1990 年第一例 SCID－ADA 基因治疗方案至今，已经超过了 18 种单基因遗传病开展了基因治疗的临床试验。主要为肺囊性纤维化、戈谢病、血友病、α－抗胰酶缺失和严重联合免疫缺陷症（SCID－ADA、SCID－X）等。Marina 等人进行了 SCID－X 的 II 期临床试验，通过体外逆转录病毒介导细胞因子 γC 受体基因转导患者造血干细胞，然后回输，结果从 T、B、NK 淋巴细胞的数量、功能以及抗原特异性反应方面均达到与正常人相当的程度，且患者已经能正常生活。与第一项 SCID－ADA 基因治疗临床试验方案相比，Marina 等人的结果更为成功，这是因为：

（1）该方案中利用了高表达的逆转录病毒载体 MFG；

（2）选择了 CD34＋的造血干细胞作为靶细胞；

（3）在靶细胞的体外培养中加入了能促进造血干细胞增殖的 IL－3 以及 flt3－L 细胞因子。这也说明基因治疗经过 20 年的努力已经取得了很大的进步。

单基因遗传病基因治疗的关键是外源基因能在体内长期稳定地表达。因此，选择合适的转移载体以及合适的靶细胞十分关键。腺病毒具有强的免疫原性，且其介导的外源基因不能整合，可能难以达到长期稳定表达的要求。虽然 Marina 等成功地运用了逆转录病毒载体，但由于其滴度及转导效率较低，只适于体外转导，因而需要进一步改进。研究人员认为，免疫原性低、可感染多种分裂相和非分裂相细胞、能够整合且适于体内转导的腺相关病毒和慢性病毒，可能是治疗单基因遗传病的理想载体。作为一种全新的医学生物学概念和治疗手段，基因治疗正逐步走向临床，并将推动医学的革命性变革。

二、染色体异常

染色体是储存人类基因的结构，位于细胞核内，细胞不分裂的时候是看不到的，只有在细胞要开始分裂时，它们才会复制并聚缩成染色体的模样，经过特殊处理及染色后，在显微镜下清晰可辨。人类共有 23 对（46 条）染色体；前 22 对为常染色体，依照大小顺序及长短臂的比例依序编为 1～22 号染色体，最后一对染色体为性染色体，它是决定人们性别的主要基因，故命名为性染色体。正常男性带着 XY 性染色体；女性则为 XX。

基因最基本的组成单位是脱氧核糖核酸（DNA），每个完整的基因至少含有数千个至数万个，甚至达百万个碱基配对；人类细胞共约有 3 万对基因，储放在这 23 对染色体内，因此每条染色体皆含有相当丰富的基因，只是个子大的染色体基因含量较多，而个子较小的染色体（如 21 号染色体）基因含量较少一些罢了。

任何在显微镜底下清楚可辨的染色体数目或结构上的异常，都影响到成百上千个基因功能的丧失、不正常的复制、过度表现或受到干扰。因此一般而言，任何种类的染色体异常均会造成程度不等的外观畸形、器官缺陷和智能障碍；而性染色体异常对智能的影响较小，但大都会有性器官发育异常及生殖能力降低或消失等现象。

（一）染色体异常遗传病

染色体异常遗传病（简称"染色体病"）：特点是染色体的数目异常和形态结构畸变，可以发于每一条染色体上。染色体异常遗传病在自发性流产、死胎、早夭中占 50% 以上，新生儿中发病率约为 1%，是性发育异常及男女不孕症、不育症的重要原因，也是先天性心脏病、智能发育不全等的重要原因之一。随着染色体分带技术、PCR 技术、DNA 检测技术等的发展，对染色体畸变与疾病关系的认识日益加深，发现的染色体病日趋增多。

综合许多国家的资料，大约有15%的妊娠发生流产，而其中一半为染色体异常所致，即为5%~8%的胚胎有染色体异常。不过在出生前，90%以上已有自然流产或死产。流产越早，有染色体异常的频率越高。

（二）染色体异常遗传病的分类

人有23对染色体，其中22对常染色体和1对性染色体。因而，染色体异常遗传病分为两类：常染色体异常和性染色体异常。其常见病如表5-1所示。

表5-1　　　　　　　　　　　　　常见染色体异常遗传者

常见的常染色体异常	常见的性染色体异常
唐氏综合征（Down 综合征）	克兰费尔特综合征（Klinefelter 综合征）
帕陶综合征（Patau 综合征）	超雄综合征（XYY 综合征）
爱德华综合征（Edward 综合征）	特纳综合征（Turner 综合征）
22 三体综合征	X 染色体的结构异常
猫叫综合征	脆性 X 染色体综合征

1. Patau 综合征

Patau 综合征，又称13三体综合征，新生儿中的发病率约为1:25000，女性明显多于男性。患儿的畸形和临床表现要比21三体综合征严重得多。Patau 综合征患者颅面的畸形包括小头，前额、前脑发育缺陷，眼球小，常有虹膜缺损，鼻宽而扁平，2/3患儿有上唇裂，并常有腭裂，耳位低，耳廓畸形，颌小，其他常见多指（趾），手指相盖叠，足跟向后突出及足掌中凸，形成所谓摇椅底足。男性常有阴囊畸形和隐睾，女性则有阴蒂肥大、双阴道、双角子宫等。脑和内脏的畸形非常普遍，如无嗅脑，心室或心房间隔缺损、动脉导管未闭，多囊肾、肾盂积水等，由于内耳螺旋器缺损造成耳聋。

2. 猫叫综合征

猫叫综合征（5P-综合征）为最常见的常染色体缺失综合征，其发病率估计为1:50000，女性多于男性。患婴的哭叫声非常类似小猫的咪咪声，故得名。患儿面部看似很机灵，但实则智力低下非常严重（智商常低于20），发育迟滞也很明显。常见的临床表现还有小头、满月脸、眼裂过宽、内眦赘皮、下颌小且后缩。约20%患者有先天性心脏病，主要是室间隔缺损和动脉导管未闭等。

患者的染色体缺失片段大小不一。症状主要由5p15的缺失引起。畸变多数是新发生的。由染色体片段的单纯缺失（包括中间缺失）的占80%，不平衡易位引起的占10%，环状染色体或嵌合体则比较少见，由亲代染色体重排导致的5P-综合征不多见。

3. Klinefelter 综合征

Klinefelter 综合征又称先天性睾丸发育不全或原发小睾丸症。患者性染色体为 XXY，即比正常男性多了一条 X 染色体，因此也常称为 XXY 综合征。

Klinefelter 综合征的发病率相当高，男性新生儿中达到 1.2‰。根据白种人的资料，身高 180cm 的男性患病率为 1/260，在精神病患者或刑事收容机构中为 1/100，在因不育而就诊中约为 1/20。临床表现为睾丸小而质硬，曲细精管萎缩，呈玻璃样变。由于无精子产生，故 97% 患者不育。患者男性第二性症发育差，有女性化表现，如无胡须、体毛少、阴毛分布如女性、阴茎龟头小等，约 25% 的患者有乳房发育。患者身材高，四肢长，一部分患者（约 1/4）有智力低下，一些患者还有精神异常及患精神分裂症倾向。实验室检查可见雌激素增多，19 - 黄体酮增高，激素的失调与患者的女性化可能有关。

4. Turner 综合征

Turner 综合征又称 45，X 或 45，XO 综合征、女性先天性性腺发育不全或先天性卵巢发育不全综合征。在新生女婴中的发病率为 0.2‰ ~ 0.4‰，但在自发流产胚胎中发生率可高达 7.5%。患者表型为女性，身材矮小，智力一般正常，但常低于其同胞，面呈三角形，常有睑下垂及内眦赘皮等，上颌突窄，下颌小且后缩，口角下旋呈鲨鱼样嘴，颈部的发际很低，可一直伸延到肩部，约 50% 患者有蹼颈，即多余的翼状皮肤，双肩径宽，胸宽平如盾，乳头和乳腺发育差，两乳头距宽，肘外翻在本病十分典型，第四、第五掌骨短而内弯，并常有指甲发育不全。婴儿期脚背有淋巴样肿，十分特殊。泌尿生殖系统的异常主要是卵巢发育差（索状性腺），无滤泡形成，子宫发育不全，常因原发性闭经来就诊。由于卵巢功能低下患者的阴毛稀少，无腋毛，外生殖器幼稚。此外，大约有 1/2 患者有主动脉狭窄和马蹄肾等畸形。

（三）染色体异常遗传病的治疗方法

染色体病不仅没有办法根治，改善症状也很困难，个别性染色体异常，如 Klinefelter 综合征早期使用睾酮，真两性畸形进行外科手术等，有助于症状改善。染色体异常遗传病的治疗方法主要有：外科疗法、内科疗法、出生前治疗以及基因治疗。

1. 外科疗法

将遗传病所产生的畸形进行手术矫正，可收到较好效果。例如，先天性心脏病的手术矫正；唇裂和（或）腭裂的修补；多指（趾）症的切除等。回肠 - 空肠旁路术可使肠管胆固醇吸收减少，从而降低高蛋白血症患者的血胆固醇浓度等。

2. 内科治疗

遗传病发展到各种症状已经出现时，机体器官已造成一定损害，此时内科治疗主要是对症治疗，这类治疗主要是针对分子代谢病。治疗原则可以概括为补其所缺、禁其所忌和去其所余。

3. 出生前治疗

内科疗法给孕妇服药，通过胎盘达到胎儿。如给孕妇服用肾上腺皮质激素、洋地黄可分别治疗胎儿的先天性肾上腺皮质增生症和先天性室上性心动过速；给怀有半乳糖血症胎儿的母亲禁食乳糖类也已获得显著效果。由于胎儿吞咽羊水，故有人将甲状腺素直接注入羊膜囊治疗遗传性甲状腺肿。外科疗法，例如对先天性尿道狭窄的胎儿施行尿道狭窄修复术（将胎儿自母体取出进行手术后再放回子宫），可避免胎儿肾功能不全及肺发育不良（因胎尿是羊水重要来源，胎儿没有足量羊水吞入会导致肺发育不全）。这类手术如果推迟在出生后进行则会造成严重后果。

4. 基因治疗

基因治疗是治疗遗传病的理想方法，只有纠正了致病基因才能达到根治的目的。现代基因工程技术的发展，使基因治疗成为可能，给遗传病治疗带来了新的希望

三、基因与慢性病

（一）癌症

【拓展阅读】

据了解，美国每年逝世的 5 个人当中有一人是因癌症致死，这一数字在世界范围则是十万分之一百到三百五十。癌症在发达国家中已成为主要死亡原因之一。中国每年有一百六十万人患癌症，近一百三十万人死于癌症，占疾病死亡人数的五分之一，发病率逐年上升并呈年轻化趋势。随着生活水平的提高，霉变食物的减少，营养的改善，胃癌的发病有所下降，取而代之的是肺癌攀升至癌症发病的首位。

癌症（cancer），医学术语称为恶性肿瘤（malignant neoplasm），中医学中称岩，为由控制细胞生长增殖机制失常而引起的疾病。癌细胞除了生长失控外，还会局部侵入周遭正常组织（浸润，invasion）甚至经由体内循环系统或淋巴系统转移到身体其他部分（远端转移）。

引起基因突变的物质被称为致癌物质，以其造成基因损伤的方式可分为化学性致癌物与物理性致癌物。例如接触放射性物质，或是一些环境因子，如香烟、辐射、酒精。还有一些病毒可将本身的基因插入细胞的基因中，激活癌基因。但突变也会自然产生，所以即使避免接触上述的致癌因子，仍然无法完全预防癌症的产生。发生在生殖细胞的突变有可能传至下一代。

各个年龄层的人都有可能产生癌症，由于 DNA 的损伤会随着年龄而累积增加，年纪越大得癌症的机会也随之增加。目前，治疗癌症的主要手段是外科手

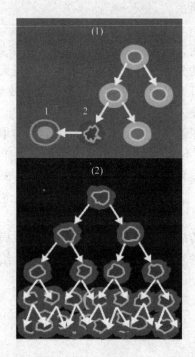

图 5-3　当正常细胞发生无法修复的损伤时，细胞会凋亡［图（1）］，
但癌细胞并不受到控制，反而持续进行生长复制［图（2）］

术、放射疗法和化学疗法，医生采用这三种手段尽可能全部杀死癌细胞，但癌细胞往往死里逃生，并能很快导致病人死亡。由于抗癌基因的发现，渴望对癌症的治疗提出新的设想，即利用基因转移技术，通过对特异的载体将抗癌基因引入癌细胞中，使癌细胞被诱导分化，失去恶性，从根本上征服癌症。

　　癌基因的发现是近年来肿瘤研究在分子水平上的重要进展。癌基因是特异的 DNA 片段，它的结构异常或表达异常与肿瘤的发生有关。应用基因工程中的分子克隆技术，人们已从致肿瘤病毒、肿瘤组织或体外培养的肿瘤细胞中找到了激活的癌基因。正常细胞中有与之同源的原癌基因，只有当原癌基因变为激活的癌基因时，癌症才有可能发生，这说明，DNA 发生遗传性改变是细胞癌变的分子基础。癌细胞最主要的生物学特点是持续增殖和分化异常。但是，在癌细胞中，并非所有的细胞生长和分化的控制调节途径都失灵，有些控制细胞分化的基因成分一旦被重新激活，将阻止癌细胞持续增殖，并促使细胞发生分化。细胞的分化涉及一个或一组基因的正常表达。有人称这些基因为抗癌基因或者为分化基因。抗癌基因可以在一定程度上恢复细胞的协调活动，促使癌细胞分化，失去恶性。

　　（二）高血压基因

　　血压是指血液在人的血管中流动时对血管壁产生的压力。高血压指体循环动脉血压增高，是常见的临床综合征，也可说其是以收缩和舒张压增高，常伴有心脑、肾等器官功能或器质改变为特征的全身性疾病，该病可由多种发病因素和复杂的发病机制所致，中枢神经系统功能失调，体液内分泌遗传，肾脑血管压力感受器的功能异常等均可导致高血压病。

在高血压基因研究方面，迄今已有 10 多种属于单基因遗传病性质的继发性高血压的致病基因已被定位或克隆。它们是：与肾上腺皮质激素代谢有关的基因，如醛固酮合成酶基因与 11β 羟化酶基因形成嵌合基因，导致糖皮质激素可抑制性醛固酮增多症；与离子转运有关的基因，如已查明利德尔（Liddle）综合征为上皮细胞钠通道 β、γ 亚单位突变所致；一些因儿茶酚胺产生过量导致高血压的常染色体显性遗传疾病，它们的致病基因已被识别。此外，某些类型的多囊肾致病基因也已被定位。需要指出单基因性质的高血压基因研究并未结束，可能还有一些尚未认识的新病种有待发掘，如在土耳其发现一种以严重高血压伴短指畸形为特征的常染色体显性遗传病，新近其基因已被定位。此外，阐明致病基因在高血压发病中的分子生物学和病理生理机制、探索基因治疗等方面有待进一步研究。

单基因病致病基因的识别，犹如池塘中的鱼已钓一个少一个；而多基因病易感基因却似深海中的鱼，若隐若现、深不可测。当前疾病基因的研究重点从单基因病转向多基因病已成趋势。

（三）冠心病

冠心病又称缺血性心脏病，是一种严重危害人类健康的疾病，是由于冠状动脉粥样硬化造成血管痉挛，从而引起血管腔狭窄或阻塞，发生冠脉循环障碍，造成心肌缺血、缺氧甚至坏死的一种常见心脏病。目前，国内外公认的传统疗法有药物治疗、介入治疗及外科治疗，后者又包括冠状动脉旁路移植术和心脏移植术。然而药物治疗对病变严重的心肌缺血效果有限，而介入治疗和外科治疗后手术部位或冠状动脉其他部位可发生再狭窄，所以这三种治疗均不能根治冠心病。随着分子生物学理论和技术的进展，特别是在基因载体的构建、靶基因的界定和转基因技术等方面所取得的重要进展，使许多因基因结构或表达异常引起的心血管疾病利用基因治疗有望获得根治。

美国的研究人员采用给危重冠心病患者注射利于内皮血管生长和增长的基因（VEGF）而使患者心脏的血流量增加，从而使患者的日常生活质量得以改善。在此之前，他们曾接受各种疗法，但都无济于事。目前的基因疗法是：在患者的胸部开个小口，然后将 VEGF 基因注入到心肌的 4 个不同位置。

VEGF 基因是法国的研究人员在几年前发现的，它能促进新血管在心脏上生成。但对该基因的注入要"准确中的"，否则，它将诱发血管生成而引起癌症。冠心病的基因疗法目前正处于试验阶段，其风险还相当高。在试用基因疗法治疗冠心病时，曾有几个人死亡，其中一位是 18 岁的小伙子。医生是在向这位小伙

子的肝脏注射 *VEGF* 基因时导致其死亡的。研究人员在解释这些死亡的原因时说，可能是这些人的冠心病病情太严重了。

为使这种基因疗法简便易行，人们建议利用脱氧核糖核酸这样的"裸"质粒来取代还原病毒这样的病毒运载工具作为 *VEGF* 基因的运载工具，因为"裸"质粒体积较小，容易进入分子，而病毒则不易操纵、不太可靠。冠心病是工业化国家的第一杀手，单是法国每年死于心肌梗死的就有 10 万之多。

（四）糖尿病

糖尿病是一种因体内胰岛素绝对或者相对不足所导致的一系列临床综合征。糖尿病的主要临床表现为多饮、多尿、多食和体重下降（"三多一少"），以及血糖高、尿液中含有葡萄糖（正常的尿液中不应含有葡萄糖）等。

世界卫生组织将糖尿病分为四种类型：1 型糖尿病、2 型糖尿病、续发糖尿病和妊娠期糖尿病，虽然每种类型糖尿病的症状都是相似甚至相同的，但是导致疾病的原因和它们在不同人群中的分布却不同。目前，1、2 型糖尿病尚不能完全治愈，但是自从 1921 年医用胰岛素发现以来，糖尿病得到了很好的治疗和控制。目前糖尿病的治疗主要是饮食控制配合降糖药物（对于 2 型糖尿病）或者胰岛素补充相结合治疗糖尿病。妊娠期糖尿病通常在分娩后自愈。

糖尿病的起因除了与生活方式、环境因素有关外，还因为基因上有缺陷所致，尤其 1 型糖尿病更是这样。因此寄希望于改善基因的手段，以防治糖尿病，所以出现了基因疗法。糖尿病的基因疗法有好几个途径。目前研究得较多也比较实际易行的是体内基因转移，具体来说就是用胰岛素基因治疗。即在机体的胰腺外组织建立生理模式调控的胰岛素分泌，以持续、稳定、有效地控制血糖。糖尿病的发病与体内有易感基因或有缺陷基因存在有关，但要改变这些基因谈何容易。1 型糖尿病主要是因为胰岛素缺乏，除了用基因疗法来防止其发病外，更实际的是上述的体内基因转移。而 2 型糖尿病除了胰岛素分泌异常外，还因为胰岛素抵抗，这就更复杂了。因此糖尿病基因疗法的研究，虽然从 20 世纪 80 年代就已经开始，但进展并不很快。

上述的体内基因转移首先要找到能改变基因使之产生胰岛素的靶细胞。研究结果认为肝细胞最合适，因为它与胰岛都是消化道细胞，对食物的关系很密切，肝细胞内有许多必须的酶。其次要制造出改变肝细胞基因的武器，即人胰岛素基因。经过多次研究得出一段 DNA，称为 S14。S14 在肝细胞中对葡萄糖有反应，可因进餐与否及胰高血糖素多少而有调节。再在此 S14 上连接一段人前胰岛素原启动子 DNA，称为 S14Ins。当这一段 DNA 植入肝细胞中后，在培养基中可以发现产生了胰岛素。以后将 S14Ins 注射到糖尿病模型大鼠，可见血糖下降，糖耐量恢复正常，进食后胰岛素升高，空腹时胰岛素正常。将 S14Ins 用于正常鼠，则一切如常，并不产生过多胰岛素，也不产生低血糖。这就是基因疗法与降糖药的不同之处。

（五）哮喘

哮喘是世界公认的医学难题，被世界卫生组织列为疾病中四大顽症之一。它是由多种细胞特别是肥大细胞、嗜酸性粒细胞和 T 淋巴细胞参与的慢性气道炎症；在易感者中此种炎症可引起反复发作的喘息、气促、胸闷和咳嗽等症状，多在夜间或凌晨发生；此类症状常伴有广泛而多变的呼气流速受限，但可部分地自然缓解或经治疗缓解；此种症状还伴有气道对多种刺激因子反应性增高。

目前认为哮喘是一种多基因遗传病，在环境因素和基因的共同作用下导致了哮喘的发生。在过去的十几年中，全球范围内进行了 11 项大规模的全基因筛选工作，搜寻哮喘或相关表型的易感基因或致病基因，现已发现多个染色体区域与哮喘相关，包括 1p36、2q14、4q13、5q31、6p24、7p14、11q13、12q24、13q14、14q24、16q23 ~ 21 和 20p。

ADAM33 是定位克隆法发现的第一个哮喘候选基因。ADAM33 属于 ADAM 家族，ADAM 家族（a disintegrin and metallopro – teinase domain）是一类包括去整合素域和金属蛋白酶域的跨膜蛋白分子，在细胞融合、细胞基质粘连及信号转导等细胞活动中发挥重要作用，编码锌依赖性金属蛋白酶家族亚群中的成员，ADAM33 是该家族中的新成员，于 2002 年首次发现，因其与支气管哮喘密切相关而成为近年来的研究热点。

ADAM33 基因表达在肺的成纤维细胞及支气管平滑肌细胞表面。反复上皮损伤，可能通过上皮 – 间充质细胞的信息交流引起该基因产物过表达以及修复机制的异常，导致气道重塑的形成及哮喘的发生发展。变应原诱导的 T 细胞免疫耐受丢失以及 Th1/Th2 失衡是哮喘发病的关键因素，但是 ADAM33 在 T 细胞中表达较少。

虽然临床上有大量药物可用于哮喘，但是仍有一部分患者患病症状不可控制，新的作用方式的治疗策略亟须探索。哮喘也有气道炎症改变，抗炎药是治疗哮喘的主导药物，炎症药物的开发是治疗哮喘的一个方向。目前许多国家正在进行 ADAM33 基因与哮喘及其症状关系的研究，ADAM33 基因的发现以及相关研究的进行，有利于对哮喘进一步认识，有利于制订新的哮喘防治策略。定位克隆是目前鉴定致病基因最常用的方法，但是用来辨认哮喘基因本身就有局限性，寻找与疾病相关的新基因绝非易事，需要找到更好的方法。另一方面 ADAM33 基因与哮喘的关系需要更多的实验及调查来证明。

四、基因检测和基因治疗

基因检测与基因治疗能够在比较短的时间内从理论设想变为现实，主要是由于分子生物学的理论及技术方法，特别是重组 DNA 技术的迅速发展，使人们可以在实验室构建各种载体、克隆及分析目标基因。所以对疾病能够深入至分子水平进行研究，并已取得了重大的进展。因此在 20 世纪 70 年代末诞生了基因诊断；随后于 1990 年美国实施了第一个基因治疗的临床试验方案。可见，基因检测和基因治疗是现代分子生物学的理论和技术与医学相结合的范例。

（一）基因检测的含义

传统对疾病的诊断主要是以疾病的表型改变为依据，如患者的症状、血尿各项指标的变化或物理检查的异常结果，然而表型的改变在许多情况下不是特异的，而且是在疾病发生的一定时间后才出现，因此常不能及时做出明确的诊断。现知各种表型的改变是由基因异常造成的，也就是说基因的改变是引起疾病的根本原因。基因检测是指采用分子生物学的技术方法来分析受检者的某一特定基因的结构（DNA 水平）或功能（RNA 水平）是否异常，以此来对相应的疾病进行诊断。基因检测有时也称分子诊断或 DNA 诊断。基因检测是病因的诊断，既特异又灵敏，可以揭示尚未出现症状时与疾病相关的基因状态，从而可以对表型正常的携带者及某种疾病的易感者做出诊断和预测，特别对确定有遗传疾病家族史的个体或产前的胎儿是否携带致病基因的检测具有指导意义。

（二）基因检测的原理及方法

1. 基因检测的原理

疾病的发生不仅与基因结构的变异有关，而且与其表达功能异常有关。基因检测的基本原理就是检测相关基因的结构及其表达功能特别是 RNA 产物是否正常。由于 DNA 的突变、缺失、插入、倒位和基因融合等均可造成相关基因结构变异，因此可以直接检测上述的变化或利用连锁方法进行分析，这就是 DNA 诊断。对表达产物 mRNA 质和量变化的分析为 RNA 诊断。

2. 基因检测的方法

基因检测是以核酸分子杂交和聚合酶链反应（PCR）为核心发展起来的多种方法，同时配合 DNA 序列分析，近年新兴的基因芯片可能会发展成为一种很有用的基因检测方法。

（三）基因检测的应用

1. 遗传疾病

现知遗传疾病有数千种，但多数遗传疾病属少见病例，有些遗传疾病在不同民族、不同地区的人群中发病率不同，例如镰形细胞贫血，非洲黑色人种发病率高，而囊性纤维化症常见于美国白色人种，这两种遗传疾病在我国为罕见病例。中国较常见的遗传疾病有地中海贫血、甲型血友病、乙型血友病、苯丙酮尿症、杜氏肌营养不良症（DMD）、6-磷酸-葡萄糖脱氢酶（G-6-PD）缺乏症、唐氏综合征等。

根据不同遗传疾病的分子基础，可采用不同的技术方法进行诊断，不但可对有症状患者进行检测，而且对遗传疾病家族中未发病的成员乃至胎儿甚至胚胎着床前进行诊断是否携带有异常基因，这对婚育具有指导意义。

2. 感染性疾病

过去对感染性疾病的诊断，一是直接分离检查病原体，或者是对患者血清学或生物化学的分析。有些病原体不容易分离，有些需经过长期培养才能获得。血清学对病原体抗体的检测虽然很方便，但是病原体感染人体后需要间隔一段时间后才出现抗体，并且血清学检查只能确定是否接触过该种病原体，但不能确定是否有现行感染，对潜伏病原体的检查有困难。

对感染性疾病的基因检测具有快速、灵敏、特异等优点。20世纪80年代建立的PCR技术已广泛应用于对病原体的检测。一般根据各病原体特异和保守的序列设计引物，有的还合成ASO探针，对病原体的DNA可用PCR技术直接检查，而对RNA病毒，则采用RT-PCR。现在市场已经有许多种病原体的测定药盒供应，每一盒包含扩增某种病原体的特异引物，所需的酶以及各种反应试剂，并附有可行的操作方法步骤。

（1）病毒性感染 多种病毒性感染都可采用基因检测检测相应的病原体，如甲型、乙型、丙型和丁型肝炎病毒，人免疫缺陷病毒、可萨奇病毒、脊髓灰质类病毒、腺病毒、EB病毒、疱疹病毒、人巨细胞病毒、乳头状病毒……最近新发现的SARS冠状病毒，在基因组（RNA）序列确定后，便很快建立了RT-PCR的基因检测法。

（2）细菌性感染 可应用基因检测检测多种致病性的细菌，如结核分支杆菌、痢疾性大肠杆菌、霍乱弧菌、淋球菌、绿脓杆菌等。

（3）寄生虫 恶性疟原虫、克鲁斯锥虫、利什曼原虫、血吸虫、弓形虫等都有基因检测的方法。

（4）其他 如衣原体、支原体、真菌性感染也均用基因检测。

3. 恶性肿瘤

分析一些原癌基因的点突变、插入突变、基因扩增、染色体易位和抑癌基因的丢失或突变，可以了解恶性肿瘤的分子机制，有助于对恶性肿瘤的诊断，对肿瘤治疗及预后有指导意义。

4. 法医学中的应用

对生物个体识别和亲子鉴定传统的方法有血型、血清蛋白型、红细胞酶型和白细胞膜抗原（HLA）等，但这些方法都存在着一些不确定的因素。近年来对人基因结构的深入研究发现，有些具有个体特征的遗传标记可用于个体识别和亲子鉴定。

（四）基因治疗

1. 基因治疗的定义

基因治疗从基因角度可以理解为对缺陷的基因进行修复或将正常有功能的基因置换或增补缺陷基因的方法。若从治疗角度可以广义地说是一种基于导入遗传物质以改变患者细胞的基因表达从而达到治疗或预防疾病的目标的新措施。导入的基因可以是与缺陷基因相对应的有功能的同源基因或与缺陷基因无关的治疗基因。

基因治疗有两种形式，一种是改变体细胞的基因表达，即体细胞基因治疗，另一种是改变生殖细胞的基因表达，即种系基因治疗。从理论上讲，若对缺陷的生殖细胞进行矫正，不但当代可以得到根治，而且可以将正常的基因传给子代。但生殖的生物学极其复杂，且尚未清楚，一旦发生差错将给人类带来不可想象的后果，涉及一系列伦理学的问题，目前还不能用于人类。在现有的条件下，基因治疗仅限于体细胞，基因型的改变只限于某一类体细胞，其影响只限于某个体的当代。

2. 基因治疗的方式

基因治疗的方式主要有 3 类，一类为基因矫正或置换，即对缺陷基因的异常序列进行矫正，对缺陷基因精确地原位修复，或以正常基因原位置换异常基因，因此不涉及基因组的任何改变，目前尚无体内成功的报道。另一类为基因增补，不去除异常基因，而是通过外源基因的导入，使其表达正常产物，从而补偿缺陷基因的功能。再有一类为基因封闭，有些基因异常过度表达，如癌基因或病毒基因可导致疾病，可用反义核酸技术、核酶或诱饵转录因子来封闭或消除这些有害基因的表达。除上述 3 大类外，近日发展了其他多种形式，如导入病毒或细菌来源的所谓"自杀基因"或经过改造的条件性复制病毒，只能在 p53 缺陷的肿瘤细胞繁殖以达到溶解肿瘤细胞。

3. 基因导入的方式

导入基因有两种方式，一种是体外导入，即在体外将基因导入细胞内，再将这种基因修饰过的细胞回输病人体内，使这种带有外源基因的细胞在体内表达，从而达到治疗或预防的目的。被用于修饰的细胞可以是自体、同种异体或异种的体细胞。合适的细胞应易于从体内取出和回输，能在体外增殖，经得起体外实验操作，能够高效表达外源基因，且能在体内长期存活。目前常用的细胞有淋巴细胞、骨髓干细胞、内皮细胞、皮肤成纤维细胞、肝细胞、肌细胞、角朊细胞、多种肿瘤细胞等。另一种是体内导入，即将外源基因直接导入体内有关的组织器官，使其进入相应的细胞并进行表达。

虽然基因治疗还存在如此诸多问题，但它的理论基础和强大生命力是显而易见的。基因治疗，特别是原位修复基因治疗，作为一种全新的治疗方法，是追根溯源、革命到底的医疗手段。先天性代谢缺陷症、肿瘤、AIDS 等的治疗使人们伤透了脑筋，主要原因就在于，其病因在基因水平，许多方法只能抵挡一阵。若从根本上去除病因，基因治疗应是未来的理想手段。

任务4　基因的个体化治疗

要理解基于基因的个体化疗法，这就需要从以下三方面来把握：第一，个体化治疗的趋势；第二，营养基因组学；第三，药物基因组学与药物不良反应。

一、个体化治疗的趋势

（一）什么是个体化治疗

个体化治疗又称个性化治疗，是以每个患者的信息为基础决定治疗方针，从基因组成或表达变化的差异来把握治疗效果或毒副作用等应答的个性，对每个患者进行最适宜药物疗法的治疗。"与传统千篇一律的'经验型'用药相比，根据病人个体的遗传结构差异，实现'量体裁衣'式的个体化用药方式，将成为未来理想的治病新模式。"中国工程院院士、中南大学临床药理研究所所长周宏灏教授在出席第15届世界药理学大会长沙卫星会议时做了上述表示。

个体化药物治疗最主要的研究方向，就是通过了解导致药物效应个体差异的原因，找出人与人个体之间的基因差异导致了疗效的差别和不良反应的差别，并将这一研究成果应用于临床治疗中。

（二）个体化治疗的发展趋势

随着新世纪的到来和生命科学的迅猛发展，人类对药物治疗的要求发生了重大变化。人类基因组计划的实施和进展，促进了遗传药理学和药物基因组学的发展。近20年来遗传药理学的研究证实了药物代谢酶、转运体和药物作用靶点的基因多态性是药物反应个体差异的原因，阐明了药物处置和效应差异的遗传本质。

遗传药理学是研究人体先天性遗传变异引起的药物代谢酶、药物转运体和药物作用靶点功能异常，导致药物代谢、效应群体和个体差异的一门科学。近些年来，遗传药理学已成为生命科学中发展迅速和备受关注的研究领域。遗传药理学是阐明药物应答相关基因信息的科学，以遗传为对象研究机体对药物反应产生个体差异的原因。遗传药理学为个体化治疗提供理论依据，是个体化治疗的基础，反之，个体化治疗是遗传药理学的实践应用。

药物反应个体差异是临床药物治疗中常见的普遍现象。目前运用的传统药物治疗模式，即根据疾病的诊断实行"一病一药一剂量"治疗方案，常常在部分病人中或是无效或是发生严重不良反应甚至毒性反应。引起药物反应个体差异的原因很多，有性别、年龄、伴随的疾病、体重等，而其中尤为重要的是遗传因素，而这恰恰被忽视。

药物基因组学，是研究遗传因素（基因型）与药物反应相互关系的一门学科。药物基因组学的主要目的就是利用基因学理论改善患者病情的治疗。它应用已获得的遗传信息预测药物治疗结果（治疗性和毒性作用），以促进药物的开发，并为以每个病人的基因结构为基础的合理药物治疗提供科学依据。从而使药物治疗模式开始由过去的诊断导向性治疗向根据个体的遗传结构实行基因导向性治疗的新模式转换。

美国《华尔街日报》敏锐地于 1999 年 4 月 16 日以"针对个人独特的遗传特征的个体化用药的新时代"为题以头条报道了这一新的动态。这种新治疗模式的基础就是与药物体内代谢、转运和作用靶点相关蛋白的基因多态性。美国食品与药品管理局也于 2005 年 3 月 22 日颁布了面向药厂的"药物基因组学资料呈递"指南。该指南旨在敦促药厂在提交新药申请时依据具体情况，必须或自愿提供该药物的药物基因组学资料，其目的是推进更有效的新型"个体化用药"进程，最终达到视"每个人的遗传学状况"而用药，使患者在获得最大药物疗效的同时，只面临最小的药物不良反应危险。

（三）个体化治疗的意义

长期以来，临床用药总是针对同一种疾病应用相同的药物和剂量。在世界各国，当医生给病人使用药物时，都是根据开发这一药物的国家以当地种族人群为试验对象得出的给药剂量用药，结果因为这种药物剂量可能并不适合用药国家的人群而导致药物疗效不好，甚至出现严重不良反应。在我国，病人应用的药物剂量基本上也是依据国外剂量标准来使用，结果由于个体差异和种族差异常导致我国相当比例的病人药物治疗效果差。

除环境因素外，药物代谢酶、药物转运蛋白以及药物作用受体或靶位等药物反应相关蛋白的基因变异是引起药物反应个体差异的根本原因。因此，以基因为导向的个体化用药将为临床更安全、有效和更经济地合理使用药物提供重要的途径。

根据病人药物作用相关蛋白的基因型来选择合适的药物及合适的剂量将有助于最大程度地提高药物治疗效应，同时减少药物不良反应和毒副作用。依据患者基因组特征优化给药方案，真正做到因人而异、"量体裁衣"，实现由"对症下药"到"对人下药"，即给药方案个体化，才能取得高效、安全、经济的最佳治疗效果。

二、癌症的个体化治疗

癌症，医学上称为恶性肿瘤。机体在环境污染、化学污染、电离辐射、自由基毒素、微生物及其代谢毒素、遗传特性、内分泌失衡、免疫功能紊乱等各种致癌物质、致癌因素的作用下导致身体正常细胞发生癌变。常表现为局部组织的细胞异常增生而形成局部肿块。癌症是机体正常细胞在多原因、多阶段与多次突变所引起的一大类疾病。

近年来，肿瘤个体化治疗掀起了一股热潮。癌症治疗方向在逐步改变——对不同的患者实施个性化的治疗，选择对患者最有效的药物治疗，而基因分析已使得对癌症患者进行个性化治疗成为可能。

（一）肺癌的个体化治疗

肺癌发生于支气管黏膜上皮，又称支气管肺癌。肺癌目前是全世界癌症死因的第一名，1995 年全世界有 60 万人死于肺癌，而且每年人数都在上升。而女性得肺癌的发生率尤其有上升的趋势。肺癌治疗正朝着规范化、个体化的循证医学方向迅猛前进。所谓肺癌个体化治疗，指的是所制定的治疗策略特别适合某一个肺癌患者。一种个体化的肺癌治疗策略，必须依赖临床因素，更要依赖功能基因组学和功能蛋白质组学因素。

肺癌分期是一个最重要的临床预后指标，同时也是极为重要的治疗预测因子。依据分期制定肺癌的治疗策略，是目前公认的个体化治疗基本标准之一。基于临床因素的肺癌个体化治疗，还不算是真正意义上的个体化治疗。譬如，Ⅰ期肺癌患者就是一个相当大的群体，依据分期治疗原则对该群体采用相同的手术治疗策略，仍有 20% ~ 30% 的患者生存期未超过 5 年，这部分患者实际上接受的并不是个体化治疗。

每一个个体的独特性，在于其与众不同的基因谱。肺癌的个体化疗集中在铂类相关基因与化疗疗效方面。2006 年 9 月，美国 NEJM 杂志发表了肺癌个体化疗里程碑式的文章：761 例非小细胞肺癌中，只有 *ERCC*1 表达阴性者标准化疗才能延长生存时间；而表达阳性者标准化疗与不化疗相比对生存时间毫无贡献。该报道已引起广泛关注，提示个体化疗比目前广泛采用的标准化疗更合理、更科学。采用相关基因检测能有效指导临床化疗药物的选择。因此，基于功能基因组学和蛋白质组学的肺癌个体化治疗，有可能让我们对每一个肺癌患者量体裁衣，设计出独特的、效果最好和毒副作用最低的治疗方案。

（二）大肠癌的个体化治疗

大肠癌是高危害性消化道恶性肿瘤。2008 年，其发病率已占到常见肿瘤的第四位，位居上海市恶性肿瘤发病率的第二位。近年来，大肠癌的发病率上升趋势十分明显。据统计，我国发病率的上升速度远远超过 2% 的国际水平，每年新发病例高达 40 万，这其中很多都是 30 ~ 40 岁的中年人。

大肠癌也是美欧发达国家的常见肿瘤，其个体化治疗的相关研究近来逐渐增多。综合欧美国家研究结果，发现铂类相关基因研究较为深入，其中肿瘤组织 *ERCC*1 mRNA 水平已经被证实与铂类药物的敏感性显著相关；大肠癌外周血细胞

的 *XPD*、*XRCC*1、*ERCC*1、*GSTP*1 等基因的单核苷酸多态性也与铂类敏感性相关。上述 4 种铂类相关基因 SNP 的联合检查结果与铂类药物治疗后患者生存时间存在显著相关性，大肠癌患者这 4 个基因变异与否，铂类化疗后平均生存差异为 17.4 个月和 5.4 个月。2006 年，来自日本的报道对 52FU 疗效与相关基因的关系进行了较为深入研究，发现传统的 52FU 体内代谢途径的几个酶基因价值有限，采用基因芯片筛出的多种基因组合较一种基因更具价值，并提出了疗效指数的概念。虽然大肠癌 52FU 相关基因筛选的研究刚刚开始，涉及的临床病例数也很少，难以获得肯定性结论，但是这种多基因组合及疗效指数的模式预计更具有科学性和实用价值。

三、常见慢性病的个体化治疗

（一）糖尿病的个体化治疗

1 型糖尿病是一种慢性免疫介导的疾病，它导致了显著的致死、致残率以及经济负担。基于对 1 型糖尿病发病机制的认识，根据家族史、遗传学以及体液标志物，建立了非常强有力的疾病预测模型。迄今为止，免疫干预在临床前期大多数不能逆转疾病进程或者仅呈现出有限的临床效果。有理由推测，不同种类的干预措施在所有疾病先征者或病人中的效应也各不相同，可能受到临床表型、环境暴露情况以及基因差异的诸多影响。因此，对 1 型糖尿病临床表型和遗传异质性的忽视以及随之而来的缺乏"量体裁衣"的个体化免疫调节治疗可能是失败的本质原因。

人类在 1 型糖尿病领域已经取得惊人的进步，特别是基因组学和对大型数据库统计分析方面，国际 1 型糖尿病遗传学（T1DGN）协会在该领域的成就即是明证。在不久的将来，我们可以通过识别基因、血清以及临床特点等因素，根据患者的个体特征点预测最佳治疗方案。未来的研究将是把遗传学、药物基因组学、正确的疾病表型以及环境暴露史相结合，从而构建个体化并有预测性的治疗方案。

（二）慢性肝炎的个体化治疗

近年来，随着越来越多的干扰素和核苷类似物应用于慢性乙肝的抗病毒治疗，慢性乙肝治疗状况有了很大的改善。但现有的药物无论从远期疗效、药物安全性和耐药性等方面都亟待改善。同时，由于慢性乙肝患者病发阶段不同，状态多样，临床上需要个体化的乙肝治疗方案。

规范化的乙肝治疗方案应根据病人对于疗效和疗程的需求、病情、经济状况等因素制定，逐步实现个体化治疗。个体化治疗方案是指，医生根据患者的个体情况运用不同的治疗方法，以获得最佳的治疗效果。但由于现有的治疗方案中没有建立疗效的早期预测指标，因而个体化治疗方案并未在目前的慢性乙肝治疗中常规应用。许多患者在治疗一年或更长时间后才发现治疗方案不合适，不得不改变方案。因此，临床上希望能够找到这样一种方法：开始治疗一段时间后即可根据早期预测指标对治疗方案再次评估，从而及时确定是否调整或维持现有治疗。

如何实现慢性乙肝的个体化治疗呢？首先，准确地对病人做全面的评估。比如患者若是肝硬化病人，那么他的用药、治疗反应、治疗以后出现的不良反应以及治疗效果肯定和普通肝炎病人不一样，轻度的或者中度的或者重度的肝硬化治疗也不一样，患者有乙肝的家族聚集史和没有的也不一样，曾经治疗很顺利的和曾经治疗失败的也不一样，甚至有些病人看起来很好，但是在做过肝脏组织学检查后才发现已经是肝硬化了。其次，对于病人的评估完成之后我们就要注意药物的选择。选择药物时要了解药物的作用机制、上市时间、药物的不良反应，及长期治疗的费用。选择抗病毒药物时，没有经过证实的所谓的"抗病毒药物"不宜采用。第三，病人的依从性。病人应该理解自己的病情，意识到医生给其制定方案的重要性。

（三）高血压的个体化治疗

老年高血压占高血压人群的比例较大，其脏器损害较重，并发相关疾病较多，急性心血管事件发生率较高，这是老年人高血压病情变化的主要特点。针对这些问题，如何治疗老年高血压已成为学术界探讨的课题。目前认为，只有提高老年高血压治疗效果，才能降低其致残率和死亡率。近年来，国内外学者根据大量的临床循证医学研究结果，对老年高血压治疗有了新的认识，更新了传统的治疗观念，提出了治疗老年高血压新的对策。其中，重视老年高血压个体化治疗尤为重要。

高血压病因和发病机理复杂，涉及许多遗传和环境因素的作用，不同个体高血压的病因和发病机理各异，而且在高血压进程中具有不同的血管重构和靶器官损害。同时抗高血压药对于不同的个体，由于遗传差异，使降压药物作用靶点在不同患者中的数量、结构和功能不同，从而决定了高血压患者对抗高血压药物反应的异质性。人们期望能从分子生物学水平深入认识药物反应的个体差异，为临床个体化治疗开辟新的途径，"药物基因组学"由此应运而生。抗高血压药物基因组学就是利用已知的基因组学理论，研究遗传因素对药物反应的影响，或者说是以药物效应和安全性为主要目标，研究药物动力学和药效学差异的基因特征，以及基因变异所致的不同个体对药物的不同反应，从而为临床真正个体化合理用药提供科学依据。

项目六　心理健康测评与干预

　　现代人普遍承受着比往日更为沉重的压力，由于没有注意到心理健康的意义，一些有心理问题的人们没有选择及时进行心理治疗，而是选择更为极端的方式来减轻压力的痛苦，比如自杀。据了解，自杀者绝大多数心理不健康，由此可见，关注心理健康就是关注生命，保持心理健康能够极大地提高生命质量。

　　1946 年召开的第三届国际心理卫生大会将心理健康定义为："在身体、智能及情感上与他人的心理健康不相矛盾的范围内，将个人心境发展成最佳的状态。"世界心理卫生联合会则将心理健康定义为："身体、智力、情绪十分调和，适应环境，人际关系中彼此能谦让，有幸福感，在工作和职业中，能充分发挥自己的能力，过着有效率的生活"。

任务1　心理健康的范畴

一、心理健康的概念

　　随着社会的发展和人类对自身认识的深化，人们对健康概念的认识不断丰富和完善。在现代社会中，健康不仅指生理健康，还包括心理健康、社会适应，三者的和谐统一构成了健康的基础。心理健康的标准是动态的，不同年龄、不同社会文化、不同时代具有不同的标准。

　　国内外许多学者从各自关注的不同角度对心理健康进行论述，迄今为止，对于什么是心理健康还没有一个统一的、公认的定义。有人从心理潜能的角度来理解心理健康，认为心理健康的人是能够充分发挥自己的潜能，并能妥善处理和适应人与人、人与环境之间相互关系的个体；有人认为心理健康是一种持续、积极乐观、富有创造性的心理状态，在这种状态下个体适应良好，具有旺盛的生命活力，在情绪与动机的自我控制等方面达到正常或良好水平。《简明不列颠百科全书》将心理健康解释为："个体心理在本身及环境条件许可范围内所能达到的最佳状态，但不是十全十美的绝对状态。"我国研究者王书荃认为，心理健康是指人的一种较稳定持久的心理机能状态。它是个体在与社会环境相互作用时，主要表现为在人际交往中能否使自己的心态保持平衡，使情绪、需要、认知保持一种稳定状态，并表现出一个真实自我的相对稳定的人格特征。她认为如果用简单的一个词来定义心理健康，就是"和谐"。个体不仅自我感觉良好，与社会发展和谐，发挥最佳的心理效能，而且能进行自我保健，自觉减少行为问题和精神疾病。刘华山《心理健康概念与标准的再认识》（《心理科学》2001 年第 4 期，第481 页）认为，心理健康是指一种生活适应良好的状态。心理健康包括两层含义：一是无心理疾病，这是心理健康的最基本条件，心理疾病包括各种心理与行为异常的情形；二是具有一种积极发展的心理状态，即能够维持自己的心理健康，主动减少问题行为和解决心理困扰。

二、心理健康的标准

关于心理健康的标准，不同学者的观点不同，并且随着社会文化和时代的不同，心理健康标准也在不断地发展和变化。比如，在封建社会，安贫乐道可能是一种理想的保持心理平衡的观念，但是在现代社会，如果安于现状而不思进取，就可能在激烈的社会竞争中被淘汰。下面介绍一些学者对心理健康标准的看法。

（一）美国著名心理学家马斯洛（A. Maslow）等提出的标准

人本主义心理学家马斯洛等提出了心理健康的十条标准。

（1）充分的安全感；

（2）充分了解自己，并对自己的能力做适当的估价；

（3）生活的目标能切合实际；

（4）能与现实环境保持接触；

（5）能保持人格的完整与和谐；

（6）具有从经验中学习的能力；

（7）能保持良好的人际关系；

（8）适当的情绪表达及控制；

（9）在不违背集体要求的前提下，能做有限度的个性发挥；

（10）在不违背社会规范的前提下，对个人的需要能做恰如其分的满足。

（二）奥尔波特（G. Allport）提出的标准

心理健康与人格有着密切的关系，人格心理学家奥尔波特对心理健康提出了七条标准。

（1）自我意识广延；

（2）良好的人际关系；

（3）情绪上的安全性；

（4）知觉客观；

（5）具有各种技能，并专注于工作；

（6）现实的自我形象；

（7）内在统一的人生观。

（三）林崇德提出的标准

我国著名心理学家林崇德认为："心理健康标准的核心是：凡对一切有益于心理健康的事件或活动做出积极反应的人，其心理便是健康的。"他认为心理健康主要有以下十条标准。

（1）了解自我，对自己有充分的认识和了解，并能恰当地评价自己的能力；

（2）信任自我，对自己有充分的信任感，能克服困难，面对挫折能坦然处之，并能正确地评价自己的失败；

（3）悦纳自我，对自己的外形特征、人格、智力、能力等都能愉快地接纳认同；

（4）控制自我，能适度地表达和控制自己的情绪和行为；

（5）调节自我，对自己不切实际的行为目标、心理不平衡状态、与环境的不适应性，能做出及时的反馈、修正、选择、变革和调整；

（6）完善自我，能不断地完善自己，保持人格的完整与和谐；

（7）发展自我，具备从经验中学习的能力，充分发展自己的智力，能根据自身的特点，在集体允许的前提下，发展自己的人格；

（8）调适自我，对环境有充分的安全感，能与环境保持良好的接触，理解他人，悦纳他人，能保持良好的人际关系；

（9）设计自我，有自己的生活理想，理想与目标能切合实际；

（10）满足自我，在社会规范的范围内，适度地满足个人的基本需求。

（四）郭念锋提出的标准

郭念锋在其所著《临床心理学概论》一书中提出从以下十个方面判断心理健康的水平。

1. 心理活动强度

这是指对于精神刺激的抵抗能力。不同的人对于同一类精神刺激的反应是各不相同的，这就能看出不同人对于精神刺激的抵抗力。抵抗力低的人往往容易遗留下后患，可以因为一次精神刺激而导致反应性精神病或癔症，而抵抗力强的人虽有反应但不致病。这种抵抗力主要是和人的认识水平有关，一个人对外部事件有充分理智的认识时，就可以相对地减弱刺激的强度。另外，人的生活经验以及固有的性格特征和先天神经系统的素质也都会影响这种抵抗能力。

2. 心理活动耐受力

前面说的是对突然的强大精神刺激的抵抗能力。但现实生活中还有另外一类精神刺激，这种刺激长期反复地在生活中出现，久久不消失，几乎每日每时都缠绕着人的心灵。这种慢性的长期的精神刺激可以折磨一个人整整一生，也可以使一个人痛苦很久。有的人在这种慢性精神折磨下出现心理异常，人格改变，精神不振，甚至产生严重躯体疾病。但是也有人虽然被这些不良刺激缠绕，最终不会在精神上出现严重问题，甚至把不断克服这种精神刺激当作生活的乐趣，当作一种标志自己是一个强者的象征。他们可以在别人无法忍受的逆境中做出成绩。可以把对长期精神刺激的抵抗能力看作一个人心理健康水平的指标，称其为心理活动耐受力。

3. 周期节律性

人的心理活动在形式和效率上都有着自己内在的节律性。比如，人的注意力水平就有一种自然的起伏。不只是注意状态，人的所有心理过程都有节律性。一般可以用心理活动的效率作指标去探查这种客观节律的变化。有的人白天工作效率不高，但一到晚上就很有效率，有的人则相反。如果一个人的心理活动的固有节律经常处在紊乱状态，不管是什么原因造成的，都可以说他的心理健康水平下降了。

4. 意识水平

意识水平的高低往往以注意力水平为客观指标。如果一个人不能专注于某种工作，不能专注于思考问题，思想经常开小差或者因注意力分散而出现工作上的差错，我们就要警惕他的心理健康问题了。因为注意力水平的降低会影响意识活动的有效水平。思想不能集中的程度越高，心理健康水平就越低，由此而造成的其他后果，如记忆力下降等也越严重。

5. 受暗示性

易受暗示的人往往容易被周围环境的无关因素引起情绪的波动和思维的紊乱，有时表现为意志力薄弱。他们的情绪和思维很容易随环境而变化，给精神活动带来不稳定的特点。当然，受暗示这种特点在每个人身上都或多或少存在着，但水平和程度差别较大，女性比男性较易受暗示。

6. 康复能力

人的一生不可避免会遭受精神创伤，在精神创伤之后，情绪的波动、行为的暂时改变，甚至某些躯体症状都可能出现。但是，由于人们各自的认识能力不同、经验不同，从一次打击中恢复过来所需要的时间也会有所不同，恢复的程度也有差别。这种从创伤刺激中恢复到往常水平的能力，称为心理康复能力。康复水平高的人恢复得较快，而且不留什么严重痕迹，每当再次回忆起创伤时，他们表现得较为平静，原有的情绪色彩也很平淡。

7. 心理自控力

情绪的强度和表达、思维的方向和过程都是在人的自觉控制下实现的。所谓不随意的情绪和思维只是相对而言的，它们都有随意性，只是水平不高以致难以察觉罢了。对情绪、思维和行为的自控程度与人的心理健康水平密切相关。当一个人身心十分健康时，他的心理活动十分自如，情绪的表达恰如其分，仪态大方，既不拘谨也不放肆。因此，精神活动的自控能力不失为心理健康的一个指标。

8. 自信心

当一个人面对某种生活事件或工作任务时，必然会首先估计一下自己的应付能力。这种自我评估有两种偏差，一种是估计过高，一种是估计过低。前者是盲目的自信；后者是盲目的不自信。这种自信心的偏差所导致的后果都是不好的。

前者很可能由于自身力不从心导致失败，从而产生失落感或抑郁情绪；后者可因自觉力不从心，害怕失败而产生焦虑不安的情绪。为此，一个人是否有恰当的自信是衡量心理健康的一个标准。自信心反映的是一种自我认知和思维的分析综合能力，这种能力可以在生活实践中逐步提高。

9. 社会交往

人类的精神活动得以产生和维持，其重要的支柱是充分的社会交往。社会交往的剥夺必然导致精神崩溃，出现种种异常心理。因此，一个人与社会中其他人的交往也往往标志着一个人的心理健康水平。

当一个人毫无理由地与亲友和社会中其他成员断绝来往，或者变得十分冷漠时，这就构成了精神病症状，称为接触不良。如果过分地进行社会交往，与素不相识的人也可以"一见如故"，这可能是一种躁狂状态。现实生活中比较多见的是心情抑郁，人处在抑郁状态下，社会交往困难较为常见。

10. 环境适应能力

在某种意义上说，心理是适应环境的工具，人类为了保存个体和延续种族，为了自我发展和完善，就必须适应环境。因为，一个人从生到死，始终不能脱离自己的生存环境。环境条件是不断变化的，有时变动很大，这就需要采取主动性的或被动性的措施，使自身与环境达到新的平衡，这一过程就称为适应。适应有积极适应和消极适应。前者是指积极地改变环境，后者是指躲避环境的冲击。有时，生存环境的变化十分剧烈，人对它无能为力，只能韬晦、忍耐，即进行消极适应。消极适应只是形式，其内在意义也含有积极的一面，起码在某一时期或某一阶段上有现实意义。当生活环境突然变化时，一个人能否很快地采取各种办法去适应，并保持心理平衡，往往反映了一个人的心理健康水平。

任务 2   心理健康的测评方法

一、心理测量与心理评估的内涵

心理测量是指用量表作为工具的测量，对个体的行为加以数量的描述，也包括对个体的心理困扰和行为问题做出诊断、评估，为个体行为提供有效的解释和解决问题的方法及建议。

心理评估是指根据心理测验或其他方法所搜集的资料、信息，按照一定的标准，对这些资料、信息做价值判断的过程，即对个体心理和行为所进行的评价。心理评估包括对个体信息的收集，对心理障碍及其影响因素的确定，对心理或行为问题的诊断，对个体行为的详细描述、解释和评价等。

心理测量是心理评估的基础，心理评估在此基础上进行。测量的目的是为评估提供依据，只有将测量与评估有机地结合，诊断过程才能显现出应有的价值。

我们必须高度重视心理评估。人是非常复杂的，但凭一次测量所得到的一堆数据，是很难对个体做出准确评价的。评估过程往往强调几种不同的评估方法结合使用，采取"成套评估"的策略。只有这样，才能对个体行为做出准确的描述和适当的评价。

二、心理评估的方法

（一）观察法

观察法是心理评估的最基本方法之一。观察者运用感觉器官对被观察者的可观察行为（如表情、动作、言语、服饰、身体姿势等），进行有目的的、有计划的观察和记录并根据观察结果做出评估。包括自然观察法和控制观察法。

观察法尤其可用于特殊人群（如婴幼儿、智障者、聋哑人等）的心理评估。观察结果的可靠性和有效性不但与观察方法的选择有关，还取决于观察者的判断力、观察力和分析综合能力。

1. 自然观察法

自然观察法即在自然情景中观察被评估者的行为表现和心理活动的外部表现，其优点是方法简便，可观察到的行为范围较广，收集的资料与生活实际贴近；缺点是费时、费力，观察结果具有偶然性，对观察者的要求较高。护士在日常护理工作中对被评估者行为与心理反应的观察就是一种自然观察。

2. 控制观察法

控制观察法是指在预先控制的情境与条件下，按既定的程序对每一个接受观察的个体进行同样的刺激，观察个体对特定刺激的反应，又称实验观察法。其优点是其观察结果带有一定的规律性与必然性，具有较强的可比性和科学性。缺点是受人为因素影响，实验结果的客观性降低。

（二）会谈法

会谈法又称"晤谈法"或"交谈法"，是评估者与被评估者以面对面的交谈方式而进行的评估。会谈法的特殊之处在于会谈可以提供许多通过其他方法无法获得的信息。包括结构式会谈和自由式会谈。

（三）调查法

调查法是通过全面收集了解个体的各方面情况，如过去和现在的生活情况、身体健康状况、家族病史情况、家庭背景、婚姻状况、工作环境等情况对被评估者进行心理评估的一种方法。

（四）医学检测法

医学检测法包括体格检查和实验室检查。医学检测法的主要用途是对通过交谈法和心理测量法所收集到的资料的真实性和准确性进行验证，为心理评估提供客观资料。

（五）心理测验法

心理测验法是心理评估最常用的方法。心理测验是以实验心理学为基础而形成和发展起来的一种心理评估工具，是依据心理学的原理和技术，通过对个体的心理现象或行为进行数量化测定，从而确定心理现象在性质和程度上的差异，是心理评估常用的标准化手段之一，所得到的结果比较客观、科学。

（1）心理测量法　是在标准情形下，用统一的测量手段（如仪器）测试个体对测量项目所做出的反应。

（2）评定量表法　是指用一套已标准化的测试项目（量表）来测量某种心理品质。量表的基本形式包括自评和他评两种。自评可比较真实地反映被评估者内心的主观体验，而他评则是评定者对被评定者心理反应的客观评定。常用的量表有二择一量表、数字等级量表、描述评定量表、李克特（Likert）评定量表、检核表、语义量表及视觉类似物量表等。在选用量表时应根据测量的目的和被评估者的具体情况而定。

三、心 理 测 量

（一）心理测量的定义

心理测量是指依据一定的心理学理论，使用一定的操作程序，给人的行为和心理属性确定一种数量化的价值。

（二）心理测量分类

心理测量分类表如表 6-1 所示。

表 6-1　　　　　　　　　　　心理测量分类表

分类依据	分 类	分类依据	分 类
测量对象的属性和特质	认知测验（智力测验、性向测验和成就测验）／人格测验（兴趣、态度、气质和性格）	评价所参照的标准	常模参照测验／标准参照测验 常模参照测验／目标参照测验／潜力参照测验
测量方式	个体测验／团体测验	测验的要求	最高行为测验／典型行为测验
测验内容形式	文字测验／非文字测验	测验的性质	构造性测验／投射性测验
测验目的	描述测验／诊断测验／预示性测验	测验的应用	教育测验／职业测验／临床测验
测验难度和时限	难度测验／速度测验	评分方式	客观测验／非客观测验

（三）心理测量的实施

心理测量是一个过程，实施心理测量不能只是停留在测验上，每一次测量都应当完成心理测量的全过程。

第一步，要明确心理测量的目的。确定目的是整个心理测量的开端。一般来说，不同的目的需要不同的测量方法或测量工具。

第二步，全面收集与个体有关的资料、信息。目的确定之后，接下来就要根据目的去收集各种有用的资料、信息。要通过直接或间接的方式尽可能地了解个体的基本背景资料。如身心健康史、与遗传有关的家族病史、家庭环境、重大生活事件等。收集资料越充分，对以后的诊断、评估越有益。资料可以通过会谈、观察、心理测验、个案分析等方法获取。会谈是收集资料的最基本的渠道之一。通过会谈可以直接了解到当事人的背景资料和问题情况。在实际操作过程中，可以有意识地对当事人进行观察，从而获得对方包括行为表现、情绪状态、身体动作、言语特点等信息。如当前生理、心理状态如何，当前的行为反应是否异常或独特，学习态度如何，人际关系如何等。也可运用心理测验的方法，了解当事人的心理特征，获取可靠的资料。此外，案例和作品分析等也可以提供有益的信息。

第三步，综合分析资料、信息。当资料收集的工作告一段落后，就需要对其进行综合分析。首先，要对资料的真实性进行评估。只有保证资料尽可能的真实，才可避免在其他环节中出现不必要的失误。分析和综合过程没有固定的模式，但应遵循两个原则：一是整体性原则，即把当事人放到其生活环境中考察，从多方面因素入手，在整体上把握和探讨其心理问题的形成原因。二是具体化原则，即在分析综合过程中要找到外显的表层问题和内隐的深层问题，尽可能地从质和量两方面做具体分析，为干预目标的建立和干预技术的选择提供基础。

第四步，诊断与评估。通过对资料的分析综合，干预者可以初步判断当事人心理问题的大致类型：是行为方面的、情感方面的，还是认知方面的。如学习困难、过度焦虑、交往障碍、神经衰弱等。当然，也有可能是以某方面问题为主，伴随有其他问题，如学习困难伴随记忆减退，社交恐怖伴随焦虑抑郁等。确定问题类型后，还要分析问题是社会因素造成的，还是器质性因素造成的。关键在于对诊断对象的疑点、矛盾之处查找问题的症结和线索，根据已知现象、结果挖掘深层的原因和特征。如发现一位学生学习积极性不高，就可以从是否智商低，是否学习动机有问题，是否学习方法不正确，是否学习习惯不良，是否有家庭原因，是否有特殊事件的影响等方面入手。只有找到真正的原因，才能对这位学生学习积极性不高的行为做出准确的判断和解释，也才能有针对性地向其提供解决问题的方法及建议。

（四）常用心理测验

1. 智力测验

（1）成就测验　对个体在一个学习阶段或训练之后，知识、技能发展水平的测定。

①韦氏个别成就测验：它是一套综合性成就测验，主要用于评估儿童和青少年学识增长和学习技能的发展，也可作为学习障碍的诊断工具。其有两个特点：与韦克斯勒智力量表共用常模，适合学习障碍的诊断；内容涵盖几乎全部学习障碍领域，特别适用于残疾儿童的教育安置。它涵盖阅读、数学、语言和写作四个

领域，原始分数可转换为多种导出分数。

②大都会成就测验：它从幼儿园到高中均可使用，包括调查成套测验、诊断成套测验和一个附加的写作测验，可用于调查学生的教育成长，评估课程和教育方法的有效性，也可用于不同学校教学质量的比较和诊断学生不同学科的强弱。

③斯坦福成就系列测验：它是最早的综合成就测验，目的是测量"公认为中、小学课程所达到的结果"，其最主要的一个心理测量技术是等值，包括横向等值和纵向等值，它使用相同的学生为锚来联接不同的试卷。

④学业评估测验（SAT）

（2）智力测验

①个体智力测验

a. 比奈系列量表：比奈－西蒙量表是世界上第一个智力量表，编制原则：年龄差异、一般智力。

斯坦福－比奈量表使用智力商数来表示智力水平，1960 年，将比率智商改为离差智商。

斯坦福－比奈量表有多个版本，1916 年为第一版。1986 年，桑代克、哈根等在第四版中引入卡特尔流体智力和晶体智力的概念，以及桑代克和哈根编制的认知能力测验，构成认知能力的理论框架。2003 年的第五版，在卡特尔和斯滕伯格等人智力理论的基础上，依据现代测量理论对测验进行完善。在第五版中，测量五个智力一般因素分别是：流体推理、数量推理、空间视觉过程、工作记忆和知识，每个分测验均通过言语和非言语两种形式反映。10 个分测验的平均数为 10，标准差为 3。在分测验的基础上，可以得到言语智力分数、非言语智力分数和智力总分。合成分数的平均数为 100，标准差为 15。

b. 韦克斯勒智力测验：韦克斯勒系列智力量表通常包含言语量表和操作量表两部分，言语量表和操作量表交替进行，每个分测验原始分数各不相同，最高为 90，最低为 18，转化为标准分后，每个分测验标准分为 10，标准差为 3，其中的 11 个分量表分数可以进行合并，得到言语总分、操作总分和全量表总分，再使用常模量表，可以得到言语智商、操作智商和全量表智商，它们平均分均为100，标准差都为 15。

在临床方面，可将其成绩在病理情况下不能保持原来水平的测验称为 DH 测验，反之则称为 H 测验，DH 测验成绩总分与 H 测验成绩总分之比就能够表示脑器质性损害引起的神经系统功能衰退，此比例常用来诊断抑郁症、精神分裂症、神经症和其他人格障碍，以及老年智力衰退。

韦克斯勒智力量表与比奈系列量表相比，它使用点量表而非年龄量表，包含操作量表。通过使用点量表，为每个测试题赋予分值，就可以将特定内容的测试题进行归集，从而产生每个领域的分数。在操作量表方面，因均在同一样本中进行了标准化，并且两个量表的结果均以对等的单位表示，韦克斯勒量表实现了对个体的言语和非言语能力进行直接比较的可能。它将多个量表在同一样本上进行标准化的程序，也同样成为现代心理测验的典范。

韦克斯勒智力量表可进行言语智商和操作智商的构型分析，通过二者的大小关系和差异程度决定其意义。同时，可以通过比较各分测验与言语量表或操作量表平均分的差异，以及与全量表平均分的差异，进行强点（高于平均分3分）和弱点（低于平均分3分）分析。

第三版成人智力量表包括14个分测验，其中有7个言语量表（常识、数字广度、词汇、算术、理解、类同和字母－数字排序）和7个操作量表（填图、图片排列、积木图案、物体拼凑、数字符号、符号搜索和矩阵推理）。其中11个分测验用于计算全量表智商分数、言语智商分数和操作智商分数。量表适用年龄段为16～74岁、分为16～17、18～19、20～24、25～34、35～44、45～54、55～64、65～79、70～74共9个年龄组，各年龄组根据性别、地域、教育水平等因素分层抽样。信度按照年龄组计算，除数字广度和数字符号采用复本信度外，其余分测验均采用分半信度同时使用斯皮尔曼－布朗公式进行校正。

韦克斯勒儿童量表是目前世界上使用最广泛的儿童智力量表，共有12个分测验，包括5个言语测验（常识、类同、算术、词汇、理解）、5个操作测验（填图、图片排列、积木图案、拼图、译码）和2个备用测验（背数和迷津）。适用于6～16岁的儿童，从6岁0个月到16岁11个月，每4个月为一个年龄组，分别建立了常模表。第四版鉴于对区分言语与操作两类量表有效性的怀疑，不再划分这两个领域，测验可以得到全量表智商和言语理解（常识、类同、词汇、理解）、知觉组织（填图、排列、积木、拼配）、注意力集中或克服分心（算术、背数）、加工速度（译码、符号搜索）4个合成分数。

韦克斯勒学龄前和学龄初期儿童智力量表适用于3～7岁的儿童，幼儿量表共11个分测验，其中3个分测验（句子测验、动物房测验、几何图形测验）是为适应幼儿特点专门编制的，其余8个（常识、理解、词汇、算术、类同、填图、迷津、积木图案）则与儿童智力量表相同，只是内容进行了替换。它分为两个年龄段，2.5～4岁的儿童只接受4个核心分测验：词汇、常识、积木图案和类同；4～7岁的儿童则接受全部测验。

c. 考夫曼量表：考夫曼儿童成套评价测验用于评价2.5～12.5岁儿童的智力加工，它把测验重点放在信息加工上，在测验中区分同时性加工和继时性加工，同时加工包含7个分测验，要求被试从总体上观察空间和视知觉内容，并对内容进行综合和组织。继时性加工包含3个分测验，要求被试进行系列或时间的排列。此外，考夫曼儿童成套评价测验（K－ABC）还包含一个成就量表，包含6个分测验，评价被试在阅读、算数、词汇和尝试等方面的能力。量表最后可以得到四个综合分数：同时性加工分数、继时性加工分数、心理加工组合分数（两种加工的联合分数）和成就分数，每种综合分数都是标准分数形式，平均分均为

100，标准差为 15。

考夫曼儿童成套评价测验不易产生文化偏差，试图区分出流体智力和晶体智力，同时将流体智力进一步分解为同时性加工和继时性加工，颇具特色。

考夫曼青少年和成人智力测验（KAIT）适用于 11 岁以上青少年及成人智力水平，它由两个分量表组成，晶体量表测量学校教育和文化适应中获得的概念，流体量表测量被试解决新问题的能力，此外，KAIT 还包含一个简短的心理状况测验，用来评定认知损伤严重、不能完整参加成套测验的被试的注意和定向。

KAIT 在选择测验题目时，要求问题不仅能体现皮亚杰形式运算思维中典型的问题解决程序，而且要表现鲁利亚和高尔顿提出的成人思维所特有的计划评价机能，因此 KAIT 的题目比较有趣和特别，比如著名人像、神秘代码、双重意义等。

d. 伍德考克－约翰逊认知能力测验修订版：卡特尔－霍恩－卡罗尔理论（CHC）是编制伍德考克－约翰逊的理论依据，CHC 理论模型中 7 个能力组成了 WJ－R COG 认知能力测验量表的基础。

WJ－R COG 仅供受培训的学校、诊所或教育心理学家使用，此测验总共有 21 个分测验，根据诊断对象的问题和评估需要选择使用。WJ－R COG 分为标准成套测验和扩大成套测验。标准成套测验由 7 个分测验组成：流体推理能力、理解－知识能力、视觉－空间能力、听觉加工能力、加工速度、短时记忆能力、长时提取能力，每个分测验代表一个 CHC 能力因素，7 项分测验（代表个体整体的智力能力）产生一个标准认知能力因素分数（IQ 分数）。早期发展量表用于测验学龄前儿童（2~6 岁），由 5 个标准分测验组成。其他 7 项分测验组成补充成套测验，每项分测验也代表一个 CHC 能力因素。由标准成套测验和补充成套测验组成的扩大成套测验提供了一个扩大的主要认知能力（BCA）因素分数（IQ）和 9 个 CHC 认知因素中的 7 个因素分数。

WJ－R COG 测验项目全面，使用简单，计分简单，整个测验信度较高，特别适合判断能力倾向、成就差异测验、相互作用的成就差异测验，以及可以使用交叉群集的方法评估。

e. DN 认知评价系统：由戴斯和纳格里瑞根据 PASS 智力模型编制，包括 4 个分量表，每个分量表各自包含 3 组不同的项目，具体包括：

计划性量表：视觉搜索、规则联系、数字匹配；

注意性量表：表现的注意、找数、听觉选择注意；

同时性加工量表：图形记忆、矩阵问题、同时性的言语加工；

继时性加工量表：句子重复、回答短句、字词回忆。

认知评估系统（CAS）适用于 5~17 岁的个体，总平均分为 100，标准差为 15。

②团体测验

a. 陆军测验：陆军甲种测验是世界上第一个团体智力测验，由推孟的学生奥蒂斯编制，它包括 8 个分测验，陆军乙种测验包括 7 个分测验，属于非文字测验，主要用于母语非英语人员和文盲，两个测验的相关达到 0.8。

b. 瑞文推理测验：瑞文推理测验目标是测验智力的 G 因素，它是非文字型的图形测验，分为三个水平：瑞文标准推理测验，5 个系列 60 个项目，适用于 8 岁以上儿童，属于中等水平的瑞文测验；瑞文彩图推理测验，3 个系列 36 个项目，适用于幼儿和智力水平低于平均水平的人，属于最低水平的测验；瑞文高级推理测验，适合于高智力成人，是最高水平的瑞文推理测验。

标准瑞文推理测验分为 A、B、C、D、E 5 组，5 组题目难度逐渐上升，每组内部题目难度也是逐渐上升。A 组题目主要测试被试的知觉辨认、图形比较等能力，B 组题目主要测试类同比较、图形组合等方面的能力，C 组题目主要考察比较、推理、图形组合方面的能力，D 组题目主要测试系列关系、图形组合方面的能力，E 组题目主要测试组合、互换等抽象能力。

瑞文推理测验的优点在于测试对象不受文化、种族和语言等条件的限制，适用年龄广泛，可以个别施测也可以集体施测，使用方便，省时省力，结果以百分等级等常模解释，直观易懂，应用广泛。

c. 认知能力测验：由桑代克和哈根编制，包含言语分量表（语言分类、句子完成、言语类别）、非言语分量表（图形分类、图形类比、图形分析）和数量分量表（数量关系、数字序列、等式建立）。所有题目均由易到难排列，除图形分析采用判断题形式，其他均为多选题，可转换为多种导出分数（标准分中平均分为 100，标准差为 16）。

d. 文化公平智力测验（CFIT）：CFIT 以卡特尔关于流体智力和晶体智力的理论为依据，目的是将个体的一般能力从学习教育和社会背景中分离出来，获得能力中最稳定、最核心的部分。它是非文字测验，包含 3 个不同水平的量表，每个量表又有 A、B 两个复本。量表 1 适用于 4~8 岁儿童和智力落后的成人，量表 2 适用于 8~14 岁的儿童和中等智力水平的成人，量表 3 适用于大学生等中等智力水平以上的成年被试。每个量表均包含 4 个分测验：系列推理、方阵推理、类同概括和定性分析。测验全部使用图形材料，主要考察被试从事物中发现联系和规律的能力。原始分数可转化为平均数为 100，标准差为 16 的标准分数。

e. 画人智力测验：画人智力测验由古德纳夫提出，要求儿童在 6min 内画一个全身的人像，评分系统包含 14 类，分别是头、发、眼、耳、鼻、口、颈、躯干、上肢、手、下肢、脚、连接和服饰，除连接外，其他各类均按有无、比例、细节和奖励四个维度来评分。

③学习潜能评估——一种基于动态智力观的能力测验：传统测验对智力的评估均是针对个体已经具有的智力水平，其作用限于筛选、选拔或者诊断个体既有的能力状况，而对被试经过学习后能力发展状况缺乏预测力。同时，传统智力测验在实际应用中多为结果定向，诊断者仅考虑最终的 IQ 分数，而不考察被试是

否有获得所测知识和技能的同等机会，导致文化上的不公平。

为此，许多研究者提出要测量个体获得特定能力的能力，或者说个体进行学习的能力。为此，必须对智力进行一种经历时间的研究，除对现有智力水平的评估外，还要给予个体同等机会的训练，通过复测和初测的比较，对个体的学习能力进行评估。主要工具包括福伊尔施泰因（Feuerstein）的学习潜能评估工具（强调中介学习）和古斯克（Guthke）等人的学习潜能推理量表。

（3）能力倾向测验　能力倾向是一个人潜在的能力，在予以训练后，容易使个人获得一定知识或技能。能力倾向测验涉及广泛的学习经验，是在一定遗传素质基础上各种经验积累的结果。

①多重能力倾向测验：多重能力倾向测验是由测量不同能力的分测验组成的综合测验，用于了解人的潜能方向，典型的多重能力倾向测验包括4~9个分测验，各分测验测量不同的能力倾向。它的常模通常根据一个标准化团体建立，因此测验得到的各分测验分数可以直接相互比较，从而判断一个人的优势和劣势。它在测验时间和材料上都比较经济，在实施上可以单独实施某个分测验，也可以把分测验结合起来使用。

a. 区分能力倾向测验（DAP）：DAP由本纳特、西肖尔和韦斯曼提出，主要用于美国8~12年级学生的职业咨询和教育咨询。它包括8个分测验：言语推理、数字能力、抽象推理、文书速度和准确性、机械推理、空间关系、拼写、语言运用。各分测验可得一个分数，其中言语推理和数字能力两项相加，可以作为学业能力倾向的指标。

b. 一般能力倾向成套测验（GATB）：GATB由美国联邦劳工部编制，主要用于职业咨询，也可以为中学生的专业选择和求职提供帮助。它包括12个分测验，即8个纸笔测验和4个仪器测验，组合可以确定9种能力倾向，主要是一般学习能力、言语能力、数理能力、空间能力、形状知觉、书写知觉、运动协调、手指灵活度、手部敏感性。其原始分数可以转化为百分等级，也可以转化为标准分（平均分为100，标准差为20）。通过分析各个职业的GATB分数，确定每个职业团体GATB的分数特点，从而绘制出每种职业的能力剖析图（职业能力模型，OAP），从中可以确定每种职业临界的GATB分数。对于个体而言，可以将得分转换为标准分，与OAP比较，从而找到个体可能适合的职业。

c. 弗拉纳根能力倾向分类测验：它包含14个分测验，具体是：检验测验、代号测验、记忆测验、精确性测验、装配测验、坐标测验、协调能力测验、判断和理解能力测验、算术测验、图样模仿能力测验、组成测验、表格阅读能力测验、机械测验、表达能力测验。

②特殊能力倾向测验

a. 心理运动能力测验：它是最早建构起来的特殊能力测验，主要用于预测特定职业和行业的工作绩效。

斯特龙伯格敏捷测验主要用于全面测试手指、手掌和手臂运动速度和准确性，测验过程中，要求被试将 54 张三种颜色的小图片按照规定的顺序尽快摆放在一起。与之类似的还有明尼苏达操作速度测验。

普度钉板测验主要测查被试手－手指－手臂的灵活性，在测试第一部分，被试分别用左手、右手和双手将钉子放入一块木板的小洞中；在测试第二部分，被试要将钉子放入小洞，之后在上面放上垫圈和铜圈。

本纳特手动工具敏捷性测试将手指敏捷性和手臂与手的整体运动结合起来测试，主要任务是要求被试从一个框架右边的三种不同型号的螺丝钉上拧下 12 个螺帽，然后重新装配框架左边的螺帽和螺丝钉。

b. 文书能力倾向测验：一般文书测验是一种综合的文书能力测试，包含 9 个分测验，主要分三种能力计分：文书速度和准确性、数字能力和言语流畅性。

明尼苏达文书测验主要用于选拔要求知觉操作和操作符号能力的职业人员，分数目比较和姓名比较两个部分。

翁德里克人事测试是应用于人事与选拔中的智力测验，是一个多项选择测验，涉及语言、数学、图形和分析等方面。

国家职业汉语能力测试（ZHC）重点考察应考者在工作场所和职业情境中实际运用语言的能力。

c. 机械能力倾向测验：明尼苏达空间关系测验，要求被试将零散的木板插入 A 板和 B 板，或者 C 板和 D 板。

本纳特机械理解测验，主要测量在实际情境中理解机械关系和物理定律的能力，有两个复本，S 式和 T 式。

d. 音乐能力倾向测验：西肖尔音乐才能测验是第一个标准化的音乐能力测验，其目的在于测量不受训练影响的基本音乐能力，适用于小学生到成人被试，此外，他还发明了音高镜和听力计。测验主要测量以下内容：音调辨别力、音量辨别力、时间音程辨别力、节奏判断力、音色判断力、音调记忆力。

戈登音乐能力倾向测验以真正音乐题材作为材料，要求被试分别以旋律、和声、速度和节拍为依据，判断两小段音乐是否相同，之后再进行三个分测验：T 测验，考察被试的音调形象（旋律、和声），方法是使用两种演奏方法，让被试判断异同；R 测试，考察被试的节奏形象（速度、节拍）；S 测试，考察被试的音乐感受力（乐句、对比和风格），要求被试判断两段音乐哪一个更有魅力。

e. 美术能力倾向测验：梅尔美术判断力测验主要考察被试的审美能力，即对美术作品的鉴赏能力，包括艺术判断（比较杰作复制品和修改版本）和审美知觉（对一件艺术品的四种不同形式进行排序）两个分测验。

（4）创造力测验

a. 吉尔福特发散思维测验（南加利福尼亚测验、DTTCU）：根据吉尔福特智力三维模型编制（内容、操作、产物），主要测量发散思维的能力，吉尔福特认为，发散思维是思维向不同方向发散的能力，它不受给定事实的局限，使得个体在解决问题时能产生各种不同解决问题的思路和方法。其包括 14 个分测验，即 10 个使用言语反应和 4 个使用图形内容，从流畅性、灵活性和独特性三个维度进行评价，适用于初中以上文化水平的被试。

b. 托伦斯创造性思维测验（TTCT）：TTCT 主要包含言语、图形和声音三个部分，共分 12 个分测验，每个部分均有两个复本，适用于幼儿到成人。言语测验主要考察被试思维的流畅性、变通性和创造性；画图测验主要测查被试思维的流畅性、灵活性、独创性和精确性；声音测验主要考察被试思维的独特性和新异性。

c. 芝加哥大学创造力测验：其测量小学生到高中生的创造性，包括 5 个分测验：词语联想、用途测验、隐蔽图形、完成寓言、组成问题。

d. 威廉斯创造力倾向测验：其共有 50 题，包括好奇性、想象力、冒险性、挑战性 4 项，具有人格测验的性质。

2. 人格测验

（1）人格测验的编制方法

①逻辑分析法：由专家依据特定人格理论，确定要测量的特质，用逻辑分析的方法编写和选择能测验这些特质的题目，最后组卷编排成问卷。爱德华个人偏好量表、詹金斯活动调查表、显性焦虑量表的编制采取逻辑分析法。

②因素分析法：对标准化大样本施测大量题目，然后通过被试在各题上的得分进行因素分析得出几个因素，每个因素均代表一个人格特质，同一因素内的题目高相关，不同因素间的题目低相关。然后将测量几种因素的题目组合在一起构成人格测验。卡特尔 16 种人格因素量表、埃克森人格问卷采取因素分析法编制。因素分析法的优点在于统计技术的先进性和量表的单维性，不过缺点也是由于题目产生于统计结果之中，即因素分析的结果取决于被试和题目，因而面临缺乏实证效度的怀疑。

③经验法：选取具有特定特征的效标组和对照组，然后，用一系列测试题给各组施测，选出能将两组分开的题目构成测试。其直接来源于实践，根据经验效标选择题目，具有良好的实证效度，难点在于如何找到各种典型的效标被试。明尼苏达人格调查表采取经验法编制而成。

④综合法：综合采用以上三种技术，首先根据理论假设建构内容框架，从而搜集和编制题目；然后将问卷施测于效标组和正常组，以确定试题可否有效将两组分开，被试的反应是否与理论假设一致，依此筛选试题；最后对题目进行因素分析，确定被试的反应是否符合原来的理论构念，是否是分量表之间低相关，分量表内题目高相关。中国人个性测量表、杰克逊人格问卷、加利福尼亚州心理调查表采用综合法编制。

（2）自陈式测验　自陈式人格测试就是根据要测量的人格特质，编制许多相关问题，要求受测者根据自己的实际情况回答相关问题，然后根据受测者的答案，去衡量受测者在相关人格特质上的表现程度。

自陈量表的特点：自陈量表题量比较大，多数用于测量人格的若干特质；自陈量表常采用纸笔测验的形式，可以团体施测；自陈量表常采取是非题或选择题，计分规则比较客观，施测手续比较简便，测量分数容易解释，应用广泛。

影响自陈式人格测验的信度和效度的因素主要包括社会赞许性、反应定势和无法测定的潜意识动机。为此，编制自陈式人格测验时应注意：尽量避免带有明显社会评价色彩的题目，代之以中性陈述；对于量表中有关个人隐私的问题，应采取适当的措辞加以掩蔽；应通过题目设计来避免被试极端、折中、默认、肯定等反应定势，此外还可以在测验中增加检查反应定势的效度量表，若该量表的分数达到一定程度，则视问卷无效；尽量提供有等级的选项，使被试可以选择最符合真实情况的选项。

①基于临床效标的自陈式人格测验

a. 明尼苏达多项人格问卷（MMPI）：MMPI 由哈萨威和麦金利编制，测验由效度量表、临床量表和内容量表组成，其中效度量表提供受测者对测验的态度的信息，如是否存在伪装；临床量表用来确认诸如忧郁症和精神分裂症等心理障碍；内容量表包括与特定内容领域存在实证性相关的各组题目。

第一版包含 10 个临床量表和 3 个效度量表，3 个效度量表中，包括说谎量表（L）、诈病量表（F）和修正量表（K）。说谎量表用于评估受测者美化自己的企图，在 L 量表上得分高的人不愿意承认自己的缺点。诈病量表用于评估受测者故意表现异常的企图，F 量表得分高代表测验无效。修正量表探测受测者将自己伪装成"好人"或"坏人"的企图，高 K 值代表对测验的防卫性态度或展现为好人的企图，低 K 值表示过分坦率与自我批评或者装坏人的企图。K 分数与社会经济地位有关，因此对不同经济地位的群体，K 的标准也不同。

此外，由被试无法回答或对"是""否"均做回答的项目构成疑问量表，超过 30 题则答卷无效，无回答的反应偏向代表个体一定的心理冲突或对特定事物的回避，因此也值得重视。

第二版共 567 个项目，可分为基础量表（10 个临床量表和 3 个效度量表）、内容量表（15 个量表，量表项目具有内容同质性）和附加量表三类。具体如下。

基础量表：L、F、K 量表，Hs（疑病症）、D（抑郁症）、Hy（癔症）、Pd（精神病态）、Mf（男子气 - 女子气）、Pa（妄想症）、Pt（精神衰弱）、Sc（精神分裂）、Ma（轻躁狂）、Si（社会内向）；

内容量表：焦虑紧张量表、恐惧担心量表、强迫固执量表、抑郁空虚量表、关注健康量表、古怪思念量表、愤怒失控量表、愤世嫉俗量表、逆反社会量表、A 型行为量表、自我低估量表、社会不适量表、家庭问题量表、工作障碍量表、反感治疗量表；

附加量表：焦虑量表、抑制量表、自我力量量表、麦氏酗酒量表、受制敌意量表、支配性量表、社会责任量表、性别角色量表、伤后应激失常量表；

MMPI－2新增效度量表：后F量表、同向答题矛盾量表、反向答题矛盾量表和中文版低频量表。

根据被试在各项目上的得分，可以统计他们在每个量表上的原始分数，之后转换为平均分为50，标准差为10的T分数。在解释测量结果时，可采用简单分量表分析或编码系统分析，也可使用分析剖析图，在两点编码基础上考虑各分量表得分的形态。

b. 加利福尼亚心理调查表（CPI）：CPI由高夫以MMPI为基础编制，其更加关心人格中积极、正常的方面。1996年修订版包括20个分量表，通俗量表可分为3个向量：V_1（外向－内向）、V_2（遵从规范－挑战规范）、V_3（自我实现或个人整合）；特殊目标量表包括：管理潜能、领导潜力指标、创造性潜能指标、工作方向、社会成熟度指标。

根据V_1、V_2两维度的划分，可分为4种人格类型：

表6－2 四种人格类型两维度的划分比较

	外在取向	内在取向
遵从规范	α	β
挑战规范	γ	δ

V_3为纵轴，分为7个水平，其代表的能力从水平一到水平七依次提高。

CPI根据Gi（good impression）、Wb（sen of well－being）、Cm（communality）来检验试卷的可靠性。通常可将原始分数转换为T分数（平均数为50，标准差为10）。

②基于因素分析的自陈式人格测验

a. 卡特尔16种人格因素量表（16PF）：量表分16个分量表，除聪慧性（B）量表外，其他各分量表的测题无对错之分，每一测题各有a、b、c三个答案，可按0、1、2三等记分（B量表的测题有正确答案，采用二级记分，答对给1分，答错给0分），导出分数为标准十分制。

16PF可根据公式推算人格类型的次元因素，分别是焦虑性低与焦虑性高、内向性与外向性、情感丰富与坚决、顺从与独断。

b. 埃森克人格问卷（EPQ）：EPQ量表由4个量表组成，分别测量受测者在内外倾（E）、精神质（P）、神经质（N）三个人格维度上的特征。EPQ分为儿童和成人两种，儿童问卷适用于7～15岁的受测者，成人问卷适用于16岁以上的受测者。

c. 五大人格问卷：考斯塔和马克雷采取因素分析法，归纳出五种重要的人格因素：

外向性（extraversion），代表个人在性格上外向的程度；

开放性（openness to experience），代表个人观念开放的程度；

亲和力，或宜人性（agreeableness），代表个人与人相处的性格特质；

神经质（neuroticism），代表人格特质方面情绪稳定的程度；

责任感（consciousness），或审慎性、严谨性，代表个人行事谨慎的程度。

据此他们编制神经质、外向性、开放性的个性问卷（NEO - PI），问卷分为两式，R 式为他评量表，S 式为自评量表，量表项目相同，仅对人称进行调整，分别在自评和他评情况下使用。量表分为 5 个分量表，每个分量表有 6 个层面，每个层面有 8 个项目，共 240 个项目。测验未设效度量表，但要求接受测试者对诚实和准确程度做出自我回答。

问卷采取平均数为 50，标准差为 10 的 T 分数，未设立临界分，对被评估者进行分类或者诊断是根据 T 分数将 5 个维度及其所有层面划分为 5 个等级：低于 34 为极低，35 ~ 44 为低，45 ~ 55 为平均，56 ~ 65 为高，66 以上为极高。

③基于类型理论的自陈式人格测验

a. 价值观研究量表：价值观研究量表由奥尔波特根据 Spranger 区分的 6 种类型理论编制，也称奥尔波特 - 弗农 - 林赛量表，6 种类型是：权力型、经济型、理论型、审美型、社会型、宗教型。

b. 詹金斯活动调查表（JAS）：JAS 理论基础是福利曼和罗森曼描述的 A - B 人格类型，主要是评价 A 型人格，量表共 52 个题目，包含 4 个量表，其中 A 量表是作为从整体评价个体 A 型行为程度的指标，S 因素指速度和性急，J 因素指对工作献身的程度，H 因素指刻苦和竞争的因素。

c. MBTI 测验：由凯瑟琳·布里格斯根据荣格内向型 - 外向型性格理论编制，形成四维八级共 16 个维度，具体包括：与世界相互作用的方式，内倾 - 外倾；获得信息主要方式，感觉 - 直觉；决策方式，思维 - 情感；做事方式，知觉 - 判断。

④基于其他理论的自陈式人格测验

a. 爱德华个人偏好量表（EPPS）：EPPS 是以莫瑞明显需求理论为基础编制的自陈人格量表。此测验为大学生和成人设计，由 15 种需求量表和一个稳定量表构成，有 225 对由陈述句组成的题目，其中 15 道题重复两次。每个题目包括自我描述性陈述，这些陈述与被试的社会需求相匹配。测验采取迫选的形式，项目对中两个选项社会期望水平大致相同，测验产生的是自比分数。

b. 杰克森人格研究表：以莫瑞需求理论为基础，PRF 有 5 种选择，包括两套平行测试（A、B、AA、BB），长量表包含 22 个分量表，每个分量表 20 个项目，包括两个效度分数：罕有性（infrequency）和赞许性（desirability）；短量表包含 15 个分量表，每个分量表 20 个项目。E 量表是采用项目分析技术发展的增强版，有 22 个分量表，每个量表 16 个项目。它应用计算机辅助技术，反映了测验建构的诸多进步。

c. 心理控制源评定量表：控制源是指个人的行为有效控制和驾驭外部环境的期望，它有内控和外控的个体差异。

罗特的内在 - 外在心理控制源量表（LELCS）、赖文森的内控/他控/机控量表（IPC）、多维健康状况心理控制源量表（MHLC，包含内控性、机遇性、有势力的他人 3 个分量表）。

d. 个人构念理论 - 角色构念测验（Rep Fest）：Rep Test 由凯利在其个人构念理论基础上编制，个人构念理论强调个人分析或解释事件的方式，其核心单元是构念 - 知觉、分析或解释事件的方式。一个人总是用各种构念去解释、评价、预测事件，个人的多种构念就组成一个构念系统，也就是人格系统。复杂的构念系统涉及许多相互联系的构念，以多水平的方式组织在一起，而一个简单的构念系统只有很少几个互不关联的构念，而且通常只有一两个组织水平。一个复杂的构念系统可以提供对世界知觉的更大的区分性和更细致的预测，如果一个人具有复杂的构念系统，那么他就具备较完整的人格和良好的社会适应能力，而一个简单的构念系统则意味着把所有人和事置于某些类别，而不管其所处的环境，因此一个人如果具有简单的构念系统，那么他的人格可能就有缺陷，适应能力也较差。

测试中，给予被试一个名称表，均为其熟悉的人物，向被试指出名单中的 3 个人，要求他说出其中两个和第三个人有何异同，以此确定被试的构念系统。

（3）投射式测验 投射测验重在探讨人的无意心理特征。如果将无确定意义的刺激情境作为引导，受测者就会在不知不觉中将自己无意识结构中的愿望、要求、动机、心理冲突等特征投射在对刺激情境的解释中。

理论假设：人们对于外界刺激的解释性反应都有其原因可以预测；反应者过去形成的人格特征、他当时心理状态和他对未来的期望等心理因素也会渗透在他对刺激的反应过程及其结果之中；人格结构的大部分处于潜意识中，当被试面对一种不明确的结构刺激时，就可以使隐藏在潜意识中的欲望、需求、动机等泄露出来，即把一个反映他人格特点的结构加到刺激上，通过分析，就可能获得对受测者自身人格特征的认识。

特点：测验材料没有明确的结构和确定的意义，受测者对测验材料的反应不受限制，为受测者提供针对材料进行广阔自由联想的机会和空间；测验目的具有隐蔽性，避免受测者防卫和伪装，使结果更能反映真实的人格特征；测验结果的解释重在对受测者人格特征获得整体了解；不受语言文字的限制；计分困难，难以对结果进行定量分析。

①联想型投射测验

a. 罗夏墨迹测试（RIT）：在罗夏之前，比奈最早提出使用墨迹图评估个体特征，惠普勒制定了第一个墨迹测验，罗夏则将墨迹测验用于诊断心理障碍。

RIT 发表于 1921 年，由 10 张墨迹组成，其中 5 张黑白，3 张彩色，其余 2 张为黑色和红色混合。测试中要求被试说出展示的墨迹可能代表什么，通常主试也会针对被试联想的内容进行提问。

b. 词语联想测试：荣格是第一个利用词语联想技术研究反应障碍的心理学家，在此之前，高尔顿、冯特和克雷佩林在研究中均曾使用过类似的词语联想法。测试时，要求被试听到刺激词之后，尽快做出由刺激词所做出的反应。一个不同的方法是在听到刺激词后报告所联想到的词汇，通过与常规群体比较诊断精神障碍。

②建构型投射测验 – 主题统觉测试（TAT）：TAT 建立在莫瑞需要 – 压力理论上，该理论认为，人类复杂的心理行为都可以用特定的欲望和压力相结合的简单形式来解释。个体人格的形成及表现具有明确的动力性，完整的人格往往是内在欲求和压力相平衡的结果。若不平衡，则会发生人格偏离或心理异常。TAT 假设个人对图画情境编造故事和其生活经验具有紧密的关系，且受到无意识动机的影响。故事内容中有一部分内容受到当时知觉的影响，但其想象部分却包含个人有意识或无意识的反应，即受测者在编故事时，会不自觉地把隐藏在内心的欲望和冲突穿插在故事情节中，借故事中人物的行为投射出来。

TAT 包含 30 张黑白图卡、30 张图片组成部分重叠的 4 套卡片，分别适用于男童、女童、14 岁以上男性和女性，施测时每组 20 张，其中一张为空白卡片。被试要根据每张图片编一个故事，包括是什么到导致图片所示的事件，描述此时正在发生什么和图片中人物的所思所感，并最后给出结局。对空白卡片，要求被试想象出一幅在卡片上的图并进行描述，讲一个关于它的故事。

③完成型投射测验

a. 语句完成测验：语句完成测验居于词汇联想和主题统觉技术之间，通常有两种形式：限制性选择，在一个未完成句子后面列有数个短句，要求被试从中选择一个认为最合适的短句完成句子；自由完成式，要求被试将未完成的句子补充成完整句子，而对被试不加任何限制。

测验在 7 点量表上评分，被试反应分为 C 反应（消极反应）、P 反应（积极反应）和 N 反应（中性反应）。

b. 逆境对话测验：测验由一些图片组成，通常画中有两个人物，其中一人说几句足以引起对方生气或陷入挫折情境的话，被试要为受挫者在空白处写下受挫者如何反应。评分时，根据被试答案的"攻击类型"和"攻击方向"评分，攻击类型包括：障碍 – 控制，反应重点在强调障碍或困难；自我 – 防御，反应重点在为自身辩解或逃避责任；需要 – 坚持，反应重点在建设性的解决引起挫折的问题。攻击方向包括：外向攻击（朝向他人或环境）、内向攻击（朝向受挫者本人）、免于攻击（试图掩饰或逃避挫折情境）。测验计分时每种反应的百分比均与常模进行比较。

④表露型投射测验

a. 绘画测验：麦柯弗画人测验假设受测者在同性人像上投射自己能接收的冲动，在异性头像上投射自己不能接收的冲动，此外，人像特征也投射出受测者的特点。测验中，分别画两个不同性别的人，主试会记录受测者的反应，也会提出相关的问题。

卡氏画树测试让被试随意画一棵树，将画好的树与 20 种标准进行比较，以解释受测者的人格特征。

b. 沙盘游戏：沙盘游戏既可以用于人格测量，也可以用于心理治疗，它是由荣格的学生多拉·卡尔夫结合荣格积极想象技术和艾里克·纽曼的儿童发展阶段理论创立的一种心理分析专业技术。其理论假设是：在沙盘游戏的过程中，原型、象征和内在精神世界很容易表现出来，在一个自由、安全的氛围中表现这些客观存在可以促成整体性意象的形成，进而为展现自信创造机会。

测验中被试可以自由使用沙盘中的材料建造头脑中想象出的任何图景，主试则会与被试展开相关交流。

测验的诊断性指标可分为 3 个方面：攻击性、空虚性和歪曲性，其中歪曲性又可分为封闭性、无次序性、机械性。根据以上指标，问题儿童的空虚性和封闭性得分很高，且沙盘中通常不出现人物或者人的象征物；弱智儿童在攻击性、空虚性和歪曲性三方面得分均较高，其次是无次序性得分很高。

（4）情境式人格测验　情境测验是指将被试置于特定情境中，由主试观察其在此情境下的反应，从而判断其人格。可分为活动情境测验和假设问题情境。

a. 品格教育测验（CEI）：CEI 是哈特松和梅尔设计的最著名的情境测验，它采取学龄儿童日常生活或学习中熟悉的自然情境，用来测试诸如诚实、自我控制、利他主义等品格或行为特点。

b. 情境压力测验：它是在一组不相识的人群面前，提出一项在有限器材条件下需要参加者通力合作，并在规定时间内完成的任务，用来鉴别领导力、想象力和小组合作等特征。

内田－克雷佩林测验要求被试做一位数连续加法，通过对作业曲线的分析，对被试的性格、气质、智力等做出评估。

c. 道德两难故事法：它是由柯尔伯格提出，以其提出的道德发展阶段理论为依据，通过道德两难故事判断被试的道德发展水平。

（5）其他人格测量方法

①评定量表：人格评定量表是通过观察，给人的行为或人格特性确定一个等级的标准化程序，是由与被评人比较熟悉的他人对被评人的行为或人格特点做出评价，如莱氏品质评定量表、猜人测验。

②认知风格测评：隐蔽图形测验（EFT）是威金特等人编制的测量个体场独立性和场依存性认知方式的测验。测试中要求被试从较为复杂的图形中用铅笔画

出镶嵌或隐蔽在其中的简单图形。

赖丁等发展出认知风格分析系统（CSA），它由计算机呈现，直接评估"整体－分析""言语－表象"两个维度，由 3 个分测验组成，分别要求被试判断正误、判断两两配对的几何图形是否相同、判断简单图形是否包含在复杂图形中。

③社会计量法：社会计量法由美国心理学家莫里诺提出，在社会心理学中常用于确定团体中人与人之间的关系和团体结构。

社会关系图解法中，主试向被试提出几个问题，涉及生活的积极或消极方面，要求被试在团体中选择同伴，然后主试将团体成员的社会关系呈现在一张图中（通常是靶形图），也可以通过统计分析，得到有关个人地位及团体性质的各种指数，如：

个人受选地位指数＝受选总数/（团体人数－1）

团体吸引率＝总选择数/（总选择数＋总排斥数）

社会距离量表由社会学家博格达斯编制，量表中题目按照社会距离由近到远排序，由被试进行评分。可得如下指标：

团体社会距离分数＝特定成员得分之和/总人数

个人社会距离分数＝个人对团体内每一成员评分之和/总人数

④传记式问卷：传记式问卷是个人传记资料测量的主要方式，它是将一个人过去的传记用系统的问卷记录下来，问卷涵盖个人的过去背景与生活经验，包括教育经历、兴趣、家庭、休闲、健康情况、早期工作经验、态度、价值观等内容。

3. 态度测验

态度是个体对人或事物所持有的一种较为持久而一致的心理倾向，包括认识、情感和行动倾向三种成分。态度是一种内在的心理倾向，指向一定的对象，具有价值判断的成分和感情色彩，具有一定的稳定性和持续性。

（1）等距量表法　由美国心理学家瑟斯顿在 1925 年创立，基本思路是，围绕特定态度主题，选取能代表该方面的态度语或项目若干，之后由专家对其进行等级排序，并将专家排列的结果进行项目分析，保留有效的项目以及根据专家的反应确定的项目等级。最后，从中选择出一定数量一致性最高且量表值大约能做等距分布、涵盖所有等级列别的题目，编成正式的态度量表。

在测量被试对量表反应时，要求被试对量表中的项目做赞成或不赞成的回答，之后将受测者表示赞同的项目依分数高低排列，求其中位数，以居中项目的量表值作为被试态度的估计值。

（2）利克特量表法　此量表假定每个项目或态度语都具有同等的量值，项目之间没有差别量值。被试要对每个项目的态度强弱按五级或六级反应。最后，以受测者在所有项目中评定等级的总和来估计被试的态度。

（3）哥特曼量表法　此方法试图建立一个单向性量表，即项目之间的关系和排列方式遵循从强到弱或从弱到强的关系。在制作时，首先挑选可以测量特定态度的具体陈述句或项目，构成预备量表。将预备量表施测于具有代表性的样组，将受测者按回答赞成的多少由高到低排列，将项目依赞成多少也由高到低排列。经过排列，所有答案构成一个三角形态，凡是落在三角形态以外的均视为误差，即认为其容易造成误解。去掉无法判断是赞成或反对的项目，同时调整项目范围以控制误差数，最后计算复制系数，作为单向性好坏的指标。

复制系数 = 1 - 误差系数/回答总数，如果大于等于 0.9，则称该量表单维度，每个人的态度得分就是他回答赞成的项目总数。

（4）语义分化量表法　此方法依据的前提是，态度由人们对所给概念（刺激）的含义（语义）组成，此含义可以通过对关联词的反应来加以决定。语义分化量表确定三个维度：评价维度、力度维度、活动维度。每个维度都有几项有两级的形容词，三个维度不变，维度中的项目可变，其中最重要的是评价维度。测查时，先给被试提出一个关键词（态度对象），要求被试按照自己的想法在两极形容词间的 7 个数字中圈选，各系列分值的总和就代表他对对象态度的总分，即总态度。

表 6 - 3　　　　　　　　　　　　模拟语义分化测量项目表

			主题词：婚姻					
评价量表	好	-3	-2	-1	0	1	2	3	坏
强度量表	强	-3	-2	-1	0	1	2	3	弱
活动量表	快	-3	-2	-1	0	1	2	3	慢

（5）Q 分类技术　Q 分类技术是斯蒂芬森提出的一种研究自我概念的特殊技术，测试中，给被试很多张描述人格特质的卡片，要求被试按与自身特质的吻合程度将卡片分为 1～9 级。为保证评级分布的一致性，采用迫选的常态分布，要求每个等级中都有规定数量的卡片，由于采用迫选技术，其只能得到自比分数。

（6）内隐联想测试（IAT）　　IAT 是由格林沃尔德提出的一种内隐社会认知的研究方法，其采用计算机化的辨别分类任务，以反应时为指标，通过对概念词和属性词之间的自动化联系的评估来对个体的内隐态度进行间接测量。

（7）内隐条件推理测验　受限推理测验（CRTs）是一种和内隐概念相关的人格测量方法，研究发现，推理中的内隐偏好是一种非常重要而且居于主要地位的内隐社会认知。推理中的内隐偏好通常采用合理化的机制，通过无意识偏袒，从而提高动机或者特质行为的合理性。合理化机制可能包括敌意归因偏好、贬低目标偏好、报复偏好、社会折扣偏好等，因此，可以通过问题设计，给出多个具有一定逻辑相关性的答案和一些干扰性的显然无关答案，答案本身在社会赞许性等方面等价或无显著差异，让被试选择其中一个。由此，通过系统的计分方式，可以考察被试的内隐偏好，从这种偏好可以更为真实地反映被试的人格特征。

4. 兴趣测验

兴趣的差异表现在兴趣的指向性、广度和稳定性方面的差异，对兴趣的划分应注意表达兴趣、表现兴趣和测量兴趣的差异。

（1）斯特朗－坎贝尔职业兴趣测验（SVIB）　SVIB 是最早的真正意义的职业兴趣测验，采取经验法编制，目前斯特朗－坎贝尔兴趣量表包括经验性量表、同质性量表和依据霍兰德的职业理论建立起来的量表。其中经验性量表是 SCII 最为主要的特色，在测验构成中为 207 具体职业量表，其中"项目－百分比差值在 16% 以上"；同质性量表是由普通人群组成被试组进行测试，通过采用聚类的统计方法，将具有很高相关的题目归结到一起，组成具有一定共同特质的同质性量表，在测验构成中为 23 个基本职业兴趣量表；霍兰德的职业选择理论认为，人们总是选择那些能够使自己的人格特点与工作环境要求达到最大限度匹配的职业，依据此理论建立 6 个一般职业主题量表。

兴趣测量之所以能够有效，是因为不同的人会对同一题目做出不同的反应，而且，对特定职业感到满意的群体会对特定的题目做出特定的反应模式。项目－反应分布的方式包括：

非常广泛的项目－反应分布，在一些职业群体中，几乎每个人都会做出"喜欢"的反应，而在另外的一些职业群体中，几乎没有人会做出"喜欢"的反应，SCII 中绝大部分题目属于此类。

中等程度的项目－反应分布，除与其内容有关的职业外，大部分职业群体对它做出"喜欢"反应的百分比都很低。

特殊模式的项目－反应分布，此类题目的项目－反应分布范围相对比较狭窄，但是它能够提供有关某些职业群体在兴趣上的细微差别的信息。

SCII 的上述项目－反应分布，从整体上说明一下几个特点：对每个题目的接受度在不同职业群体之间存在很大差别；每个题目的内容都反映出接收或拒绝它的职业群体的特点；某些职业群体在兴趣上存在真实，但又非常细微、轻易不被觉察或不被人们所预料的差别；大部分题目具有跨时间的稳定性；男、女样本即使从事同一职业，也常常会对许多题目做出不同的反应；每个题目的项目－反应分布模式都不相同，但目前不清楚哪种模式最佳。

SCII 在题目选择上不过分追求统计上的显著性，不同于多数测验以统计检验结果是否表明两个不同的样本在量表上的平均分是否存在显著性差异作为量表是否对两个样本予以成功区分的标志，SCII 认为此类工作没有意义，因为人们对任何心理测验都不是随机反应，因此任何差异都是实际存在。在挑选题目时，SCII 提出以下建议：计算每个题目的"项目－百分比差值"（计算实验组和参照组对项目"喜欢"和"不喜欢"的百分比，取其差值较大者）；10% 或者更小的差异应予以忽略；通常 12% 的差别不具有任何意义，16% 的差别具有中等程度的重要性，高于此的差别都必须予以重视；在建构量表过程中，题目数目的多少与题目－百分比差异的大小具有同等的重要性。

除 3 个量表外，SCII 还包括特殊量表和测验管理指标，其中特殊量表包括学术满意度量表和内 - 外向量表。测验管理指标具体包括：

整体反应性指标，应试者做出反应的题目的数目，在 SCII 325 个题目中，被试未做出反应的数目不应超过 15 个；

异常反应指标，被试做出异常反应的题目的数目，如果参照样本对一道题目做出特定反应的比例低于 6%，则此反应视为异常反应。在 SCII 中，女性异常反应指标应低于 6 个，男性应低于 12 个；

反应类型指标，被试做出"喜欢""不喜欢""无所谓"的反应占全部反应的百分比。SCII 中，反应类型的变化范围为 10%～70%。

（2）库德职业兴趣调查表（KOIS）　KOIS 包含 504 种不同的活动，每 3 种活动组成一组，为迫选式测验，要求被试选出最喜欢和最不喜欢的活动，根据被试的选择将其归入 10 类中的一类：户外活动、机械、计算、科学、说服、宣传艺术、文学、音乐、社会服务和文书。它包括检查量表、实验量表、职业兴趣评估、职业量表、大学生专业量表 5 个部分。

（3）霍兰德职业兴趣测验

①霍兰德职业兴趣理论：霍兰德职业兴趣理论基本上是一种职业人格理论，其建立在 7 个基本假设之上：

社会中的多数人可以被归结到 6 种不同类型之中：传统型、经营型、现实型、研究型、社会型、艺术型；多数职业环境也可为被归为同样的 6 种类型，而且每种职业环境都由一定特殊类型的人所主导，因此工作环境的要求和工作伙伴的人格特点就构成了该种职业的风格。

人们倾向于寻找和选择有利于他们的技术、能力发挥，能充分表达他们的态度，实现他们的价值，并使自己能扮演满意角色的环境，人不仅选择环境，环境的变化发展也影响着人们的选择，此过程需要一个相当长的时间才能完成。

一个人的作为是他本人个性和环境特征交互作用的结果，个体人格模式和环境模式的不同匹配可以预测个体的一系列行为发生的概率和好坏程度，具体包括职业选择、工作改变、工作绩效和个人能力。

个体类型和环境类型的一致性、和谐程度可由一个六边形模型来解释和评估（图 6 - 1）。个体类型和环境类型之间的距离越短，两者之间的关系就越紧密。

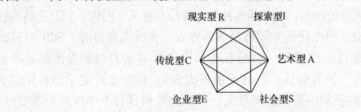

图 6 - 1　个体类型和环境类型关系模型

个体内部或环境内部的相容性程度也可以用一个六边形模型来决定，在六边形模型中相邻类型高相容，或是说有一致性的兴趣和职业职责；六边形上相对类型则有高非相容性，或是说包含一些无关的个体特征和职业功能。

个体或环境的区分度可由职业编码、所绘结果剖面图以及两者共同来解释。

霍兰德提出职业兴趣的人格类型理论，他认为，个体对职业的选择受到动机、知识、爱好和自知力等因素的支配，最主要的是一个人之所以选择某个职业领域，基本上是受到其兴趣和人格的影响。随后，霍兰德将其职业人格类型理论用于职业名称词典（DOT），借助 DOT 的职业分析的有关内容，将其中 7500 种职业赋予霍兰德人格类型代码，编纂《霍兰德职业代码词典》，为各类人员按照自己的职业兴趣类型搜寻合适的职业提供了广泛的应用前景。

②职业偏好量表和自我导向探查表的编制：职业偏好量表（VPI）由 160 个职业条目构成，职业兴趣分为 6 个方面：现实型、研究型、常规型、企业型、社会型、艺术型，与 6 种人格类型相对应，有 6 种环境模式。根据受测者对 160 个职业条目反应得分高低在职业分类表中查找职业，其最终职业兴趣既可以是大的职业兴趣领域，也可以是具体职业。

自我导向探查表（SDS）是自己管理、计分和解释结果的职业咨询工具，量表分 4 个部分，第一部分列出自己理想的职业；第二部分测查活动，分别测量活动、潜能、爱好的职业以及自我能力评定 4 个方面，每个方面都是按霍兰德的理论编制的测量 6 种类型的项目，每个方面均为 38 题；第三部分按 6 种类型的 4 个方面测得结果的得分高低，按由大到小取三种类型构成三字母职业代码；第四部分为职业寻找表，包括 1335 个职业，每种职业都标有职业码和所要求的教育水平。

（4）杰克森职业兴趣调查表（JVIS）　JVIS 包括工作角色量表、工作风格量表和附加量表，包含 289 个以自比形式安排的与职业相关的活动，基于项目之间的关系被归入 34 个量表中，A 组、B 组各 17 个。测验时，从两组量表中的每个量表中各抽取一个项目，配对后要求被试指明他们的偏好。它可以被认为是由两个单独量表集构成的一个测验工具，而事实上形成两个独立的自比测验。

JVIS 通常用于帮助大学生进行课程选择和职业规划。

（5）职业锚测试　职业锚又称职业系留点，是人们选择和发展自己的职业时所围绕的中心，是指当一个人不得不做出选择的时候，他无论如何都不会放弃的职业中的至关重要的东西或价值观。它是自我意向的一个习得部分，是由个人进入早期工作情境后习得的实际工作经验所决定，与在经验中自省的动机、价值观、才干相符合，达到自我满足和补偿的一种稳定的职业定位。职业锚强调个人能力、动机和价值观三方面的相互作用与整合，是个人同工作环境互动作用的产物，在实际工作中不断调整。

职业锚理论由施恩提出，最初包括 5 种类型：自主型职业锚、创业型职业锚、管理能力职业锚、技术/职能型职业锚、安全稳定型职业锚，后来又增加 3 种：挑战型职业锚、生活型职业锚、服务型职业锚。

5. 临床测验

（1）米隆临床多轴调查表（MCMI）：MCMI 基于米隆关于人格功能作用的精神病理学的生物学观点，人格类型矩阵包括强化源和应对行为范型。MCMⅠ–Ⅲ包含 175 个简短的自我描述的句子，要求被试做出"是"或"否"的回答。分数剖面图包括 24 个临床量表，各量表题目有重叠。24 个临床量表分为 4 个主要类型：临床人格类型、严重的人格病理学、临床症状和严重症状。MCMI 引入基本比率的标准分数，只是用来进行诊断筛选和临床评定，不用于正常人群和其他目的的一般人格评定。

（2）SCL–90 心理状况自测表：量表包含 90 个项目，采取 5 级评分制，从感觉、情绪、思维、意识、行为、生活习惯、人际关系、睡眠、饮食等方面对被试心理健康状况进行内容广泛的评估。主要集中于 9 个因子：躯体化、强迫症状、人际关系敏感、抑郁、焦虑、敌对、恐怖、偏执、精神病性。在分数解释中，单项分大于等于 2 视为阳性项目，单项分为 1 视为阴性项目，同时有 9 个因子分。根据中国常模，总分超过 160 分，或阳性项目数超过 43 项，或任意一个因子分超过 2 分，可考虑筛查阳性症状，做进一步检查。

抑郁及相关问题评定如下。

贝克抑郁量表（BOI）：贝克将抑郁分为 3 个维度：消极态度或自杀，即悲观和无助等消极情感；躯体症状，表现为易疲劳、睡眠不好等；操作困难，即感到工作比以前困难。BDI 量表通常由 21 项抑郁症患者常见的症状和态度构成，是目前应用最为广泛的测量抑郁水平的工具。BDI 以总分区分抑郁症状的有无和严重程度：0～4 分，无抑郁症状；5～7 分，轻度；8～15 分，中度；16 分及以上，严重。

流行病学调查用抑郁自评量表（CES–D）：CES–D 只用于普通人群或可能有抑郁症状的特定群体的流行病学调查，以筛选出有抑郁症的对象。它共有 20 个条目，集中于抑郁心情、罪恶感、无价值感、无助与无望感、精神运动性迟滞、食欲丧失、睡眠障碍 7 个方面。CES–D 采用 0～3 分的四级制，总分≤15 分为无抑郁症状，16～19 分为可能有抑郁症状，≥20 分为肯定有抑郁症状。

抑郁自评量表（SDS）：SDS 为自评量表，由扎格编制，施测对象是有抑郁症状的成年人，由 20 个条目组成，采用 1～4 分的四级制，其中 10 道题目反向评分，包含总分和抑郁严重度指数（＝粗总分/80）两个指标。它反映抑郁的 4 组特异性症状：精神性–情感症状、躯体性障碍、精神运动性障碍和抑郁的心理障碍。在中国，粗总分（标准总分乘以 1.25）＞41 分考虑有抑郁症状。

焦虑及相关问题评定如下。

焦虑自评量表（SAS）：SAS 同样由扎格编制，从量表构造到评定方法均与

SDS 相似，它为自评量表，施测对象是有焦虑症状的成年人，总粗分超过 40 分说明存在焦虑状态。

汉密尔顿焦虑量表（HAMA）：HAMA 主要用于评定神经症和其他病人的严重焦虑程度，是一种医用焦虑量表。测验包含 14 个项目，除第 14 项外其余均由评定人员根据病人口述进行评定，因而特别强调病人的主观感受。总分超过 29 分，可能为严重焦虑；超过 21 分，肯定有明显焦虑；超过 14 分，肯定有焦虑；超过 7 分，可能有焦虑；低于 7 分则无症状。除评价各项症状外，还可以做因子分析，分为躯体性和精神性两大因子结构。

状态 – 特质焦虑量表（STAI）：STAI 是一种区别评定短暂焦虑情绪状态和人格特质性焦虑倾向的工具，状态焦虑指人们"现在"或最近一个特定时间段内的感受或将要遇到特别情境时的感受，特征焦虑评定人们通常情况下的情绪体验。

测验焦虑量表：根据状态 – 特质理论编制，分为 W 因素和 E 因素。测验焦虑特质高的人倾向于将测验情境看作是对自我的威胁，因而在测试过程中常出现紧张、忧虑、神经过敏和情绪冲动，从而分散注意力，干扰对智力认知任务的完成。E 因素是由评价的紧张所引起的自主神经系统的反应，W 因素则指对失败结果的认知。

人际功能评定如下。

多伦多述情障碍量表（TAS）：TAS 分为 3 个因子：情感辨别困难、情感描述困难、外向性思维，是目前公认的测量述情障碍的最好工具。

国际人格障碍问卷（IPDE）：IPDE 包括 8 种人格障碍：强迫型、回避型、依赖型、情绪不稳定型、表演型、社交紊乱型、偏执型、分裂样型，分为 58 项，共 70 题，涉及工作、自我、人际关系、情感、现实性检验和冲动控制 6 个方面。若被试有 3 ~ 4 项阳性，其中至少一项为 2 分；若不符合任何一型人格障碍诊断标准，但阳性分≥10 分，可诊断为可能具有人格障碍。

应激及相关问题评定包括生活事件量表（LES）、防御方式问卷（DSQ）和自杀风险评定量表。

6. 发育量表

（1）婴幼儿智能测验

①格塞尔发展量表（GDS）：GDS 主要诊断动作能力、言语能力、应物能力和社会应答能力，测验以发展商数表示，发展商数 =（测得的发育成熟年龄/实际年龄）×100，发展商数低于 65 表示严重落后，顺应发展能力商数若低于 85，则表明机体存在损伤。

②丹佛发展筛选测验（DDST）：DDST 考察应人能力、细动作 – 应物能力、言语能力和动作能力，采取限定式描述法，给出 4 个答案供家长选择一个。通过 10 ~ 11 题者为正常，有 1 题以上通不过或不会，需进行复查。

③贝利婴儿发展量表（BSID）：BSID包含智能量表、运动量表、婴儿行为记录量表，以智能发展指数和心理活动发展指数来计分，分别评定智能水平和运动水平，平均分为100，标准差为16，标准化程度好于其他幼儿智力测验，被认为是最好的婴儿测验。

④麦卡锡幼儿智能测验（MSCA）：MSCA包括5个分量表：言语分量表、知觉－操作分量表、数量分量表、记忆分量表、运动分量表，其中前3个量表合成一般智能分量表。

（2）婴幼儿气质测验

①托马斯儿童气质问卷：问卷包含9个项目，是婴儿实际表现做"是"或者"否"的选择。

②纽约纵向研究（NYLS）3～7岁儿童气质问卷：托马斯和切斯提出儿童气质的9个维度：活动水平、节律性、趋避性、适应度、反应强度、情绪本质、坚持度、注意分散度、反应阈，同时根据其中的5个维度（节律性、趋避性、适应度、反应强度、情绪本质）将儿童分为难养型气质、启动缓慢型气质、易养型气质和中间型气质。

（3）婴幼儿其他测验

①布雷泽尔顿新生儿行为评定表（NBAS）：NBAS是目前适用年龄最小的婴儿使用的行为量表，27个项目分为6大类：习惯化（婴儿在同一刺激呈现多次后，反应减弱）、朝向反应（婴儿对有生命的刺激物和无生命的刺激物的朝向）、运动控制的成熟性、易变特性、自我安静下来的能力、社会行为。

②儿童统觉测验（CAT）：CAT适用于3～10岁的儿童，包含10张图片，内容是关于动物生活和行为的各种情境，图片主题涉及心理动力理论中的冲突、挫折、创伤和心理发展阶段的情况。

任务3　常见心理疾病的干预

一、心理疾病概述

心理疾病是各种原因引起的心理异常的总称。通过对咨客心理症状的分析，可首先做出医学诊断，进一步做心理学诊断，便于选择心理治疗的方法。常见的心理疾病包括精神病、神经症及其他心理障碍。

（1）精神病　是一类严重的心理疾病，需精神科专科医生来治疗，包括精神分裂症、躁狂、抑郁性精神病。

（2）神经症　是公认的心理因素引起的疾病，是心理治疗的主要对象。根据（国际疾病分类－9）ICD－9中规定，分为十类：A焦虑神经症、B歇斯底里（我国译为癔病）、C恐怖症、D强迫症、E抑郁症、F神经衰弱、G人格障碍、

H 疑病症、I 其他神经症性障碍、J 未定型。

（3）其他心理疾病 A 性倒错、B 性变态（包括露阴症、窥阴症、挨擦症、恋物症、异装症），以上病症又称性偏移。

二、精神分裂症及其干预

（一）精神分裂症概述

精神分裂症是所有精神疾病中最复杂的一种，是脑的严重、慢性、致残性疾病。曾被认为是心理疾病，现划为大脑疾病。

1. 有关精神分裂症的一些统计资料

美国国立精神健康研究所统计的资料如下。

（1）美国每年有 200 万以上的成年人罹患精神分裂症，其中有 1/10 承认有过自杀行为。

（2）在美国，尽管仅 1% 的人群患有谨慎心理性疾病，然而，光精神分裂症所占用的消耗费用即占所有精神心理性疾病费用的 22%。

（3）精神分裂症病人所占用的病床数占所有因精神心理性疾病住院的 22%。

2. 哪些人患精神分裂症？

尽管男女均可发生精神分裂症，但男性起病比女性早，通常在 10～20 岁起病，而女性常在 20 岁以后至 30 多岁起病。

3. 精神分裂症的症状有哪些？

以下是精神分裂症最常见的症状，但每个患者表现有差异。

（1）对现实的歪曲知觉；

（2）意识混乱；

（3）多疑；

（4）错觉；

（5）幻觉；

（6）思维紊乱；

（7）情绪失控；

（8）感情平淡（情感表达）；

（9）工作和学习困难；

（10）缺乏密切的人际关系/社交退缩；

（11）夸大自身价值和（或）不现实自我评价过高。

精神分裂症最突出、让人迷惑的特征是精神症状的突然出现。

目前所知精神分裂症不是单一病因引起，可能有许多因素，如遗传、行为和环境等在发病中均起作用。

（二）精神分裂症的干预

精神分裂症是一个病因未明的慢性精神疾病，多起病于青壮年，有三大主要症状：阳性症状、阴性症状和认知功能的损害。患者均有不同程度的社会功能损害，而且治疗效果及预后均不尽人意，给家庭和社会带来了极大的负担。因此很多研究者都设想对精神分裂症进行早期干预是不是会取得更好的疗效和预后。目前已经有越来越多的相关的证据支持这一假设。在临床上大部分患者都是在出现了明显的症状才到医院诊治。越来越多的证据发现在精神分裂症发作之前，绝大多数患者已经有一段时期的前驱症状，并且伴随着大脑神经生物学的变化及认知功能的下降。这段时间被称为"未经治疗的精神病阶段（the duration of untreated psychosis，DUP）"。DUP 是 Crow 于 1986 年对 120 例首发精神分裂症患者随访 2 年，发现治疗前期间超过 1 年的患者初次出院后的复发率明显增高，首次提出精神分裂症的预后与精神病治疗前期间有关。Bottlender 等对 58 例精神分裂症患者随访 15 年后发现：排除其他与长期预后有关的因素外，第 1 次住院前的 DUP 时间仍然与阴性症状、阳性症状和大部分精神病性症状呈负相关。另外，DUP 与认知功能的关系也有相关的报道。Wyatt's 回顾了 21 个对照研究后发现在第一次或第二次住院治疗时，接受了抗精神病药物治疗的患者的预后要比在发病早期未接受治疗的患者要好。有人认为精神分裂症的疾病过程特点是前几年认知功能进行性下降，2～5 年后便进入一个稳定的、不可逆的阶段。因此有很多研究者已将焦点集中在早期治疗上。并且，现在有一种观点认为精神分裂症的认知功能的损害和阴性症状是在阳性症状之前出现的，而这两个方面是影响预后的关键。因此，从理论上来讲早期干预将会对预后产生非常积极的作用。

（三）如何识别精神分裂症的高危人群

对于精神分裂症的高危人群，目前还没有一个很确定的识别方法，遗传学方法是众所周知的一种发现高危人群的办法，但是遗传度仅有 11%～37%，这样就会存在很大的假阳性率，而且会引起很多伦理学的问题，尤其是那些未成年的有前驱症状的人群。而选择临床学的方法灵敏度和特异度就相对高一些，但也只是疾病的过程已经开始，识别才有可能。目前大部分早期干预研究用的识别方法主要有两种概念：高危因素方法和基本症状方法。下面介绍一下这两个标准。

1. 高危因素标准

高危因素标准是指目前常用于发现高危人群的方法，尤其是用于药物干预研究中，它包括三个标准：轻微精神病性症状（attenuated positive symptoms，APS）：包括奇特的思维内容或者牵连观念，怀疑心，夸大，知觉障碍或者幻觉和怪异的行为或者打扮。最少要有上述一个症状并且每周出现多次或者在一个特定的时间内持续 1 周，这个特定的时间各研究中规定的时间不一样，在 3 个月至 1 年之间。短暂的精神病性症状（the brief limited intermittent psychotic symptoms，BLIP）：类似于 DSM - IV 中短暂性精神病中的定义（幻觉、妄想和思维形式障碍），症状在 1 周内自行缓解。状态和性状危险因子标准包括：精神状态的改变或者是大体功能量表（GAF）最近减少至少 30 分，再加上一个以上的以下危险因子：一个以上的一级亲属被诊断为 DSM-IV 中任意一种精神障碍，或者是分裂型人格障碍。高危因素标注已在很多早期干预研究中得到应用，41% 符合该标准的人 12 个月后发展为急性精神病。这个术语的特点是，它并不意味着一定会患精神分裂症这样的疾病，而是提示他们现有的心理状态，使得他们有患精神分裂症的风险，这个术语比前驱症状更保守，这个概念肯定了我们对精神分裂症的理解存在局限性，而且避免了"假阳性"的病例导致的伦理学问题。另一方面，他们是参与高危人群模式的受试者是自愿的。他们意识到了精神方面的变化和功能方面的改变。因此虽然存在假阳性，但是他们都是所有需要得到帮助的"病例"。

2. 基本症状

基本症状是指轻微的，常常是能够自我感觉到的一些知觉或者是认知方面的一些缺陷，在波恩早期认知研究中，在基线的时候，如果 66 项波恩基本症状评估量表中最少有 1 项症状存在的话，那最后患精神分裂症的概率是 78%。平均时间为 4 年。最后诊断为精神分裂症的患者中最少 25% 有这些症状，阳性率大于 70%。其中反映信息处理障碍的症状中的 10 个基本症状的阳性率和特异性高，且假阳性率低（在 1.9%~7.5%）。这一套症状构成了"早期前驱症状"主要部分。

3. 分裂质

精神分裂质是 Meehl 在 1962 年提出的，用它来描述精神分裂症的遗传易感性，他们是精神分裂的未患病的生物学亲属，分裂质人群最终可能会发展成为分裂型人格障碍或精神分裂症，这主要取决于环境因素。经过 40 年的研究发现，分裂质可能是一种临床结果。现在认为分裂质具有以下特点：第一，具有精神病性症状或体征；第二，具有阴性症状，例如孤僻、退缩和异常的情感体验。神经心理学缺陷：注意力、记忆力和执行功能有不同程度的受损，分裂质是大脑功能轻度异常综合征。

三、焦虑症及其干预

（一）焦虑症概述

1. 疾病概念

焦虑是最常见的一种情绪状态，比如快考试了，如果你觉得自己没复习好，就会紧张担心，这就是焦虑。这时，通常会抓紧时间复习应考，积极去做能减轻焦虑的事情。这种焦虑是一种保护性反应，也称生理性焦虑。当焦虑的严重程度和客观事件或处境明显不符，或者持续时间过长时，就变成了病理性焦虑，称为焦虑症状，符合相关诊断标准的话，就会诊断为焦虑症（也称焦虑障碍）。

2. 病因

为什么会得焦虑症呢？目前病因尚不明确。研究表明，焦虑症与遗传因素、个性特点、不良事件、应激因素、躯体疾病等均有关系，这些因素会导致机体神经－内分泌系统出现紊乱，神经递质失衡，从而造成焦虑等症状的出现。焦虑症患者往往会有 5－羟色胺（5－HT）、去甲肾上腺素（NE）等多种神经递质的失衡，而抗焦虑药可使失衡的神经递质趋向正常，从而使焦虑症状消失，情绪恢复正常。

3. 疾病分类

焦虑症有很多种类型，按照患者的临床表现，焦虑常分为以下几类。

（1）广泛性焦虑　在没有明显诱因的情况下，患者经常出现过分担心、紧张害怕，但紧张害怕常常没有明确的对象和内容。此外，患者还常伴有头晕、胸闷、心慌、呼吸急促、口干、尿频、尿急、出汗、震颤等躯体方面的症状，这种焦虑一般会持续数月。

（2）急性焦虑发作（又称惊恐发作）　在正常的日常生活环境中，并没有恐惧性情境时，患者突然出现极端恐惧的紧张心理，伴有濒死感或失控感，同时有明显的植物神经系统症状，如胸闷、心慌、呼吸困难、出汗、全身发抖等，一般持续几分钟到数小时。发作突然开始，迅速达到高峰，发作时意识清楚。这种类型焦虑的出现是发作性的，是无法预知的。由于急性焦虑症发作的临床表现和冠心病发作非常相似，患者往往拨打"120"急救电话，去看心内科的急诊。尽管患者看上去症状很重，但是相关检查结果大多正常，因此往往诊断不明确，使得急性焦虑发作的误诊率较高，既耽误了治疗也造成了医疗资源的浪费。

（3）恐怖症（包括社交恐怖、场所恐怖、特定的恐怖）　恐怖症的核心表现和急性焦虑发作一样，都是惊恐发作。不同点在于恐怖症的焦虑发作是由某些特定的场所或者情境引起的，患者不处于这些特定场所或情境时是不会引起焦虑的。例如害怕社交场合或者人际交往，或者害怕某些特定的环境如飞机、广场、拥挤的场所。恐怖症的焦虑发生往往可以预知，患者多采取回避行为来避免焦虑发作。有一位患者就是害怕坐地铁或者公交车，只要乘坐上述交通工具，她就会焦虑发作，极其痛苦，为了避免焦虑发作，她就打出租车上下班，因为坐出租车她就没事。

4. 临床表现

（1）多发人群　焦虑症可以说是人群中最常见的情绪障碍了，世界卫生组织的研究表明，人群中焦虑症的终身患病率为 13.6%～28.8%，90%的焦虑症患者在 35 岁以前发病，女性往往多于男性。我国缺乏全国性的焦虑症调查资料，河北、浙江等几个省的调查显示：焦虑症的患病率在 5%～7%，据此估计全国有 5 千万以上的焦虑症患者。

（2）疾病症状　首先说一下焦虑症的定义。焦虑是一种不愉快的、痛苦的情绪状态，同时伴有躯体方面的不舒服体验。而焦虑症就是一组以焦虑症状为主要临床相的情绪障碍，往往包含两组症状：①情绪症状，患者感觉自己处于一种紧张不安、提心吊胆、恐惧、害怕、忧虑的内心体验中。紧张害怕什么呢？有些人可能会明确说出害怕的对象，也有些人可能说不清楚害怕什么，但就是觉得害怕；② 躯体症状，患者紧张的同时往往会伴有自主神经功能亢进的表现，如心慌、气短、口干、出汗、颤抖、面色潮红等，有时还会有濒死感，心里面难受极了，觉得自己就要死掉了，严重时还会有失控感。

5. 疾病危害

如果得不到及时正确的诊断和治疗，焦虑症患者就会反复就医，严重影响患者正常的生活和工作，同时也会造成巨大的医疗资源浪费，有研究表明焦虑症患者的医疗费用是一般人口的 9 倍。有一位有急性焦虑症发作的患者，多次拨打"120"急救，因为焦虑症发作时的表现和冠心病极其相似，还有焦虑症发作的患者被误以为是冠心病发作，而进行心脏造影检查。可以说，焦虑症给个人及家庭都带来了巨大的痛苦和负担。

（二）焦虑症干预

（1）增加自信 自信是治愈神经性焦虑症的必要前提。一些对自己没有自信心的人，对自己完成和应付事物的能力是怀疑的，夸大自己失败的可能性，从而忧虑、紧张和恐惧。因此，作为一个神经性焦虑症的患者，你必须首先自信，减少自卑感，应该相信自己每增加一次自信，焦虑程度就会降低一点，恢复自信，最终也能驱逐焦虑。

（2）自我松弛 也就是从紧张情绪中解脱出来。比如，你在精神稍好的情况下，去想象种种可能的危险情景，让最弱的情景首先出现，并重复出现，你慢慢便会想到任何危险情景或整个过程都不再体验到焦虑。此时便算终止。

（3）自我反省 有些神经性焦虑是由于患者对某些情绪体验或欲望进行压抑，压抑在无意中去了，但它并没有消失，仍潜伏于无意识中，因此便产生了病症。发病时只知道痛苦焦虑，而不知其因。因此在此种情况下，必须进行自我反省，把潜意识中引起痛苦的事情诉说出来。必要时可以发泄，发泄后症状一般可消失。

（4）自我刺激 焦虑性神经症患者发病后，脑中总是胡思乱想，坐立不安，百思不得其解，痛苦异常。此时，患者可采用自我刺激法，转移自己的注意力。如在胡思乱想时，找一本有趣的能吸引人的书读，或从事紧张的体力劳动，忘却痛苦的事情。这样就可以防止胡思乱想再产生其他病症，同时也可增强适应能力。

（5）自我催眠 焦虑症患者大多数有睡眠障碍，很难入睡或突然从梦中惊醒，此时你可以进行自我催眠。如可以数数，或用手举书本读等促使自己入睡。

在自我采取以上方法的同时，还必须使用抗焦虑药。常用的有安定、利眠宁等，可以口服也可以肌肉或静脉注射。如果焦虑伴有抑郁，服用多虑平、阿米替林等三环类抗抑郁药有良好效果。焦虑性神经症患者，如果能够严格遵照医嘱，并进行密切配合性的自我治疗，不长时间即可摆脱焦虑。

四、抑郁症及其干预

（一）抑郁症概述

1. 概念

抑郁症是一种常见的心境障碍，可由各种原因引起，以显著而持久的心境低落为主要临床特征，且心境低落与其处境不相称，严重者可出现自杀念头和行为。多数病例有反复发作的倾向，每次发作大多数可以缓解，部分可有残留症状或转为慢性。

2. 抑郁症分类

按照中国精神障碍分类与诊断标准第三版（CCMD-3），根据对社会功能损害的程度，抑郁症可分为轻性抑郁症或者重症抑郁症；根据有无"幻觉、妄想，或紧张综合征等精神病性症状"，抑郁症又分为无精神病性症状的抑郁症和有精神病性症状的抑郁症；根据之前（间隔至少2个月前）是否有过另1次抑郁发作，抑郁症又分为首发抑郁症和复发性抑郁症。

3. 抑郁症症状

抑郁症临床症状典型的表现包括三个维度活动的降低：情绪低落、思维迟缓、意志活动减退，另外一些患者会以躯体症状表现出为主。

具体可表现为显著而持久的抑郁悲观，与现实环境不相称。程度较轻的患者感到闷闷不乐，无愉快感，凡事缺乏兴趣，感到"心里有压抑感""高兴不起来"；程度重的可悲观绝望，有度日如年、生不如死之感，患者常诉说"活着没有意思""心里难受"等。更年期和老年抑郁症患者可伴有烦躁不安、心神不宁、浑身燥热、潮红多汗等，而儿童和少年可以表现为易激惹（如不耐烦、为一点小事发怒）。典型的抑郁心境还具有晨重夜轻节律的特点，即情绪低落在早晨较为严重，而傍晚时可有所减轻。

患者本人可能会反馈大脑反应迟钝，或者记忆力、注意力减退，学习或者工作能力下降或者犹豫不决，缺乏动力，什么也不想干，以往可以胜任的工作生活现在感到无法应付；患者不仅开始自我评价降低，有时还会将所有的过错归咎于自己，常产生无用感、无希望感、无助感和无价值感，甚至开始自责自罪，严重时可出现罪恶妄想（反复纠结于自己一些小的过失，认为自己犯了大错，即将受到惩罚）、反复出现消极观念或者行为。

很多患者没有节食时会伴有食欲下降或者亢进、体重减轻或者增加（例如，一个月内体重变化超过5%），几乎每天都有失眠或睡眠过多，还有一些患者会出现性欲减退，女性患者会出现月经的紊乱。

值得注意的是，由于中国文化的特点，一些患者的情感症状可能并不明显，突出的会表现为各种身体的不适，以消化道症状较为常见，如食欲减退、腹胀、便秘等，还会有头痛、胸闷等症状，患者常常会纠缠于某一躯体主诉，并容易产生疑病观念，进而发展为疑病、虚无和罪恶妄想，但内科检查却发现没有大的问题，相应的治疗效果也不明显。

4. 抑郁症治疗

诊断一旦确立，即应制订合理的整体治疗方案：在急性期时，首要的是采取有力措施，尽早地减轻患者的痛苦，缓解症状，控制发作；在急性发作期控制症状达到康复后，应长程治疗，包括防止复燃、预防复发，改善预后。

抑郁症的治疗方式包括药物治疗、心理治疗、物理治疗。

药物治疗的特点是起效相对较快，疗效比较确定，适合于中度、重度抑郁症患者。抗抑郁药是当前治疗各种抑郁障碍的主要药物，能有效解除抑郁心境及伴随的焦虑、紧张和躯体症状，有效率为60%～80%。

（1）目前一线的抗抑郁剂包括SSRI类药物，如帕罗西汀、舍曲林、氟西汀、西酞普兰、氟伏沙明等，俗称"五朵金花"，SSRI类不良反应较少而轻微，尤其是抗胆碱能及心脏的不良反应少。常见的不良反应有恶心、呕吐、厌食、便秘、腹泻、口干、震颤、失眠、焦虑及性功能障碍等。

（2）SNRI类药物，如文拉法辛、度洛西汀，SNRI疗效肯定，起效较快，有明显的抗抑郁及抗焦虑作用。对难治性病例也有效。常见不良反应有恶心、口干、出汗、乏力、焦虑、震颤、阳痿和射精障碍，大剂量时部分患者血压可能轻度升高。

（3）NaSSAs类〔去甲肾上腺素（NE）和特异性5-HT能抗抑郁药〕，如米氮平，有良好的抗抑郁、抗焦虑及改善睡眠作用，口服吸收快，起效快，抗胆碱能作用小，有镇静作用，对性功能几乎没有影响，常见不良反应为镇静、倦睡、头晕、疲乏、食欲和体重增加。

（4）安非他酮，去甲肾上腺素、5-羟色胺、多巴胺再摄取的弱抑制剂，对单胺氧化酶没有抑制作用，适用于抑郁症以及双相抑郁，优势为对体重以及性功能影响小。常见的不良反应有：激动、口干、失眠、头痛或偏头痛、恶心、呕吐，便秘、震颤、多汗。

（5）对于一些焦虑明显、伴有睡眠障碍的患者，可以短期使用一些苯二氮䓬类（安定类）药物或者一些新型的助眠药物，如唑吡坦、佐匹克隆。对于一些症状严重，甚至伴有精神病性症状的患者，可以合并抗精神病药物治疗。

（二）抑郁症的干预

虽然抑郁症的病因未完全清楚，但其发生、发展及转归均与生物、心理及社会因素有关。随着社会发展步伐的加快，工作和生活的节奏也不断增加，越来越多的人承受不住来自各方的压力而导致抑郁症，如产前抑郁、产后抑郁、青少年抑郁、老年抑郁以及各种疾病原因引起的抑郁症。抑郁症不仅影响患者自身的生活及身心健康，也间接影响其家人的生活及身心健康。据全球疾病负担调查估计，到 2020 年重性抑郁所导致的功能残疾将仅次于缺血性心肌病，位居第二，因此，应该重视抑郁症的治疗。心理干预在抑郁症的治疗过程中占有重要的地位。

心理干预方法如下。

（1）工娱治疗　除了抗抑郁的药物治疗外，联合采用辅助治疗方法会使疗效事半功倍，工娱治疗就起着显著作用。工娱治疗不仅可以转移患者的注意力，还可以使患者很快融入集体活动中，从而改善情绪、保持良好的心态。常用的工娱治疗有下围棋、打羽毛球、打乒乓球、打牌、跑步等，如果患者不喜欢这些活动，还可以让患者参加一些有意义的活动，培养患者的兴趣爱好。在运动过程中，可以使患者消耗大量的体力，对改善夜间睡眠也有相当的作用。然而，不要让患者参加过于激烈的活动，如蹦极、跳伞等，以免引起不良后果。

（2）音乐治疗　音乐治疗可以让患者在休闲时间多欣赏一些轻快、和谐、柔和的音乐，让患者的情感融入音乐的情境中，受到音乐情境感染，保持愉快的情绪，缓解心理压力，患者的心理状况就不会维持在较低落的状态。采用音乐治疗过程中，不要让患者听一些悲伤的或慷慨激昂的音乐，以免情绪发生大幅度的波动，否则，效果适得其反。

（3）写健康日志　指导患者通过写日志的形式记下一天发生的事和感受，这既是发泄情绪的一种形式，护士也可以通过日志了解患者的心理动态，从而对患者进行有针对性的心理疏导。这样不仅可以促进康复，也可以降低患者回归社会后疾病复发概率。

（4）加强健康教育　加强健康教育是为了让患者更加了解疾病相关知识、抑郁症的发病机制、饮食、疾病转归以及如何配合医护人员进行治疗和护理，了解疾病的注意事项，避免生活中引发疾病的一些不良因素，让患者朝着积极的方向发展。除了对患者进行健康宣教，也要对患者的家属进行同样的健康宣教，因为有了家人的支持、帮助和鼓励，才会让患者树立与疾病抗争到底的坚定信心。

（5）定期召开座谈会　可以将同是抑郁症的患者召集起来，定期召开座谈会，让患者自由表达心里的想法和感受，以产生共鸣，然后彼此帮助对方解决问题，彼此开导。护士也可以参加，给予患者一些合理的建议。在患者充分的交流和互动中，产生思想碰撞，获得内心感悟，从而达到澄清观念、提高认识、改变行为、促进人格健康发展的目的。

（6）有效心理沟通　护士要经常下病房，与患者面对面地进行有效心理沟通，特别是实行优质护理服务以来，更是强调这点，与患者零距离接触，了解患者心理动态，倾听患者的烦恼。在此过程中要尊重患者，不可中途打断患者的话语，不可对患者的偏激行为强行纠正，必须以非语言动作予以鼓励和温暖，然后再找适当的时机开导患者，将患者引入正轨。

五、人格障碍

人格障碍的表现和防治如下。

人格障碍是指人格适应不良，即不伴精神症状的人格适应缺陷。此类人的内在体验和行为具有持续的明显偏离文化期望范围的倾向。

最初人格障碍指的是使他人不便、烦恼或蒙受损害者，如反社会人格障碍；后来 Sckneider 以"害人害己"来概括此类人；近年发现有的人格障碍患者并不贻害他人，仅自己经受痛苦，如强迫型人格障碍。现实生活中常见的人格障碍有偏执型、分裂型、强迫型、表演型、反社会型、焦虑型等。各型均有一些特征，目前认为人格障碍是异源性的集合体。

（1）偏执型人格障碍　这种人敏感多疑，常将他人无意的或友好的行为误解为敌意或轻蔑，过分警惕与防卫，总认为自己是正确的，往往将自己的挫折或失败归咎于他人。

（2）分裂型人格障碍　是以社会隔绝和感情疏远为特征的一类人格障碍，他们缺乏亲密的人际关系，缺乏性兴趣，体验不到愉快，情感平淡，沉默寡言，孤单。

（3）表演型人格障碍　又称癔症型人格障碍或寻求注意型人格障碍，这类人以情绪不稳定为特征。他们具有过分的情绪表达以引起他人注意，对人情感肤浅，说话装腔作势，诱惑或挑逗行为却缺乏性欲，易受他人或环境影响，以自我为中心，为满足自己的需要不择手段，不断渴望受到赞赏。

（4）反社会型人格障碍　此类人的特征是经常发生不符合社会规范的行为，患者在儿童少年期（15岁以前）即见端倪，表现为品行障碍，如离家外出，与人斗殴，伤害动物，毁坏他人财物，经常说谎、偷窃等。成人（18岁以后）出现不负责任的或违犯社会规范的行为。他们具有高度的冲动性和攻击性，缺乏羞惭感，不能从经历中吸取教训，无自知之明。

（5）焦虑型人格障碍　又称回避型人格障碍，此类人的特征是长期和全面地脱离社会关系。他们回避社交，特别是涉及较多人际交往的职业活动，害怕被取笑、嘲弄和羞辱。自感无能，过分焦虑和担心，怕在社交场合被批评或拒绝。

人格障碍患者对周围环境可带来不良的影响，特别是反社会人格障碍者易发生违犯社会法纪行为。据对监狱和少教所的调查资料显示，青少年和成年人罪犯中，反社会人格占半数左右。

人格障碍父母其偏离行为必然对子女产生有害影响，但不同类型的人格障碍患者对子女的影响是不一致的。父母患表演型人格障碍者将在不同程度上影响孩子的适应能力。父母一方患强迫型人格障碍，其子女常表现有间歇性排便控制不良，反社会人格双亲的子女有较高的精神科转诊率。父母间感情不和和家庭暴力所致的有害作用已得到公认。反社会人格父母的男孩常有品行障碍和严重违纪犯罪行为；他们的女孩性不检点，过早成婚，对所生的孩子缺乏热情，表现焦虑，常责骂或殴打自己的孩子。精神上扰乱儿童的父母有焦虑者并不少见。如父母患有恐惧症，子女也可出现怕上街和夜惊。

人格障碍的治疗是困难的。他们较少主动求医，而且目前的治疗仅可改善一时性的精神病发作，减轻社会和情绪功能不良或为了适应社会需要对他们进行管理。药物治疗时，对人格障碍的一些症状有效，然而没有哪一种药物是普遍有用的。心理治疗必须个别化进行，而且不同类型人格障碍应采用不同种类的心理治疗。

人格障碍的预防应从儿童开始。父母的爱护、悉心照料和正确教养以及良好的环境，可降低人格障碍的发生。儿童大脑有较大的可塑性，一些性格倾向经适当的教育可以纠正，如听之任之，发展下去可出现不正常人格。

SCL-90 精神症状评定量表

注意：以下列出了日常生活中可能会有的问题，请仔细阅读每一项，独立地、不受任何人影响地自我评定，一般根据最近一星期以内下述情况影响你的实际感觉，在测试题的五个选项中选择你认为合适的选项。

表 6-4　　　　　　　　　　SCL-90 精神症状评定量表

症　状	没有	很轻	中等	偏重	严重
1. 头痛					
2. 严重神经过敏，心神不定					
3. 头脑中有不必要的想法或字句盘旋					
4. 头晕或昏倒					
5. 对异性的兴趣减退					
6. 对旁人责备求全					
7. 感到别人能控制你的思想					
8. 责怪别人制造麻烦					
9. 忘记性大					
10. 担心自己的衣饰不整齐及仪态不端庄					
11. 容易烦恼和激动					
12. 胸痛					
13. 害怕空旷的场所或街道					
14. 感到自己精力下降，活动减慢					
15. 想结束自己的生命					
16. 听到旁人听不到的声音					
17. 发抖					

续表

症 状	没有	很轻	中等	偏重	严重
18. 感到大多数人都不可信任					
19. 胃口不好					
20. 容易哭泣					
21. 同异性相处时感到害羞不自在					
22. 感到受骗，中了圈套或有人想抓你					
23. 无缘无故地感觉到害怕					
24. 自己不能控制地大发脾气					
25. 怕单独出门					
26. 经常责怪自己					
27. 腰痛					
28. 感到难以完成任务					
29. 感到孤独					
30. 感到苦闷					
31. 过分担忧					
32. 对事物不感兴趣					
33. 感到害怕					
34. 你的感情容易受到伤害					
35. 旁人能知道你的私下想法					
36. 感到别人不理解你、不同情你					
37. 感到人们对你不友好，不喜欢你					
38. 做事情必须做得很慢以保证做正确					
39. 心跳得厉害					
40. 恶心或胃不舒服					
41. 感到比不上别人					
42. 肌肉酸痛					
43. 感到有人在监视你、谈论你					
44. 难以入睡					
45. 做事必须反复检查					
46. 难以做出决定					
47. 怕乘电车、公共汽车、地铁或火车					
48. 呼吸困难					

续表

症　状	没有	很轻	中等	偏重	严重
49. 一阵阵发冷或发热					
50. 因为感到害怕而避开某些东西、场合或活动					
51. 脑子变空了					
52. 身体发麻或刺痛					
53. 有梗塞感					
54. 感到前途没有希望					
55. 不能集中注意力					
56. 感到身体的某一部分软弱无力					
57. 感到紧张或容易紧张					
58. 感到手或脚发重					
59. 感到死亡的事					
60. 吃得太多					
61. 当别人看着你或谈论你时感到不自在					
62. 有一些属于你自己的看法					
63. 有想打人或伤害他人的冲动					
64. 醒得太早					
65. 必须反复洗手、点数目或触摸某些东西					
66. 睡得不稳不深					
67. 有想摔坏或破坏东西的冲动					
68. 有一些别人没有的想法或念头					
69. 感到对别人神经过敏					
70. 在商场或电影院等人多的地方感到不自在					
71. 感到任何事情都很困难					
72. 一阵阵恐惧或惊恐					
73. 感到在公共场合吃东西很不舒服					
74. 经常与人争论					
75. 单独一个人时神经很紧张					
76. 别人对你的成绩没有做出恰当的评论					
77. 即使和别人在一起也感到孤独					
78. 感到坐立不安、心神不定					
79. 感到自己没有什么价值					

续表

症　　状	没有	很轻	中等	偏重	严重
80. 感到熟悉的东西变陌生或不像真的					
81. 大叫或摔东西					
82. 害怕会在公共场合昏倒					
83. 感到别人想占你便宜					
84. 为一些有关"性"的想法而苦恼					
85. 你认为应该为自己的过错而受惩罚					
86. 感到要赶快把事情做完					
87. 感到自己的身体有严重问题					
88. 从未感到和其他人亲近					
89. 感到自己有罪					
90. 感到自己的脑子有毛病					

项目七　膳食指导与干预

俗话说"民以食为天"，吃饭在日常生活中占据着重要的位置。随着我国经济的发展，物质的不断丰富，膳食结构逐渐发生了变化。从没有条件吃高蛋白质、高脂肪的食物，到不提倡过多食用高蛋白质、高脂肪的食物，体现了从物质追求转向精神追求——健康生活的观念转变。学习健康管理，掌握健康膳食是必不可少的一部分，在本项目中，我们将会具体介绍，同时，针对更为基本的食品安全问题，也将在本项目中进行介绍。

任务1　膳食结构与人体健康的关系

一、膳 食 结 构

膳食结构是指膳食中各类食物的数量及其在膳食中所占的比重。膳食营养与人们生活息息相关，合理营养是健康的基础，合理膳食结构是人体健康的保障。随着我国社会经济的发展和人民生活水平的提高，对营养与健康日渐重视，科学安排膳食结构，促进健康已成为社会的基本要求。

从我国居民营养与健康状况的调查显示，与膳食密切相关的慢性非传染疾病患病率呈上升趋势，高血压、心脑血管病及糖尿病的发病率已占多数。微量元素如铁、维生素 A 等的缺乏症城乡均存在。由社会和生活环境的影响引发的肥胖导致的慢性病逐年增加，严重影响了我国居民的健康素质、健康寿命，这些也加重了社会及个人经济负担和精神负担。因此，采用合理的膳食结构对健康尤为重要。

二、膳食结构的类型

膳食结构的形成与人们生活的自然环境、文化、习俗、综合经济发展的水平相关。不同地域的膳食结构往往有很大的差异。一般可根据各类食物所能提供的能量及各种营养的数量比例来衡量膳食结构的组成是否合理。不同膳食类型结构的特点各不相同。但最重要的依据是看动物性和植物性食物在膳食构成中的比例。下面我们分别来看不同类型膳食结构的特点。

（一）以植物性食物为主的膳食结构

这类膳食结构是以谷物食品为主，动物性食物为辅。成年人均谷物年销量约为200kg，植物食品能量占总能量的90%。动物性食品只占销量的15%，即10～

20kg，动物性蛋白质占蛋白质总量的10%~20%，这种类型的膳食能量基本可以满足人体需要，但是蛋白质和脂肪的摄入量都低于人体需要量，来自于动物性食物的一些营养素也会摄入不足，如铁、钙、维生素A等。发展中国家如非洲、印度等属于这一膳食类型模式。我国贫困地区也有此情况的膳食结构类型。这样的膳食结构模式，其植物纤维充足，动物性脂肪较低，有利于冠心病和高血压症的预防。但是易发生营养缺乏症，使人体质变弱，导致健康状况不佳，劳动生产率低下。这样的膳食结构改进的方法是：加强营养的综合调配，改善动植物比例结构，避免发生营养不良。

（二）以动物性食物为主的膳食结构

这类膳食结构是以高脂肪、高蛋白质、高能量、低纤维为主要特点的膳食模式，是欧美发达国家，如美国等国家为典型代表的膳食结构，是营养过剩的典型膳食结构。摄入体内的能量远远大于输出的能量，日能量高达（13807~14644kJ）。肉类年用量100kg左右，乳和乳制品、蛋类、食糖用量超量。粮谷类食物食用量较少。面临的主要健康问题是心脏、脑血管疾病、糖尿病及恶性肿瘤，已成为西方人死亡的主要原因，我国近些年来大中城市或城镇此类模式的膳食也使这些西方"文明"病有所呈现的趋势越来越强。

（三）动植物平衡的膳食结构

该类型膳食结构的能量能够满足人体需要，又不过剩。其蛋白质、脂肪、碳水化合物供能比例合理，来自于动物性食物的营养素和植物性食物的膳食纤维均较充足、平衡，且动物脂肪不高，蛋白质与碳水化合物、矿物质、维生素都较合理，有利于避免营养缺乏病和营养过剩疾病，能够保证健康需要，是世界各国调整膳食结构的参考。

日本的膳食结构模式，就是动植物性食物比较适当，其特点是平衡合理的膳食。日本谷类的年人均销量94kg，动物性食品年人均销量63kg，海产品所占比例为50%，动物蛋白占总蛋白的42.8%，能量和脂肪摄入低于以动物性食物为主的欧美发达国家，平均日能量摄入保持在8368kJ左右。营养素供能比例均合理。

三、我国部分居民膳食结构存在的问题

随着经济状况的改变，富裕起来的中国居民，除肉类、油脂类消费过多外，谷类消费偏低，并且单一食用谷类食物占多数，如主食以粳米为主；蔬菜水果摄入量也在降低，乳类及豆制品也不普遍；有些人还有饮酒的习惯，且因酒后不吃主食的相当多，造成了许多不科学的饮食习惯，越来越远离我国过去传统的饮食结构。诸如不吃早餐，或只吃鸡蛋、喝牛奶；或单独食用植物性主食加咸菜；还有的只吃水果和蔬菜来减肥的，都是不正确的膳食模式方法。

我国居民的疾病模式由以急性传染病和寄生虫病居首位而转化为肿瘤和心血

管疾病为主，膳食结构的变化是影响疾病变化的因素之一。进一步的研究还表明，谷类食物的减少、动物性食物和油脂的增加与癌症、心血管疾病的发生都相关。还要指出的是，我国食盐的摄入偏高也是疾病的潜在因素。

因此，合理的膳食结构是身体健康的基础。遵循平衡、合理、科学的膳食方法，保证人体多方面的营养需要，是健康饮食的发展方向。

四、如何设计科学的膳食结构

中国营养学会根据我国的国情，为居民制定了膳食指南。其核心是提倡平衡膳食与合理营养相结合，以达到促进健康的目的，提出了在现代生活中均衡营养的新观点。

首先，要食物多样化，以谷类为主，蔬菜、乳、乳制品、水产品、禽畜为辅的综合性膳食模式结构。世界卫生组织和粮农组织提出的保持健康膳食因素的第一条就是食物的多样化。一个吸收消化功能正常的人，只要做到了食物多样化，就绝对不需要膳食增补或保健品等的补充。食物是身体必需营养素的最好补充剂。

其次，控制肉类、肉类制品、油脂、食盐的摄入量，是预防许多慢性疾病的好办法。过多的油脂和食盐摄入，容易导致高血压、心脏病、血栓、血管硬化等一系列心脑血管疾病。

再次，是增加水果、乳类、杂粮、薯类食物和增加适量的食物纤维。经常食用水果可明显降低患肿瘤等慢性疾病的危险，水果中含有许多抗氧化成分，可延缓细胞衰老过程，大量的维生素可维持细胞的正常分化。牛奶含有优质蛋白质、脂肪、无机盐类和人体必需的其他营养素。不仅是老人、儿童专用，也是大多数成年人的好食品。杂粮中的植物蛋白、B族维生素、不饱和脂肪酸及纤维素含量较高，薯类为低热高纤维和矿物质丰富的食物，这些成分均是人体肌肉和神经活动不可缺少的物质，也具有一定的抗病作用。食物的多样化可使营养成分互补功能增强，更好地满足身体健康的需求。

另外，饮酒也应限量，特别是白酒，过量和饮用不当会使人食欲下降，导致发生多种营养素缺乏，严重的造成酒精性的肝硬化，也会增加患高血压、心脑血管疾病的危险等。要吃清洁卫生和新鲜的食物，不要过多食用动物性油炸、烟熏食物。保持合理的食量与体力活动平衡，保持一个健康的心理状态，保持适宜的体重，可提高学习和工作效率，提高健康生活的质量。

总之，合理科学地安排膳食结构，使摄入的能量与消耗的能量始终保持平衡，充分利用有效的食物资源，广泛选取多样的食品原料，科学合理地搭配，正确地使用烹饪方法，养成良好的饮食习惯，长期坚持不懈，才能充分体现合理膳食结构发挥的健康作用。

任务2 合理膳食

一、合理膳食的概念

合理膳食是指多种食物构成的膳食。这种膳食不但要提供给用餐者足够数量的热量和所需的各种营养素，以满足人体正常的生理需要，还要保持各种营养素之间的比例平衡和多样化的食物来源，以提高各种营养素的吸收和利用，达到平衡营养的目的。

成年人每日的食谱应包括乳类、肉类、蔬菜水果和五谷四大类。乳类含钙、蛋白质等，可强健骨骼和牙齿，每日饮 250～500mL 为宜。肉类、家禽、水产类、蛋类、豆及豆制品等，含丰富的蛋白质，可促进人体新陈代谢，增强抵抗力，每日 200～300g 为宜。蔬菜、水果类含丰富的矿物质、维生素和纤维素，增强人体抵抗力，畅通肠胃，每日最少应吃 500g。米、面等谷物主要含淀粉，即糖类物质主要为人体提供热能，满足日常活动所需，每日 250～400g 为宜。

二、合理膳食的基本原则

膳食作为一种文化，没有也不可能有固定的模式。只能有一些基本原则和指南，需因人、因时、因地而异。膳食的组成应该品种繁多，兼具色、香、味。

《中国居民膳食指南》提出合理膳食的原则如下。

食物多样，谷类为主；

多吃蔬菜、水果和薯类；

每天吃乳类、豆类或其制品；

经常吃适量鱼、禽、蛋、瘦肉、海洋生物制品，少吃肥肉和荤油；

食量与体力活动要均衡，保持适宜体重；

吃清淡少盐的食物；

饮酒应限量；

吃清洁卫生不变质的食物。

根据世界卫生组织和中国营养学会的建议，立足国情，合理膳食，可以总结为两句话，十个字，即：一、二、三、四、五；红、黄、绿、白、黑，就基本上能满足我国人群健康需要。

（一）合理膳食原则：一、二、三、四、五

"一"指每日饮一袋牛乳，内含 250mg 钙；

"二"指每日摄入碳水化合物 250～350mg，即相当于主食 300～400g，可依据实际情况而增减。控制主食可以控制体重。

"三"指每天进食三份高蛋白质食品；一份是一两瘦肉或者一个鸡蛋，或者

179

二两豆腐，或者二两鱼虾，又或二两鸡、鸭，半两黄豆；一天三份。蛋白质以鱼类蛋白质最好，吃鱼越多，患上冠心病、脑中风的概率越少。植物蛋白则以黄豆最好。

"四"指四句话：有粗有细（粗细粮搭配）、不甜不咸、三四五顿（指在总量控制下，少量多餐）、七八分饱；也就是日常膳食中要粗细粮搭配，一个星期吃三次粗粮，包括玉米、红薯。

"五"指每天摄取500g蔬菜和水果。新鲜蔬菜和水果的一个重要作用是减少癌症的发病率。

（二）合理膳食原则：红、黄、绿、黑、白

"红"是指红番茄、红辣椒，最好能一天吃一个番茄，熟的番茄更好。尤其是男士，一天一个番茄，前列腺癌会减少45%。

"黄"是指胡萝卜、西瓜、红薯、老玉米、南瓜等红黄色的蔬菜，这些蔬菜里含维生素A多。补充维生素A，可以增强儿童抵抗力，防止老年人眼花、保护视网膜。

"绿"则是指茶，当中又以绿茶最好。绿茶有一种抗氧化自由基，能减少老龄化，越喝越年轻，减少肿瘤，减少动脉硬化。

"黑"是指黑木耳。黑木耳可降低血黏度，吃后血液变稀释，减少得脑血栓和冠心病的概率。

"白"是指燕麦粉、燕麦片。燕麦粥不但降胆固醇，降甘油三酯，防止便秘，还对糖尿病、肥胖患者有益。

三、不同年龄段人群的正确饮食

任何年龄层的人的健康都来自于以有规律运动加合理的膳食为特色的生活方式，它将使我们自我感觉良好，精力充沛，工作有创造性，不易患某些慢性疾病。

（一）儿童期

儿童期是人的一生中生长发育的旺盛时期，活动较多，基础代谢和肌肉活动所消耗的热量高，对各种营养素的要求就比较严格。人们最为关注的是下一代的身高，与此不相适应的是，按照世界卫生组织的标准，我国学龄前儿童的生长发育明显滞后，我国32.85%的0~5岁儿童身高达不到标准；18%的儿童体重达不到标准。这就要求我们特别关注儿童的营养平衡（尤其是维生素D、钙、磷、碘、锌、蛋白质的足够补充）、心理健康、有规律的正确运动和生活及社会文化环境。与此同时，人们同样关注儿童肥胖和营养缺乏症等问题，这些问题也要用营养学手段来解决。

中小学生时期是体格和智力发育关键时期，作为21世纪的建设人才，中小学生是未来国力的竞争力，国家对他们给予了高度的重视。但是，我国中小学生的生长发育状况和膳食营养摄入依然存在着不少的问题。从生长发育现状看，一方面，营养不良的患病率还有 0.8% ~ 11.7%，另一方面，体重超重和肥胖学生从 1985 年的 2.63% ~ 3.32%，上升到 1995 年的 7.28% ~ 8.15%，平均增加了 2 ~ 3 倍。中小学生存在的这些问题源于热能、营养素摄入的失衡，膳食结构的不合理，饮食行为不良和营养学知识的缺乏。对中小学生膳食营养的干预是 21 世纪的重要任务。

（二）中青年

现代社会的中青年要面对激烈的竞争，工作节奏快、压力大、负担重，常常无暇顾及饮食营养，与此同时，紧张和心理压力使热能和营养素的消耗加大。这种入不敷出的状况日复一日，形成恶性循环，最终使工作能力下降，易患疾病或早衰。对中青年除调整心态，保证规律体育活动之外，男子要特别注重铬、镁、锌、维生素 A、维生素 B_6、维生素 C、维生素 E、纤维素和水 9 大营养素的补充；女子要注重减少脂肪摄入，补充足够的维生素 B_1、维生素 B_6、维生素 C、维生素 E、维生素 A、铁、钙、锌、镁，适当使用谷氨酸、牛磺酸、天冬氨酸等脑神经的营养素。

（三）老年人

现在人的平均寿命已经提高到 72 岁，2025 年将要进一步提高到 76 岁。这就意味着到 2025 年 65 岁以上的老人将由现在的 3.9 亿增加到 8 亿。如何提高老年人的身体素质和生活质量是老年社会的重要课题，营养也会起至关重要的作用。老年人要遵循适合于他们的代谢特点的饮食原则，除此以外，如 $\omega - 3$ 脂肪酸、B 族维生素、硫辛酸、人参、杏仁、维生素 C 和维生素 E 都是抗衰老的营养品。

现代社会的高速发展，激烈竞争对我们造成的压力首先可能使人处于一种亚健康状态（即体力和体能明显下降但不是疾病）。选择一种适合自己的锻炼方式，保持良好的心态，有规律的生活，再加上膳食结构的合理调整，就可以脱离这种亚健康状况，恢复良好的精神和体力。

任务 3 食品安全与食品卫生

一、食品污染

食品污染是指食品受到有害物质的侵袭，致使食品的质量安全性、营养性或感官性状发生改变的过程。随着科学技术的不断发展，各种化学物质的不断产生和应用，有害物质的种类和来源也更加复杂。

（一）食品污染的危害

食品污染造成的危害，可以归结为：影响食品的感官性状；造成急性食品中毒；引起机体的慢性危害。

（二）食品污染的分类

食品在生产、加工、储存、运输和销售的过程中有很多污染的机会，会受到多方面的污染。污染后有可能引起具有急性短期效应的食源性疾病或具有慢性长期效应的长期性危害。一般情况下，常见的主要食品卫生问题均由污染物所引起。食品污染的种类按其性质可分为以下三类。

1. 生物性污染

食品的生物性污染包括微生物、寄生虫和昆虫的污染，主要以微生物污染为主，危害较大，主要为细菌和细菌毒素、霉菌和霉菌毒素。

细菌对食品的污染通过以下几种途径：一是对食品原料的污染：食品原料品种多、来源广，细菌污染的程度因不同的品种和来源而异；二是食品加工过程中的污染；三是在食品贮存、运输、销售中对食品造成的污染。食品的细菌污染指标主要有菌落总数、大肠菌群、致病菌等几种。常见的易污染食品的细菌有假单胞菌、微球菌和葡萄球菌、芽孢杆菌与芽孢梭菌、肠杆菌、弧菌和黄杆菌、嗜盐杆菌、乳杆菌等。

霉菌及其产生的毒素对食品的污染多见于南方多雨地区，目前已知的霉菌毒素有 200 余种，不同的霉菌其产毒能力不同，毒素的毒性也不同。与食品的关系较为密切的霉菌毒素有黄曲霉毒素、赭曲毒素、杂色曲毒素、岛青霉素、黄天精、橘青霉素、层青霉素、单端孢霉素类、丁烯酸内酯等。霉菌和霉菌毒素污染食品后，引起的危害主要有两个方面：即霉菌引起的食品变质和霉菌产生的毒素引起人类的中毒。霉菌污染食品可使食品的食用价值降低，甚至完全不能食用，造成巨大的经济损失。据统计全世界每年平均有 2% 的谷物由于霉变不能食用。霉菌毒素引起的中毒大多通过被霉菌污染的粮食、油料作物以及发酵食品等引起，而且霉菌中毒往往表现为明显的地方性和季节性。

影响霉菌生长繁殖及产毒的因素是很多的，与食品关系密切的有水分、温度、基质、通风等条件，为此，控制这些条件，可以减少霉菌和毒素对食品造成的危害。

2. 化学性污染

化学性污染来源复杂，种类繁多。主要有：①来自生产、生活和环境中的污染物，如农药、有害金属、多环芳烃化合物、N - 亚硝基化合物、二噁英等。②从生产加工、运输、储存和销售工具、容器、包装材料及涂料等溶入食品中的原料材质、单体及助剂等物质。③在食品加工储存中产生的物质，如酒类中有害的醇类、醛类等。④滥用食品添加剂等。

3. 物理性污染

食品的物理性污染通常指食品生产加工过程中的杂质超过规定的含量，或食品吸附、吸收外来的放射性核素所引起的食品质量安全问题。如小麦粉生产过程中，混入磁性金属物，就属于物理性污染。其另一类表现形式为放射性污染，如天然放射性物质在自然界中分布很广，它存在于矿石、土壤、天然水、大气及动植物的所有组织中，特别是鱼类贝类等水产品对某些放射性核素有很强的富集作用，使食品中放射性核素的含量可能显著地超过周围环境中存在的该核素放射性。放射性物质的污染主要是通过水及土壤污染农作物、水产品、饲料等，经过生物圈进入食品，并且可通过食物链转移。

二、食物中毒

食物中毒是指人摄入了含有生物性、化学性有毒有害物质后或把有毒有害物质当作食物摄入后所出现的、非传染性的急性或亚急性疾病，属于食源性疾病的范畴。食物中毒既不包括因暴饮暴食而引起急性胃肠炎、食源性肠道传染病（如伤寒）和寄生虫病（如囊虫病），也不包括因一次大量或者长期少量摄入某些有毒有害物质而引起的以慢性毒性为主要特征（如致畸、致癌、致突变）的疾病。

含生物性、化学性有害物质引起食物中毒的食物包括以下几类：致病菌或被其毒素污染的食物；已达急性中毒剂量的有毒化学物质污染的食物；外形与食物相似而本身含有毒素的物质，如毒蕈；本身含有毒物质，而加工、烹调方法不当未能将其除去的食物，如河豚、木薯；由于贮存条件不当，在贮存过程中产生有毒物质的食物，如发芽马铃薯。

（一）食物中毒的特点

（1）由于没有个人与个人之间的传染过程，所以导致发病呈暴发性，潜伏期短，来势急剧，短时间内可能有多人发病，发病曲线呈突然上升的趋势。

（2）中毒病人一般具有相似的临床症状，常常出现恶心、呕吐、腹痛、腹泻等消化道症状。

（3）发病与食物有关。患者在近期内都食用过同样的食物，发病范围局限在食用该类有毒食物的人群，停止食用该食物后发病很快停止，发病曲线在突然上升之后呈突然下降趋势。

（4）食物中毒病人对健康人不具有传染性。

（二）食物中毒的类型

1. 细菌性食物中毒

细菌性食物中毒是指因摄入被致病菌或其毒素污染的食物而引起的急性或亚急性疾病，是食物中毒中最常见的一类。特点是发病率较高而病死率较低，有明显的季节性。

在各类食物中毒中，细菌性食物中毒最多见，占食物中毒总数的一半左右。细菌性食物中毒具有明显的季节性，多发生在气候炎热的季节。这是由于气温高，适合于微生物生长繁殖；另一方面人体肠道的防御机能下降，易感性增强。细菌性食物中毒发病率高，病死率低，其中毒食物多为动物性食品。

细菌性食物中毒可分为感染性、毒素性和混合性。感染性中毒，是由于摄入感染细菌的食物造成的食物中毒。毒素性中毒，是指人体间接摄入了病原菌在食品内大量繁殖并产生毒素。混合型是以上两种情况结合，既摄入了病原菌，又摄入了病原菌产生的大量毒素。

对于细菌性食物中毒的判断，分为两类情况：胃肠型食物中毒较多见，以恶心、呕吐、腹痛、腹泻为主要特征；神经型食物中毒，临床上出现脑神经支配的肌肉麻痹。若抢救不及时病死率较高。

细菌性食物中毒的预防应该注意以下几个方面。

（1）防止食品污染　严防食品在加工、贮存、运输、销售过程中被病原体污染。食品容器、砧板、刀具等应严格生熟分开使用，做好消毒工作，防止交叉污染。做好厨房的防蝇、防鼠工作。

（2）控制病原体繁殖及外毒素的形成　绝大部分致病菌生长繁殖的最适宜温度为 20～40℃，在 10℃以下繁殖减弱；低于 0℃多数细菌不能繁殖和产毒。因此，食品应低温保存或放在阴凉通风处。食品中加盐量达 10% 也可控制细菌繁殖及形成毒素。

（3）彻底加热杀灭细菌及破坏毒素　这是防止食物中毒的重要措施。为彻底杀灭肉中病原体，肉块不应太大，使内部温度达到 80℃，持续 12min。蛋类应彻底煮熟。为预防葡萄球菌肠毒素中毒，食品应 100℃加热 2h。

2. 有毒动植物中毒

有毒动植物中毒是指一些动植物本身含有某种天然有毒成分；或由于贮存条件不当形成某种有毒物质被人食用后引起的中毒。自然界中有毒的动植物种类很多，所含的有毒成分复杂，常见的有毒动植物中毒有河豚中毒、含高组胺鱼类中毒、毒蕈中毒、含氰苷植物中毒、发芽马铃薯中毒、豆角中毒、生豆浆中毒等。发病率较高，病死率因动植物种类而异。

（1）四季豆中毒　未熟四季豆含有的皂苷和植物血凝素可对人体造成危害，如进食未烧透的四季豆可导致中毒。

一般在进食未烧透的四季豆后 1～5h 出现症状，主要是恶心、呕吐、胸闷、心慌、出冷汗、手脚发冷、四肢麻木、畏寒等，一般病程短，恢复快，预后良好。

预防措施：烹调时先将四季豆放入开水中烫煮 10min 以上再炒。

（2）生豆浆中毒　生大豆中含有一种胰蛋白酶抑制剂，进入机体后抑制体内胰蛋白酶的正常活性，并对胃肠有刺激作用。

进食后 0.5～1h 出现症状，主要有恶心、呕吐、腹痛、腹胀和腹泻等。一般无需治疗，很快可以自愈。

预防措施：将豆浆彻底煮开后饮用。生豆浆烧煮时将上涌泡沫除净，煮沸后再以文火维持煮沸 5min 左右。

（3）发芽马铃薯中毒 马铃薯发芽或部分变绿时，其中的龙葵碱大量增加，烹调时又未能去除或破坏掉龙葵碱，食后发生中毒。尤其是春末夏初季节多发。

一般在进食后 10min 至数小时出现症状。先有咽喉抓痒感及灼烧感，上腹部灼烧感或疼痛，其后出现胃肠炎症状，剧烈呕吐、腹泻。此外，还可出现头晕、头痛、轻度意识障碍、呼吸困难。重者可因心脏衰竭、呼吸中枢麻痹死亡。

预防措施：马铃薯应低温贮藏，避免阳光照射，防止生芽；不吃生芽过多、黑绿色皮的马铃薯；生芽较少的马铃薯应彻底挖去出芽部位，并将芽眼周围的皮削掉一部分。这种马铃薯不易炒吃，应煮、炖、红烧吃。烹调时加醋，可加速破坏龙葵碱。

（4）河豚中毒 河豚的某些脏器及组织中均含河豚毒素，其毒性稳定，经炒煮、盐淹和日晒等均不能被破坏。

误食后 10min 至 3h 出现症状。主要表现为感觉障碍、瘫痪、呼吸衰竭等。死亡率高。

预防措施：加强宣传教育，防止误食。

（5）有毒蘑菇中毒 我国有可食蕈 300 余种，有毒蘑菇 80 多种，其中含剧毒素的有 10 多种。常因误食而中毒，夏秋阴雨季节多发。

一般在误食后 0.5～6h 出现症状。胃肠炎型中毒主要表现为恶心、剧烈呕吐、腹痛、腹泻等，病程短，预后良好；神经精神型中毒主要症状有出现幻觉、狂笑、手舞足蹈、行动不稳等，也可有多汗、流涎、脉缓、瞳孔缩小等，病程短，无后遗症；溶血型中毒发病 3～4d 出现黄疸、血尿、肝脾肿大等溶血症状，死亡率高。

预防措施：加强宣教，防止误食。

3. 化学性食物中毒

化学性食物中毒是指健康人经口摄入了正常数量，在感官上无异常，但含有"化学性毒物"的食物，随食物进入体内的"化学性毒物"对机体组织器官发生异常作用，破坏了正常生理功能，引起功能性或器质性病理改变的急性中毒。化学性毒物包括一些有毒金属及其化合物、农药等，常见的化学性食物中毒有有机磷引起的食物中毒、亚硝酸盐食物中毒、砷化物引起的食物中毒等。发病率和病死率均比较高。

如亚硝酸盐中毒是指由于食用硝酸盐或亚硝酸盐含量较高的腌制肉制品、泡菜及变质的蔬菜引起的中毒，或者误将工业用亚硝酸钠作为食盐食用而引起，也可见于饮用含有硝酸盐或亚硝酸盐苦井水、蒸锅水后，亚硝酸盐能使血液中正常携氧的低铁血红蛋白氧化成高铁血红蛋白，因而失去携氧能力而引起组织缺氧。

其中毒的症状为：头痛、头晕、乏力、胸闷、气短、心悸、恶心、呕吐、腹痛、腹泻、腹胀等；全身皮肤及黏膜呈现不同程度青紫色；严重者出现烦躁不安、精神萎靡、反应迟钝、意识丧失、惊厥、昏迷、呼吸衰竭甚至死亡。

4. 真菌毒素和霉变食物中毒

真菌毒素和霉变食物中毒是指食入真菌污染的霉变食物而引起的食物中毒。发病率较高，病死率因菌种及其毒素种类而异。

霉菌在谷物或食品中生长繁殖产生有毒的代谢产物，人和动物摄入含有这种毒素物质发生的中毒症称为霉菌毒素中毒症。

霉菌毒素中毒具有以下特点：

（1）中毒的发生主要通过被霉菌污染的食物；

（2）被霉菌毒素污染的食品和粮食用一般烹调方法加热处理不能将其破坏去除；

（3）对该污染没有免疫；

（4）霉菌生长繁殖和产生毒素需要一定的温度和湿度，因此中毒往往有明显的季节性和地区性；

（5）常见的种类有麦角中毒、赤霉病麦和霉玉米中毒、霉变甘蔗中毒等。

（三）对于食物中毒的紧急措施

遇到食物中毒的紧急情况，要做好如下几点。

（1）对潜伏期短的中毒患者可催吐、洗胃以促使毒物排出；对肉毒中毒，即神经性中毒，早期病例可用清水或 1:4000 高锰酸钾溶液洗胃；

（2）第一时间联系救护车或将病人送至医院急救；

（3）对病人饮用或进食过的食品进行取样和记录，必要时要对呕吐物进行取样，以利于更快地诊断分析。

任务4　不同疾病的膳食原则

一、疾病与膳食的关系

国际知名的营养学家、美国康奈尔大学坎贝尔教授在他编写的《中国健康调查报告》一文中，提出了来自长期以来的研究经验的概括：以动物性食物为主的膳食会导致慢性疾病的发生（如肥胖、冠心病、肿瘤、骨质疏松等）；以植物性食物为主的膳食最有利于健康，也最能有效地预防和控制慢性疾病。以下为针对常见慢性疾病的膳食设计原则和方案。

二、冠心病患者食物选择

冠心病患者在选择食物时，应注意选择一些脂肪和胆固醇含量较低，而维生素、膳食纤维、有益的无机盐和微量元素较多的，并有降血脂、抗凝血作用的食物。具体可从以下几类食物来选择。

（一）可以随意进食的食物

①各种谷类，尤其是粗粮。②豆类制品。③蔬菜，如洋葱、大蒜、金针菜、绿豆芽、扁豆等。④菌藻类，如香菇、木耳、海带、紫菜等。⑤各种瓜果。

（二）适当进食的食物

①瘦肉，包括瘦的猪肉、牛肉和家禽肉（去皮）。②鱼类，包括多数河鱼和海鱼。③植物油，包括豆油、玉米油、香油、花生油、橄榄油。④乳类，包括去脂乳及其制品。⑤鸡蛋，包括蛋清、全蛋（每周 2～3 个）。

（三）少食或忌食食物

①动物脂肪，如猪油、黄油、羊油、鸡油等。②肥肉，包括猪、牛、羊等的肥肉。③脑、骨髓、内脏、蛋黄、鱼子。④软体动物及贝壳类动物。⑤糖、酒、烟、巧克力等。

三、糖尿病患者的膳食

糖尿病是常见病、多发病，随着人们生活水平提高、人口老化、生活方式的改变而迅速增加，严重地危害了人们健康。据 WHO 统计，全球糖尿病患者已超过 1.5 亿，我国糖尿病患者估计约 3 千万，居世界第二位。且 2 型糖尿病患者的发病正趋向低龄化。2 型糖尿病患者死因中最常见的并发症是心血管和脑血管粥样硬化。糖尿病导致心血管疾病的死亡增加了 1.5～4.5 倍。美国国家胆固醇教育计划（NCEP）成人治疗组第三次会议已将糖尿病列为冠心病的危症之一，并明确提出了糖尿病患者调脂治疗是防止糖尿病合并心血管疾病，减少死亡率的重要措施。

糖尿病病人的膳食安排是糖尿病治疗过程中一项重要的内容。"吃饭"的基本知识病人必须掌握，因为病人都是自家安排饮食起居，只在出现严重并发症时才住在医院里。

有些病人以为吃粮食血糖就会升高，不吃粮食就能控制糖尿病，这种认识是不正确的。粮食是必需的，糖尿病病人的饮食应该是有足够热量的均衡饮食，根据病人的标准体重和劳动强度，制定其每日所需的总热量。总热量中的 50%～55% 应来自碳水化合物，主要由粮食来提供；15%～20% 的热量应由蛋白质提供；其余 25%～30% 的热量应由脂肪提供，脂肪包括烹调油。如果不吃或很少吃粮食，其热量供应靠蛋白质和脂肪，长此以往，病人的动脉硬化、脑血栓、脑梗塞、心肌梗死及下肢血管狭窄或闭塞的发生机会就会大大增加。不吃粮食，还容易发生酮症，一种由于糖尿病代谢紊乱加重，脂肪分解加快，酮体生成增多超过利用而积聚时，血中酮体堆积的临床症状。糖尿病酮症酸中毒是糖尿病的严重并发症，在胰岛素应用之前是糖尿病的主要死亡原因。

目前市场上出现了"无糖"的食物，一般是指这些食品中没有添加蔗糖，而是采用甜味剂制成的。美国纽特健康糖是天冬氨酸和苯丙氨酸组成的双肽糖，是较好的甜味剂。吃甜味剂与麦粉制作的各种食品时，麦粉或米粉等这些粮食应该计算在规定的主食量中，也是不能随意吃的，多吃后血糖会增高。

另外，肉类食品摄入过多，也会使病人血脂升高，增加冠心病的发生机会，肉类食品提供的热量较高，病人容易发胖。因此，肉类食品的摄取量应计算在蛋白质和脂肪的分配量中。

糖尿病病人宜少量多餐。每天多吃几顿饭，每顿少吃一点，可以减少餐后高血糖，有助于血糖的平稳控制。

此外，糖尿病病人的饮食宜低盐、低脂，多吃新鲜蔬菜。关于能否进食水果的问题，糖尿病病人的饮食是控制总热量的均衡饮食。根据食品所含热量，可以制定食品交换份，每份376kJ。例如25g大米是1份，200g的苹果也是1份。假如某病人每日需热量7531kJ，就是20份。粮食占10份，吃1份苹果就少吃25g大米。吃水果也应计算在总热量内，并且不能和饭同时吃，而是作为两餐之间的加餐。食品交换份的办法，病人自身需要掌握。

四、高血压患者食物选择

由于地区医疗条件和文化素质的差异，有相当一部分人对高血压病的认识不足，被检查出高血压病，也不积极服药治疗，到发生并发症时，就后悔莫及了。研究表明，改变不良的生活方式，可以使高血压发病率减少55%，早期预防又可以使高血压严重并发症再减少50%，说明高血压是可以预防和控制的。故应普及高血压病的防治知识，通过缓解患者的精神压力，保持精神完好和社会功能，从而改善患者的生存质量。特别是做好高血压病患者的饮食调养和家庭护理具有十分重要的意义。

膳食是影响血压高低的重要因素，长期不合理的膳食结构会诱发和加重高血压病。

食盐的过量摄入（高钠）：食盐的成分是氯化钠，钠的摄入与血压成正比。钠离子增多影响细胞膜的离子交换从而影响去甲肾上腺素的释放，出现升压的作用。

脂肪的摄入过多：过多的脂类物质能增加血液的黏稠度，使血液流动时产生较大的阻力，血液对血管壁的侧压就会增大，使血压升高，过多的脂肪摄入可使人肥胖，肥胖者极易发生高血压。

缺钙：钙是控制高血压病的重要营养素。有关学者研究发现，降低膳食中钙的摄入量，会引起血压的升高。研究证明：当人日均摄钙量每增加100mg时，收缩压平均下降2.5mm Hg（1mmHg=133.322Pa），舒张压平均下降1.3mm Hg。

缺钾：钾的摄入与血压成负比，即钾能使血压下降。钾的降压作用大于钠的升压作用，因此高钠低钾是高血压发生的重要因素。

缺铬：动脉粥样硬化症与高血压病有着不可分的关系，两者常相伴发生，互为因果。动脉硬化，弹性减退，使收缩压升高，脉压差增大，导致高血压病。而血压的升高又会加速动脉粥样硬化。药理研究表明，缺铬是导致动脉粥样硬化的主要原因，当补充足量的铬后，动脉粥样硬化的状况会明显改善。

高镉低锌：镉是一种与血压有关的微量元素，饮用含高量的镉成分的水可致高血压。膳食中的锌成分能够对抗镉的升压作用。粮食加工过程中降低了锌的含量，是引起血压升高的主要膳食因素。

综上所述，高血压患者应坚持低脂低盐低胆固醇饮食，限制动物脂肪、内脏、鱼籽、软体动物、甲壳类食物，补充适量蛋白质，多吃新鲜蔬菜、水果，防止便秘。肥胖者控制体重，减少每日总热量摄入，养成良好的饮食习惯：细嚼慢咽、避免过饱、少吃零食等。

五、超重者和肥胖者的膳食

传统理论一直告诫人们，高脂肪是导致人们肥胖的主要元凶，而肥胖又是导致心脏病、糖尿病以及高血压等疾病的罪魁祸首。自 20 世纪 70 年代开始，心脏病的发病率急剧上升，成为威胁人类健康的最主要杀手之一。《2005 美国膳食指南》指出，几乎 2/3 的美国人超重或肥胖，因此呼吁：注意运动和营养，多吃蔬菜、水果和杂粮。

饮食原则：应以低热量饮食为主，应多吃瘦肉、乳、水果、蔬菜和谷类食物，少吃肥肉等油脂含量高的食物。每日 3 餐食物总摄入量应控制在 500g 以内。一般成人每天摄入热能控制在 4184kJ 左右，最低不能低于 3347kJ。还应控制三大营养素的生热比，即蛋白质占热能的 25%，脂肪占 10%，碳水化合物占 65%。为防止饥饿感可以多吃纤维含量高的食物。补充足够的维生素和矿物质，限制摄入高热量食物，减少盐摄取量，戒烟和限酒。并改掉不良的饮食习惯、如暴饮暴食、迷恋零食、偏食等。

营养专家认为，如果想在运动中科学合理地控制饮食，达到减肥健身的目的，最好按每 1lb（1lb = 0.45kg）体重摄入 2.3g 的碳水化合物来计算。但要记住千万别在运动前或在运动中摄入碳水化合物。在训练结束后，立即给自己准备一顿合理的碳水化合物饮料则是很好的选择，可以帮助补充失去的葡萄糖。在蛋白质方面，因保持每磅体重摄入约 1g 的蛋白质，或者说每天摄入的热量中，至少有 30% 来自蛋白质，因为在运动之后，需要足够的氨基酸来维持肌肉。而在每天的热量摄入中，来自脂肪的热量不能低于 15%，不然会损害新陈代谢。因此，要成功地减肥，一份健康的节食表应该是高蛋白质、中等碳水化合物和低脂肪的饮食结构。

常见食物成分如表 7 - 1 所示。不同年龄的人单位时间的基础代谢率和体力活动水平分别如表 7 - 2 和表 7 - 3 所示。

表 7 - 1 　　　　　　　　　　常见食物成分表（100g）

类别	名称	食部/%	蛋白质/g	脂肪/g	碳水化合物/g	能量/kcal	粗纤维/g
粮食类	籼稻米	100	7.8	1.3	76.6	349	0.4
	粳米	100	6.8	1.3	76.8	346	0.3
	特粳米	100	6.7	0.7	77.9	345	0.2
	标准粉	100	9.9	1.8	74.6	354	0.6
	富强粉	100	9.4	1.4	75.0	350	0.4
	小米	100	9.7	3.5	72.8	362	1.6
	高粱米	100	8.4	2.7	75.6	360	0.6
	玉米面	100	8.4	4.3	70.2	353	1.5
	莜麦面	100	15.0	8.5	64.8	396	2.1
	甜薯	87	1.8	0.2	29.5	127	0.5
	甜薯干	100	3.9	0.8	80.3	344	1.4
豆及豆制品类	黄豆	100	36.5	18.4	35.3	412	4.8
	绿豆	100	22.7	1.2	56.8	329	4.1
	赤豆	100	21.7	0.8	80.3	344	4.6
	豇豆	100	22.0	2.0	55.5	328	4.1
	蚕豆	100	29.4	1.8	47.5	324	2.1
	黄豆芽	100	11.5	2.0	7.1	92	1.0
	绿豆芽	100	3.2	0.1	3.7	29	0.7
	蚕豆芽	80	13.0	0.8	19.6	138	0.6
	豆浆	100	4.4	1.8	1.5	40	0.0
	豆腐	100	7.4	3.5	2.7	72	0.1
	豆腐干	100	19.2	6.7	6.7	164	0.2
	油豆腐	100	39.6	37.7	11.8	545	0.0
	豆腐乳	100	14.6	5.7	5.8	133	0.6
	粉条	100	0.3	0.0	84.4	339	0.0
	粉皮（干）	100	0.6	0.2	87.5	354	0.1
鲜豆类	毛豆	42	13.6	5.7	7.1	134	2.1
	扁豆	93	2.8	0.2	5.4	35	1.4
	蚕豆	23	9.0	0.7	12.7	89	0.3
	四季豆	94	1.5	0.2	4.7	27	0.8
	豆角	95	2.4	0.2	4.7	30	1.4

190

续表

类别	名称	食部/%	蛋白质/g	脂肪/g	碳水化合物/g	能量/kcal	粗纤维/g
根茎类	马铃薯	88	2.3	0.1	16.6	77	0.7
	芋头	70	2.2	0.1	19.5	80	0.6
	白萝卜	78	0.6	0.0	5.7	25	0.8
	小红萝卜	63	0.9	0.2	3.8	21	0.5
	青萝卜	94	1.1	0.1	6.6	32	0.6
	凉薯	91	1.4	0.2	11.9	55	0.9
	胡萝卜	89	0.1	0.3	7.6	35	0.7
	圆洋葱	79	1.8	0.0	8.0	39	1.1
	大葱	71	1.0	0.3	6.0	31	0.5
	姜	100	1.4	0.7	8.5	46	1.0
	蒜头	29	4.4	0.2	23.0	111	0.7
	冬笋	39	4.1	0.1	5.7	40	0.8
	茭白	45	1.5	0.7	4.0	23	0.6
	藕	85	1.0	0.1	19.8	85	0.7
蔬菜类	大白菜	68	1.1	0.2	2.1	15	0.4
	鸡毛菜	100	2.0	0.4	1.3	17	0.6
	太古菜	81	2.7	0.1	3.0	24	0.8
	油菜	96	1.1	0.3	1.9	15	0.5
	卷心菜	86	1.3	0.3	4.0	24	0.9
	菠菜	89	2.4	0.5	3.1	27	0.7
	韭菜	93	2.1	0.6	3.2	27	1.1
	芹菜	74	2.2	0.3	1.9	19	0.6
	雪里红	85	2.8	0.6	2.9	28	1.0
	蕹菜	75	2.3	0.3	4.5	30	1.0
	苋菜	55	2.5	0.4	5.0	34	1.1
	莴菜	49	0.6	0.1	1.9	11	0.4
	菜花	53	2.4	0.4	3.0	25	0.8
瓜果类	西葫芦	73	0.7	0.0	2.4	12	0.7
	西红柿	97	0.8	0.3	2.2	15	0.4
	茄子	96	2.3	0.1	3.1	23	0.8
	青椒	71	0.7	0.2	3.9	20	0.8
	柿子	86	0.9	0.2	3.8	21	0.8
	丝瓜	93	1.5	0.1	4.5	25	0.5
	冬瓜	76	0.4	0.0	2.4	11	0.4
	黄瓜	86	0.9	0.2	1.6	11	0.3
	南瓜	81	0.3	0.0	1.3	6	0.3

续表

类别	名称	食部/%	蛋白质/g	脂肪/g	碳水化合物/g	能量/kcal	粗纤维/g
瓜果类	西瓜	54	1.2	0.0	4.2	22	0.3
	甜瓜	72	0.7	0.0	2.3	12	0.3
咸菜类	腌雪里红	96	2.0	0.1	3.3	22	1.0
	榨菜	100	4.1	0.2	9.2	55	2.2
	腌萝卜	96	0.8	1.4	5.4	37	0.9
	腌芥菜头	100	4.0	0.0	23.5	110	1.7
	酱黄瓜	90	4.9	0.1	13.5	75	0.9
	酱小菜	100	4.7	1.0	16.8	95	2.8
鲜果及干果类	橘	80	0.7	0.1	10.0	44	0.4
	苹果	81	0.4	0.5	13.0	58	1.2
	葡萄	87	0.4	0.6	8.2	40	2.6
	桃	73	0.8	0.1	10.7	47	0.4
	杏	90	1.2	0.0	11.1	49	1.9
	柿	70	0.7	0.1	10.8	47	3.1
	枣	91	1.2	0.2	23.2	99	1.6
	红果	69	0.7	0.2	2 2.1	93	2.0
	香蕉	56	1.2	0.6	19.5	88	0.9
	菠萝	53	0.4	0.3	9.3	42	0.4
	干红枣	85	3.3	0.4	72.8	308	3.1
	西瓜籽	40	31.8	39.1	19.1	556	1.8
	葵花籽	46	24.6	54.4	9.9	628	4.9
菌藻类	蘑菇	97	2.9	0.2	2.4	23	0.6
	香菇	72	13.0	1.8	54.0	2 84	7.8
	海带	100	8.2	0.1	5 6.2	258	9.7
	紫菜	100	28.2	0.2	48.5	309	4.8
油脂及调味品类	猪油	100	0.0	99.0	0.0	891	0.0
	植物油	100	0.0	100.0	0.0	900	0.0
	芝麻酱	100	20.0	52.9	15.0	617	6.9
	白糖	100	0.3	0.0	99.0	397	0.0
	红糖	100	0.4	0.0	93.5	376	0.0
	酱油	100	2.0	0.0	17.2	77	0.8
	甜面酱	100	7.3	2.1	27.3	157	2.5
	豆瓣酱	100	10.7	9.0	12.9	175	1.6
	醋	100	—	—	0.9	4	—
	精盐	100					0.0

续表

类别	名称	食部/%	蛋白质/g	脂肪/g	碳水化合物/g	能量/kcal	粗纤维/g
肉及禽类	肥瘦猪肉	100	9.5	59.8	0.9	580	0.0
	咸肉	100	14.4	21.8	3.3	267	0.0
	猪舌	96	16.5	12.7	1.8	188	0.0
	猪心	78	19.1	6.3	0.0	133	0.0
	猪肝	100	21.3	4.5	1.4	131	0.0
	猪肾	89	15.5	4.8	0.7	108	0.0
	猪肚	92	14.6	2.9	1.4	90	0.0
	猪血	100	18.9	0.4	0.6	82	0.0
	肥瘦牛肉	100	20.1	10.2	0.0	172	0.0
	牛肝	100	21.8	4.8	2.6	141	0.0
	肥瘦羊肉	100	11.1	28.8	0.8	307	0.0
	羊肝	100	18.5	7.2	3.9	154	0.0
	鸡	34	21.5	2.5	0.7	111	0.0
	鸡肝	100	18.2	3.4	1.9	111	0.0
	鸭	24	16.5	7.5	0.5	136	0.0
	鹅	66	10.8	11.2	0.0	144	0.0
蛋类	鸡蛋	85	14.7	11.6	1.6	170	0.0
	鸭蛋	87	8.7	9.8	10.3	164	0.0
水产类	黄花鱼	57	17.6	0.8	—	78	0.0
	带鱼	72	18.1	7.4	—	139	0.0
	鲳鱼	64	15.6	6.6	0.2	123	0.0
	青鱼	68	19.5	5.2	0.0	125	0.0
	鲢鱼	46	15.3	0.9	0.0	69	0.0
	鲤鱼	62	17.3	5.1	0.0	115	0.0
	鲫鱼	40	13.0	1.1	0.1	62	0.0
	咸带鱼	68	24.4	11.5	0.2	202	0.0
	墨鱼	73	13.0	0.7	1.4	64	0.0
	河虾	26	17.5	0.6	0.0	76	0.0
	对虾	70	20.6	0.7	0.2	90	0.0
	虾米	100	47.6	0.5	0.0	195	0.0
	虾皮	100	39.3	3.0	8.6	219	0.0
	蛤蜊	20	10.8	1.6	4.6	76	0.0

续表

类别	名称	食部/%	蛋白质/g	脂肪/g	碳水化合物/g	能量/kcal	粗纤维/g
乳及代乳品	人乳	100	1.5	3.7	6.9	67	0.0
	牛乳	100	3.3	4.0	5.0	69	0.0
	羊乳	100	3.8	4.1	4.3	69	0.0
	代乳粉	100	17.1	10.2	62.9	412	0.7

注：1cal=4.184J。

表 7-2　　　　　　　　　　单位时间的基础代谢率表

年龄/岁	男/[kcal/(m²·h)]	女/[kcal/(m²·h)]	年龄/岁	男/[kcal/(m²·h)]	女/[kcal/(m²·h)]
1~2	53	53	30~34	36.8	35.1
3~4	51.3	51.2	35~39	36.5	35
5~6	49.3	48.4	40~44	36.3	34.9
7~8	47.3	45.4	45~49	36.2	34.5
9~10	45.2	42.8	50~54	35.8	33.9
11~12	43	42	55~59	35.4	33.3
13~14	42.3	40.3	60~64	34.9	32.7
15~16	41.8	37.9	65~69	34.4	32.2
17~18	40.8	36.3	70~74	33.8	31.7
19~20	39.2	35.5	75~79	33.2	31.3
21~24	38.6	35.3	80~	33	30.9
25岁以上	37.5	35.2			

注：1cal=4.184J。

表 7-3　　　　　　　　　　各年龄体力活动水平表格

年龄	男			女		
	轻体力	中体力	重体力	轻体力	中体力	重体力
1~5	1.45	1.6	—	1.45	1.6	—
6~13	1.55	1.75	1.95	1.5	1.7	1.9
14~18	1.6	1.8	2.05	1.45	1.65	1.85
19~59	1.55	1.78	2.1	1.56	1.64	1.82
60~69	1.53	1.66	—	1.54	1.64	—
70~79	1.51	1.64	—	1.51	1.62	—
80岁以上	1.49	—	—	1.49	—	—

项目八　体力活动指导与干预

提倡体力活动已成为当今许多国家提高人民健康水平和预防慢性病的一个重要举措，其主要原因，一是当前疾病谱中慢性病已成为危害人们健康的首要因素；二是大量科学实验确认，适量运动有益于减少慢性病的危险因素，改善心肺功能，提高人的耐久力，减少身体脂肪和改进心理状态。这种有效又无副作用的措施，在提高人们生活质量和健康水平上将起到非常重要的作用。

任务 1　运动与体力活动概述

一、运动与体力活动的区别与联系

体力是指人体活动付出的力量。体力活动泛指一切与身体动作有关的活动，可看作是比锻炼更为宽泛的概念。

体力活动是通过骨骼肌收缩消耗能量的任何身体移动。体力活动与运动和体能密切相关，但是也有一定的区别，体力活动不等于体育锻炼，虽然二者都是人的身体活动，但目的不同。体育锻炼是人体全方位的活动，能促进心肺等全身各器官功能全面增强；在有益于人体健康的环境中进行体育锻炼，能体现主观意识，可以根据自身不足和缺陷有针对性地进行训练，包括医疗体育。

运动与体力活动是两个不同的概念，运动只是体力活动的一个分支。运动是有计划、有组织地重复进行的身体移动，目的在于改善或维持部分或更多的体能（身体素质）。而体力活动包括职业活动、家务劳动和业余体力活动三个部分，运动属于业余体力活动中的一部分。专家指出，不但运动与健康关系密切，而且整个体力活动都对健康有利。

体力活动分无氧运动和有氧运动。无氧运动如举重、角斗等，因仅涉及局限的肌肉运动，不影响血流动力学的改变。而有氧运动如快走、跑步、游泳、登山、骑自行车、滑雪等是一种耐力性有氧运动训练，此种运动由于是大肌群或是全身的运动，而影响血流动力学改变。

二、运动和体力活动的重要性

从事体力活动，可以解除精神紧张，帮助精神活动从疲劳中恢复；可以调节人的植物神经功能；可以消耗多余的热量，避免过多的热量转变为脂肪，从而降低血脂。血脂的降低又可以提高血液中纤维蛋白的溶解活性，防止血小板的聚集和血栓的形成。另外，体力活动也有助于降低血压，使肾上腺素的活性降低，减少严重心律失常的发生，使心室纤颤而猝死的可能性减少。体力活动还能使微血管扩张，冠状动脉扩张并促进侧支循环的开放，使心搏量增加，心率变慢，射血时间增长，增加了心肌对缺氧的耐受力。有人进行过测定，当人在从事较为繁重的体力活动时，呼吸频率比安静时增加 2 倍以上，每分钟吸入的氧气量可增加 5~6 倍甚至 8~12 倍之多。

因此，人们在从事体力活动时，身体各部位都有着充足的供氧。反之，体力活动少的人其身体中往往会缺氧，正常人对于这种缺氧并无任何感觉。实验证明，动脉壁对氧非常敏感，当机体缺氧时，可以直接使动脉内膜损伤，细胞之间的空隙加大，使胆固醇容易渗透过去在动脉壁沉积下来，造成动脉粥样硬化。因此，对于从事脑力劳动的人和其他非体力劳动者来说，应该经常参加一些体力劳动和适当的体力活动，以减少和防止动脉粥样硬化和冠心病的发生。

许多人厌恶体力活动是因为他们认为只有剧烈的活动或体育运动才算是健康的活动。但实际上，从不需要特殊装备、运动技能或大量发热和出汗的规律活动中就能够获得实实在在的健康益处。

现在有充分的科学证据表明，中等强度的体力活动相当于在每个星期的大多数日子里每天快速行走 30min，就足以带来在促进健康和预防疾病方面的真实益处。

对于成年人，规律的中等强度体力活动意味着在一个星期的大多数日子里每天多消耗 837kJ 的热量，建议如下：

第一，每周至少进行中等强度有氧体力活动（50%~70% 最大心率）及（或）每周至少 90min 有氧健身运动（>70% 最大心率）以改善血糖控制，帮助保持体重和减少心血管疾病危险。体力活动每周至少 3d 和不得连续 2d 不活动。

第二，对无禁忌证的 2 型糖尿病患者鼓励每周进行 3 次耐力运动，目标是所有大肌肉进行 3 套 8~10 次重复动作。

三、体力活动的测量方法

（一）心率测量法

心率测量法的原理是根据心率和耗氧量的线性关系推测耗氧量，从而算出运动的能量消耗。虽然心率具有个体差异性，但是实验证明心率在有氧运动范围内与耗氧量呈线性相关。当某个人的心率和耗氧量的关系确定后，根据心率就可以预测这个人的耗氧量，也就是户外的能量消耗量。

（二）体力活动问卷

目前，有相当多的问卷和活动回忆法应用于体力活动评估，它们是流行病学研究中评价体力活动最普遍、最实用的方法。

体力活动问卷主要记录过去或现在的体力活动情况，可以细分为活动记忆、定量化回顾、日记、日志、访谈等形式的问卷。从调查对象而言，大多数问卷适用于成年人或所有人群，也有专门针对儿童、学生、老年人的问卷；从回忆的时间期限来看，包括回忆 1d、3d、1 周、1 月至数月、过去一年或不设时间限制。

活动记忆和定量化回顾可统称为回顾性问卷，其内容可包括职业性活动（包括上下班交通）、家务劳动、体育锻炼、日常活动等方面：①职业性活动（工作），是指职业人员在 8h 工作日内所从事的体力活动；②家务劳动，约定俗成地指诸如买菜、做饭（烹饪）、打扫卫生等；③体育锻炼（健身活动），一般等同于休闲时间体力活动。1998 年美国运动医学学院推荐的标准为每次超过 20min 或每次不足 20min 但全体累计超过 20min 的各类活动，每周参加 3 次或 3 次以上视为经常参加，不足 3 次视为偶尔参加；每周至少 5 次、每次至少 30min 视为中度体力活动，每周每天至少累计 30min 视为中等强度体力活动；④日常活动，涵盖了除上面几点以外的其他活动，如看电视、编织、聊天等。

问卷设计可针对其中一个方面，如明尼苏达休闲时间体力活动问卷（Minnesota leisure time physical activity questionnaire，MLTPAQ）；也可是几个方面或全面的问卷，如 EPIC Norfolk 体力活动问卷（EPAQ）等。

毫无疑问，对于评估大样本人群的体力活动状况，问卷调查因其成本较低，便于管理，一般也容易被调查对象所接受，是一种实用方法。从问卷表格中获得的数据通常要被转化为能量消耗预测（kcal、kJ、MET）或者把结果按体力活动水平进行分类或分级。

目前，回顾性问卷的设计已经发展到了比较成熟的阶段，其中 MLTPAQ、EPAQ、国际性体力活动调查问卷（international physical activity questionnaire，IPAQ）等都是国外比较知名的问卷，曾被大量引用。近年来，国内就利用 IPAQ 或自编的问卷在人群中展开了一些体力活动相关研究。

日记通常是详细记录每 15min 或每 0.5h 的活动内容，连续记录 1～3d 体力活动情况。通过日记，可以得到的信息包括：

（1）用某项活动持续时间乘以该活动单位时间能量消耗得到总的能量消耗；

（2）累计体力活动的时间以及按照体力活动分级计算各类活动时间。

与间接热量测定法相比，日记法可以比较精确地计算日常能量消耗。

因此，所有体力活动问卷中，日记被认为是最精确的。它的主要缺点是其结果不能代表长期的体力活动模式，而要了解受试者体力活动模式及其变化情况至少需要 7d（涵盖休息日在内）。

（三）计步器

计步器是一个机械步伐计算器，是一种由精细弹簧和平稳臂组成的计步装置，将计步器带在腰间或踝关节处，每走一步时，由于脚落地产生一个冲击或身体摇摆使得平衡臂摆动，通过一系列齿轮驱动计数机构，来记录行走的步数。计步器不能记录非步伐的动作，例如骑车。它也不能测量不同速度跑或走时的能量消耗。只能记录冲击的次数，不能记录冲击强度，而能耗是与运动强度密切相关的，故用它来估计运动量的大小精确性、可靠性都较差。它记录一个方向的动作，是一种一维的加速度测量计。但使用方法简单，易掌握，适合测量大样本量人群。

（四）加速度测量法

加速度传感器同计步器一样通常固定在腰间或皮带上，测量身体运动在三个平面（也就是水平方向的、侧面的和垂直方向的）上的率（也就是强度）。其输出结果——"记数"实际上记录的是以一定时间间隔采样的活动的频率和强度。加速度传感器的优点是可以把数据下载到电脑，借助软件分析活动强度、持续时间、频率方面的信息。根据年龄、性别、身高、体重这些个人特征，还可以预测能量消耗。

非固定加速度测量器除了能够测量运动总能量消耗量，还能很好地区别人体的不同活动水平（即使水平很低）。并且它还能评估生活方式对体力活动的影响。临床增加体力运动水平和（或）运动时间的处方也得益于用加速计对体力运动的测量。

（五）间接热量测定法

间接热量测定法是让受试者佩带呼吸面罩，通过气体代谢装置分析受试者O_2和CO_2产生量，从而计算能量消耗。该方法被广泛应用于安静和运动过程中的能量代谢测定，并且也被视为精确的短时热量测定方法。随着技术的进步，更为先进的便携式的气体代谢装置已广泛应用于现场环境研究。这些便携式的装置可以精确地分析每一次呼吸的气体交换情况，体积小巧，佩带起来也很舒适，非常适合现场环境的体力活动如工作、家务劳动、园艺、体育锻炼以及娱乐活动的能量消耗测量。

四、体力活动的能量消耗计算

体力活动是一个非常复杂的过程，包括活动的强度、持续的时间、频率（每小时、每天等）以及周围环境和社会因素等。各种因素均会影响体力活动的能量消耗。身体活动消耗的能量的估算如表 8 - 1 所示。活动强度系数如表 8 - 2 所示。

表 8 - 1　　　　　人体基础代谢所需基本热量计算公式表

年龄	计算公式（单位：cal）
女子	
18 ~ 30 岁	14.6 × 体重（kg） + 450
31 ~ 60 岁	8.6 × 体重（kg） + 830
60 岁以上	10.4 × 体重（kg） + 600

续表

年龄	计算公式（单位：cal）
男子	
18～30 岁	15.2×体重（kg）+680
31～60 岁	11.5×体重（kg）+830
60 岁以上	13.4×体重（kg）+490

注：1cal=4.184J。

表 8-2　　　　　　　　　活动强度系数表

活动强度	活动内容	活动强度系数
极轻	驾驶，看电视，打字，玩牌，坐，站，躺，看书等	0.2
轻	打扫房间，短距离散步，打高尔夫等	0.3
中等	重的家务活，网球，羽毛球，滑雪，溜冰，跳舞等	0.4
重	重体力劳动，运动，篮球，足球，爬山等	0.5

注：活动所需要的热量 = 人体基础代谢需要的基本热量×活动强度系数。

五、体力活动金字塔

1996 年，美国运动医学会、美国国家疾病控制和预防中心要求所有美国人每天进行 30min 中等强度活动，同时还设计了促进健康的体力活动金字塔，提出了一种理想、循序渐进并按周安排的活动目标。

金字塔的第一步，要求静态生活者起始目标是一日内有常规的 30min 生活运动；第二步是增加规则的文娱和闲暇的体力活动，为促进心脏和呼吸系统耐力所进行的有氧运动的内容，如走路、慢跑、体操等，每周 3～5 次；第三步是每周 2～3 次的柔韧和力量性的训练（对于中老年人和有心血管病风险因素者，在开始某些较为剧烈的运动前，应有医生指导），包括定期开发新的活动，树立坚持一生运动的计划；尽量少坐在静态生活（如看电视和电脑工作等）的塔尖上。健身活动的主要方式是：有氧运动，包括大肌肉群、规则、重复的方式，每周 3～5 次，最好每天 1 次，每次持续 30～60min，强度达到 50% 最大吸氧量左右，每次活动的能量消耗为 1004～1255kJ，保持一定的活动量和强度。

一天内增加 30min 的中等强度活动量，相当于消耗 628～1674kJ 的热量，活动量也可以分成 3 次，每次以 10min 累计，而活动方式可采取走路、慢跑、游泳、爬山、骑车、上下台阶、室内或庭院内活动等。实验表明，采取中等运动量者，患冠心病的危险度仅为 0.63；而每天活动 2h 者，患冠心病的相对危险并未能进一步减少。这提示中等运动量的健康效益较为理想。

任务 2　体力活动对健康的促进作用

一、体力活动与能量平衡

体力活动对健康产生良好效益的关键在于能维持合理体重和体脂。人体研究结果提示：腹部脂肪堆积比臀部或大腿部脂肪聚积对发生慢性病有更大风险。有报道提出，有 20 多种医学问题与肥胖有关。肥胖可引起血脂增高、糖耐量下降、对胰岛素的反应能力降低，从而产生胰岛素抵抗，结果 5 种以代谢紊乱为特征的疾病：肥胖、冠心病、高血压与高血脂、Ⅱ型糖尿病、中风等接踵而来。与之紧密相关的胆囊炎、骨关节病和癌症等也可能发生。成人体重超重者与体重正常者比较，心血管病、Ⅱ型糖尿病、高血压、子宫内膜癌等的发病率较高。

体力活动能增加能量消耗。采用稳定同位素双标记法研究的结果证实：能量消耗与肥胖呈负相关，体力活动水平越高，人体脂肪量越低。可见缺少体力活动既是长体重的原因，也是长体重的结果。1h 的走路、跑步或游泳的能量消耗可以是静坐的几倍到几十倍。体力活动能引起能量消耗和脂肪氧化，在运动后如不补充消耗的能量，可导致热能不平衡。这表明保持活跃的生活，可增加脂肪的氧化分解，对体脂肪起到控制作用。运动后膳食成分对能量平衡也有作用，跑步 60min，能量消耗为 (2.8 ± 0.4) MJ，运动后分别食用低脂膳食、混合膳食和高脂膳食的能量平衡分别是 -6.4、-4.5 和 0.9MJ，这提示运动后低脂肪膳食是引起热能负平衡的一个因素。

增加体力活动和适当限制饮食相结合（尤其是限制脂肪的总摄入量和饱和脂肪酸的摄入量），是处理肥胖的最好处方。长期治疗肥胖的经验还表明，体重频繁地波动或极端限制进食量均有害于健康。

二、体力活动的健康效益

体力活动通过对人体各系统作用，促进全身健康。大部分慢性病均为遗传的易感性与体力活动不足所致，并常为腹部肥胖综合征所介导。腹部肥胖综合征包括一系列生理和代谢异常，如对胰岛素作用的抵抗、葡萄糖不耐受、低密度脂蛋白增加等，从而引起早发的动脉硬化、高血脂和缺血性心脏病、糖尿病等。而运动可通过直接对胰岛素的作用或减少体脂间接作用，抵消腹部肥胖综合征及相关的代谢紊乱，被认为是一种理想的措施。

研究证实高血压、高血脂和吸烟是冠心病的显著危险因素。长期运动可使收缩压降低 10mmHg，有延缓动脉粥样硬化斑化形成的作用，还有利于调整脂肪代谢。目前公认体育锻炼是糖尿病治疗的一项基本措施，它对Ⅰ型糖尿病可能是最重要的治疗手段，对Ⅱ型糖尿病也有积极预防的作用。运动还有助于提高骨密度，减少骨质疏松的发生。

三、体力活动对体质相关指标的影响

（一）体力活动与脂代谢

大量的研究表明，体力活动可以降低血脂。经常性的步行与慢跑可显著提高低密度脂蛋白（HDL）水平，并降低胆固醇（TC）、甘油三酯（TG）水平。流行病学研究报道，体力活动有利于防治心血管疾病。

（二）体力活动与肥胖

肥胖对健康造成的危害是非常严重的，据研究报道 80% 肥胖的成年人患有糖尿病、高胆固醇、高血压、冠心病、胆囊疾病、骨质疏松，40% 的人患有这些病中的至少两种并发症。运动能促进脂肪的氧化分解，防止脂肪堆积。

（三）体力活动与血压

大量的研究报道显示，体力活动或适当的运动可以降低血压，其机理是非常复杂的。

（四）体力活动与胰岛素敏感性及糖尿病

运动通过使肌肉中胰岛素刺激的糖原合成成倍增加，并且使由于胰岛素刺激的葡萄糖转运磷酸化作用增强，而达到使胰岛素敏感性增加的效果。有研究提示长期的太极拳锻炼，在维持糖尿病患者正常的胰岛素分泌下，能有效降低血糖；令胰岛素活性增加，是太极拳对 II 型糖尿病产生疗效的机制。运动能有效降低 II 型糖尿病患者的血脂、血糖水平，减轻体重，降低血压，同时增强患者体质，对预防糖尿病的并发症的发生有重要作用。

任务3　不同疾病患者的体力活动指导

一、高血压病人的体力活动指导

坚持经常体力活动，可预防和控制高血压。早在 1933 年就有人注意到运动和经常参加适当的体力活动，有利于保持良好的情绪，改善症状，还能减轻体重，降低血脂，是治疗高血压的有效非药物疗法。

一般来说，轻度高血压患者不影响患者的劳动力，仍可胜任日常工作，并可参加一些耐力运动，如快走、慢跑、骑自行车、游泳等。中度高血压，如无心脏、脑、肾脏并发症，仍可胜任一般工作，从事不超过中等强度的体力活动，但要注意劳逸结合。对于重度高血压，心、脑、肾等重要脏器已有损害的患者，工作能力和体力活动均受到很大的限制，为了不增加这些重要器官的负担，不宜做较大强度的体力活动。

高血压病人在进行体力活动时，要坚持一个原则，就是不论从事何种运动，都要注意运动的时间、运动的频率和运动的强度。运动强度依心率而定，最大心率 = 210 - 年龄。为安全起见，用最大心率的 70% 以下，作为运动量的指标，如一个年龄为 60 岁的高血压病人，其运动量为 70% × （210 - 60）= 105，也就是说，患者运动时以每分钟心率不超过 105 次为宜。同时还应结合病人平时心率、运动时血压变化和病人的自觉症状来调整运动量。至于运动时间，可采取每周3次，每次1h，或每日定时运动。例如采取定时散步、慢跑，坚持每日 1 次，每次 30 ~ 60min，就是安全有效、方便易行的方法。所谓循序渐进，量力而行，就是开始时运动量要小一点，逐步增加，以活动后不过度疲劳为度，并要长期坚持。

二、肥胖患者的运动指导

有氧运动可以通过增加能量消耗减少体内脂肪的积蓄。能量的消耗不足和能量代谢缺陷可能是某些肥胖发生和持续肥胖的基础。近年来研究发现，在以有氧运动减体脂的过程中，虽不能减少脂肪细胞数目，但可以抑制脂肪细胞的积累，减少脂肪细胞体积。同时，有氧运动通过增加能量消耗降低了摄食效率，提高了能量代谢率，最大程度地减少了体脂的沉积，同时又能保证肌肉组织不丢失。有氧运动还可以改善血浆中脂蛋白比例，进而改变体内脂肪的处理方式。

有氧运动的能量消耗量取决于运动类型、运动强度和持续时间。下面分别对这三个方面进行说明。

（一）运动类型

表 8 - 3 所示为各种常见运动的能量消耗的平均值，表示进行某项运动的个体，平均每分钟时间里，每千克体重消耗的能量，以 kcal 计。

表 8 - 3　　　　　　　　　　运动项目能量消耗表　　　　单位：kcal/（min·kg）

项目	消耗能量	项目	消耗能量	项目	消耗能量
有氧健身操	0.108	羽毛球	0.097	篮球	0.139
爬山	0.121	滑雪	0.163	足球	0.130
乒乓球	0.068	网球	0.110	排球	0.051
游泳	0.154	自行车	0.064	跳舞	0.104
跳绳	0.165	跑步	0.194	慢跑	0.152

注：1cal = 4.184J。

（二）运动强度

根据脂肪产生能量的特性，科学家研究了在不同运动强度，不同维持时间条件下脂肪被使用的情况。在低强度活动中（最大摄氧量的 25% ~ 30%，相当于快步走）血液中脂肪酸的含量最高，这说明此时血脂被消耗。在运动中强度为中等时（最大摄氧量的 65%，相当于慢跑）肌肉中的甘油三酯含量最高，与肌糖原相同，这意味着此时脂肪与碳水化合物同时供能。当运动强度提高到85%以上时，脂肪的消耗下降许多，这是因为在氧气供应不足时脂肪得不到充分燃烧，肌肉主要依靠碳水化合物来提供能量。

（三）持续时间

从运动时间上讲，在低、中强度运动时间超过90min后，脂肪能源比例大大提高。这是因为体内的碳水化合物，无论是肌糖原还是肝糖原，这时已经消耗殆尽，身体必须依靠脂肪能源了。因此，在进行有氧运动时，各种供能物质的利用比例主要决定于运动持续时间。一般来说，运动强度越小，持续时间越长，依靠脂肪氧化供能占人体总能量代谢的百分率越高。由此可见，肥胖者若通过长时间中低等强度的有氧运动会加速脂肪分解，从而达到减肥的目的。

三、糖尿病患者身体活动指导

糖尿病患者通过做适量的运动，可以缓解病程。适量、合适的运动对于糖尿病患者的生命和健康有着良好的辅助作用。针对糖尿病患者的运动，一定要有一个规范的标准。

（一）运动方式

病人进行运动疗法的形式通常选择病人感兴趣、简单、方便、可长期坚持的项目。以容易调节运动强度的全身性有氧运动为出发点。运动方式多种多样，如步行、慢跑、骑自行车、做操等。不选择短时间剧烈运动或引起明显兴奋的运动。

（二）运动项目

（1）步行（散步）　步行是一种简便易行、有效的锻炼方法。其优点是不受时间地点的限制，而且运动强度较小，比较安全。因此，特别适合年龄较大、身体较弱的糖尿病病人。步行地点最好选择在公园、林荫道等环境幽雅、空气新鲜的地方进行。步行运动量的大小是由步行速度与步行时间来决定的，一般每分钟行60~70步为慢速步行，适合60岁以上的老年糖尿病及血糖不稳定的病人。缓步不会引起低血糖反应，可稳定情绪，消除疲劳；每分钟行105~115步，为中速步行，适合60岁以下的糖尿病病人，易引起低血糖反应，不宜开始就选用此法；每分钟120~125步为快速步行，适合身体健康、血糖波动不太大者，尤其适于轻型单纯饮食治疗的糖尿病人。步行每日2~3次，总步行距离可达数公里。但以不过度劳累为前提。

（2）慢跑　是一种较为轻松的锻炼方法，其运动强度大于步行，适合年轻、身体条件较好，且有一定锻炼基础的糖尿病病人。优点是不需任何器械，不受时间、地点限制，运动效果较好，运动量易控制。缺点是下肢关节受力较大，较易引起膝关节或踝关节疼痛。因此，对缺乏锻炼基础的病人，宜先步行逐渐过渡到间歇跑（走跑交替），逐步延长慢跑时间，缩短步行时间，最后过渡到常规慢跑。

（3）骑自行车是一项中等强度的运动，简便有效，适合年纪较轻、身体条件较好的病人。

（三）运动强度

运动强度决定了运动的效果。运动强度过低或过大均不能起到良好的治疗作用。一般衡量运动量用心率计算是比较简单而实用的方法。将能获得较好运动效果并能保证安全的运动心率称为靶心率。在临床工作中为了方便，常按年龄算出靶心率。最简单的计算靶心率方法：靶心率=170－年龄（岁）。如果运动中的心率接近靶心率，说明运动强度适度，如运动中的心率明显快于靶心率，应当减少运动强度，反之可适当增加运动强度。判断运动量是否适度，还应根据病人运动后的反应作为标准。适量：运动后精力充沛，睡眠改善，不易疲劳，心率常在运动后10min内恢复至安静时的心率数。过大：运动后感到精神不振，疲乏无力，心率增快，需重新调整运动量；若运动后无任何感觉，心率无改变也无微汗，说明运动量过小，也要调整方案。

（四）运动频度

运动频度因人而异，要求持之以恒。运动疗法最好每天都能进行，如做不到每日坚持，则每周至少坚持3d或隔天一次，不然就达不到改善胰岛素抵抗和控制血糖的目的。

（五）运动时间

运动的时间可从10min开始，逐步延长至30～40min，一般来说达到靶心率的累积时间以20～30min为佳。运动量多少取决于运动强度和运动持续时间，运动强度较大则持续时间可相应缩短，强度低则持续时间可相应延长，前者适于年轻人或身体状况较好的糖尿病患者，后者适于年老体弱的患者。

另外，选择运动锻炼时间段，对运动引起的作用是非常重要的。选择不当可导致低血糖和高血糖。糖尿病患者进行运动锻炼时，应注意饮食与药物治疗的相互协调、相互配合。通常糖尿病病人餐后1h运动为宜。因餐后可避免低血糖，加上餐前已使用口服降糖药或胰岛素，能阻止肝糖原分解，并促进肌肉利用葡萄糖，从而起到降低血糖的作用。运动尽量避免在药物高峰时进行，以免发生低血糖。

四、冠心病的身体活动指导

冠心病患者除了药物或手术治疗，还应结合病情进行"运动"治疗，指导病人进行适量、有益的运动，以促进冠心病的尽早康复。怎样才能做到有益、适量的运动呢？这就需要另一张处方——运动处方。运动处方的制定是以病人的病情、年龄、有无运动史及个人爱好为原则的。处方上将告诉病人应该进行哪些活动，如何掌握运动量及注意事项等问题。下面介绍冠心病患者运动处方的具体内容。

（一）心肺耐力训练指导

（1）训练强度 冠心病患者的运动锻炼在医生指导下进行较好，自我进行也不难。因为"心率"可代表心肌耗氧量，运动锻炼强度多以心率为标准，只要了解各年龄组的最大心率，即可选择自己锻炼的心率——靶心率。从个别年龄组的最大心率看，平日多以170减去年龄作为冠心病运动锻炼的靶心率，此公式之差相当于最大心率的70%左右。

冠心病患者可根据病情选择最大心率的50%～70%作为靶心率。结合病情可以参照以下基础进行：①有冠心病，体力活动后无心绞痛可选最大心率的70%，按90m/min的步速锻炼。②有冠心病，体力活动稍受限，可能有劳力性心悸，呼吸困难或心绞痛，休息后可自行缓解，选择最大心率的60%，或60～90m/min的步速锻炼。③有冠心病，体力活动明显受限，出现心绞痛等休息后缓解，可选最大心率的50%作为靶心率，或40～60m/min的步速锻炼。

（2）训练频率 每星期2～3次。

（3）训练的持续时间 靶心率上锻炼15min。另外必须加入5～10min的热身及放松运动。

（4）训练种类 步行、慢跑、固定自行车、有氧健身操或水中运动都可以。

（二）注意事项

选场地安静的环境，循序渐进，两餐之间渐进锻炼，需要注意饭后至少90min才可运动；运动时出现胸部不适、头晕及气促时应降低运动强度。运动前必须进行足够的热身、运动后进行足够的放松；并且逐步提高运动强度。

项目九　健康教育与健康促进

健康是人类永恒的话题。保持健康是每个人的义务和权利，也是基本的人权。人类自从有了最基本的医疗服务，就产生了最原始的健康教育，到目前为止，健康教育与健康促进仍是促进人类健康最有效、最经济的手段。世界卫生组织（WHO）已把健康教育与健康促进列为当时预防和控制疾病的三大措施之一，列为21世纪前20年全球降低疾病负担的重要政策和策略。健康教育与健康促进的核心是促使人们建立新的行为和生活方式，降低疾病危险的发生。

任务1　健康教育与健康促进概述

一、健 康 教 育

健康教育是通过有计划、有组织、有系统的社会和教育活动，促使人们自愿地改变不良的健康行为和影响健康行为的相关因素，消除或减轻影响健康的危险因素，预防疾病，促进健康和提高生活质量。

（一）健康教育的核心问题是促使个体或群体改变不健康的行为和生活方式，尤其是组织行为改变

改变行为与生活方式是艰巨的、复杂的过程。许多不良行为并非属于个人责任，也不是有了个人的愿望就可以改变的，因为许多不良行为或生活方式受社会习俗、文化背景、经济条件、卫生服务等影响，更广泛的行为涉及生活状况，如居住条件、饮食习惯、工作条件、市场供应、社会规范、环境状况等。因此，要改变行为还必须增进有利健康的相关因素，如获得充足的资源、有效的社区领导和社会的支持以及自我帮助的技能等，此外还要采取各种方法帮助群众了解他们自己的健康状况并做出自己的选择以改善他们的健康，而不是强迫他们改变某种行为，所以健康教育必须是有计划、有组织、有系统的教育过程，才能达到预期的目的。

（二）健康教育与卫生宣传不同

迄今为止，仍有不少人把健康教育与卫生宣传等同起来，卫生知识的传播是十分必要的，但当个体和群体做出健康选择时，更需要得到有利于健康的政策，物质的、社会的和经济环境的支持，自我保健技能的掌握，并可获得一定的卫生服务等，否则要改变行为是困难的。因此单纯传播卫生知识的卫生宣传是健康教育的重要手段而不等于健康教育。健康教育应提供改变行为所必需的知识、技能和服务，以促使个体、群体和社会的行为改变。

（三）健康教育的主要内容

健康教育涉及医学、行为学、教育学、心理学、人类学、社会学、传播学、经济学、管理学、政策学等有关学科领域。其依靠这些学科的理论和方法，从更广的范围去探索影响人们健康的因素，向人们传播卫生知识和促进健康行为的形成，并唤起人们对"大卫生"的自觉性和责任感，建设健康的社会。健康教育体现了整体医学观，适应疾病谱的变化，体现了多因多果的观点，其重视社会心理因素，使用高危险性分析的观点。健康教育的研究领域非常广泛，主要包括如下内容。

（1）按目标人群或场所分　概括为：①城市社区健康教育；②农村社区健康教育；③学校健康教育；④职业人群健康教育；⑤医院健康教育等。

（2）按教育目的或内容分　包括：①疾病防治的健康教育；②生活方式的健康教育；③心理卫生教育；④营养健康教育；⑤环境保护的健康教育等。

（3）按业务技术或责任分　包括：①健康教育的行政管理；②健康教育的组织实施；③健康教育的计划设计；④健康教育人才培训；⑤健康教育的评价；⑥健康教育材料的制作与媒介开发；⑦社区开发的组织等。

二、健 康 促 进

健康促进的概念比健康教育更为广义。1986 年在加拿大渥太华召开的第一届国际健康促进大会发表的《渥太华宪章》中指出："健康促进是促使人们提高、维护和改善他们自身健康的过程。"这一定义表达了健康促进的目的和哲理，也强调了范围和方法。

1991 年 Lawrence W. Green：健康促进是指结合教育的和环境的支持，使民众能采取有益健康的行动及生活方式。Tannahill 认为健康促进透过卫生教育、预防及健康保护三个层面的努力，来增强正向健康与预防负向健康。所以，健康教育是健康促进的方法之一，是公共卫生所要追求的一个理想。

健康促进的狭义概念：健康促进 = 健康教育 + 健康政策，健康促进是目前公共卫生所要追求的一个理想，是一种新的策略、新的工作方法。健康促进是促进人们维护和提高他们自身健康状况的过程，是协调人类与环境的战略，它规定个人与社会对健康各自所负的责任。

（一）健康促进与疾病预防

健康促进是健康民众为了过更健康的生活而从事有益健康的活动，所以健康促进包括卫生教育、政策、环境，对象是健康的人，采取的是有益健康的行为，比较积极。而疾病预防是去除可能导致疾病的危险因子或行为，比较消极。

（二）健康促进的内容

健康促进的主要内容包括：营养，控烟，控酒及其他药物；家庭计划；体能活动与体适度；心理健康与心理失调；暴力性与虐待性行为；教育性与社区组织性计划。

（三）健康促进的三大基本手段

（1）倡导　一种有组织的个体及社会的联合行动。

（2）赋权　赋权与权利和政治密切相连。

（3）协调　健康促进涉及卫生部门、社会其他经济部门、政府、非政府组织（NGO）、社会各行各业和社会各界人士、社区、家庭和个人。

（四）健康促进的基本特征

（1）健康促进对行为的改变作用比较持久，有时带有一定的约束性；

（2）健康促进涉及整个人群和人们社会生活的各个方面；

（3）在疾病三级预防中，健康促进强调一级预防甚至更早阶段；

（4）健康教育是健康促进的先导和基础；

（5）与健康教育相比，健康促进融客观的支持与主观参与于一体。

（五）健康促进的策略

《渥太华宪章》提出了健康促进的五点策略。

（1）制定健康的公共政策　健康促进超越了保健范畴，它把健康问题提到了各个部门、各级领导的议事日程上，使他们了解他们的决策对健康后果的影响并承担健康的责任。健康促进的政策由多样而互补的各方面综合而成，它包括政策、法规、财政、税收和组织改变等。

（2）创造支持性环境　人类与其生存的环境是密不可分的，这是对健康采取社会－生态学方法的基础。健康促进在于创造一种安全、舒适、满意、愉悦的生活和工作条件。任何健康促进策略必须提出：保护自然、创造良好的环境以及保护自然资源。

（3）强化社区性行动　健康促进工作是通过具体和有效的社区行动，包括确定需优先解决的健康问题，做出决策，设计策略及其执行，以达到促进健康的目标。在这一过程中核心问题是赋予社区以当家做主、积极参与和主宰自己命运的权利。

（4）发展个人技能　健康促进通过提供信息、健康教育和提高生活技能以支持个人和社会的发展，这样做的目的是使群众能更有效地维护自身的健康和他们的生存环境，并做出有利于健康的选择。

（5）调整卫生服务方向　卫生部门的作用不仅仅是提供临床与治疗服务，还必须坚持健康促进的方向。调整卫生服务方向也要求更重视卫生研究及专业教育与培训的转变，并立足于把一个完整的人的总需求作为服务对象。

（六）健康促进的原则

1. 改变行为习惯应该是健康促进的核心

根据健康教育的基本原理"知、信、行"，可以得出健康促进的根本目的是改变人的行为习惯，促使其形成良好的生活方式，改善人们的生活环境，从根本上提高人的健康水平，改变人的行为习惯和改善生活环境应该是健康促进的根本点和落脚点。

2. 健康促进应该抓住关键人群和关键时机

人行为习惯的改变有两个关键期，一是青少年成长期，二是受到重要的或外来刺激时。

一旦成人后，受到客观环境的制约或影响，形成了固定的行为习惯就难以改变。例如大多数人都知道抽烟不好，但我国的烟民数量却有增无减，以致世界卫生组织称中国需要制定全面的法律来减少吸烟者人数和消除吸烟习惯，否则在2020年前，中国可能有220万人因吸烟而死亡。可见长期的宣传并没有对这些烟民起到警诫作用。所以，没有立法、没有外部的强硬措施，大部分的宣传在改变人的行为习惯上作用较小。在2003年抗击SARS中，由于强大的心理压力与迫切的知识需求，几乎所有的人都知道并且实行了出门戴口罩，回家要洗手，餐具要消毒等良好的卫生习惯，当年的肠道传染病发病率大幅度降低。但SARS疫情扑灭后，好多良好的卫生行为又再次被人们所遗忘，这也再一次验证了需求才是第一动力的正确性，提示要切实针对自身有迫切需要的人群去宣传，不仅要选择正确的人群，更要选择正确的时机。

3. 健康促进的宣传应重在树立良好的行为模式

健康促进重在改变人的行为，而人的行为有很强的模仿性。卫生宣传工作的目的是健康促进而不是健康教育，健康教育只能是健康促进当中的一个常用手段而已。家长、领导和明星的行为、举止成为公众模仿的对象已成为不争的事实。现在艾滋病宣传形象大使们和艾滋病人握手、领导与麻风病人握手的照片的社会影响力肯定比多少张传单、讲座、手册的影响力要大。人的行为有一定的从众性，好多时候并不需要知道为什么才去做，只是看到别人这么去做，自己也就跟着去做。这好像所有人都知道按哪个按钮可以开关电视，而并不知道电视的原理一样。所以改变一个人的行为重要的是提供他可模仿的、可信任的对象，而不是了解太多的原理、知识。

4. 工作要抓住重点，充分利用各种社会资源

健康促进是现在工作的重点，健康教育只能作为工作手段之一，采用的所有宣传方式都应以改变人的行为、习惯为最终目标。在具体工作上，应该以最具可塑性的学生为重点对象。改变一个学生可以改变一个家庭、一个时代。另外应积极为政府部门出台的环境和行为准则提供良好的行为模式和理论基础，以出台具有制约性的行为规章为目标，如企业职工的健康保护等。对健康知识需求突出的老、弱、病、残，可以成立相应的健康协会，发挥自助和互助功能，如防癌协会等。还要利用一切突发的公共卫生事件，加大相应的健康知识宣传力度，以便短时间加深人们的印象和改变人的行为习惯。多利用具有社会影响力的公众人物形

象，树立直观、可视的良好健康生活方式，充分调动人的模仿性。

三、健康促进与健康教育的关系

从健康促进的概念和内涵可以看出，由于影响人的健康的因素是多方面的，维护人民健康的责任不可能仅仅由卫生部门担当，而需要全社会共同承担，并采取综合性手段。以控烟为例，吸烟有害健康，几乎人人皆知，但烟草行业仍然兴旺，吸烟人数有增无减。所以说单靠宣传教育并不能有效促进健康。我们需要运用健康促进规划，采取综合治理性控烟规划。比如，对卫生人员来讲，应以群众喜闻乐见的形式大力宣传吸烟的危害，指导吸烟者戒烟；政府要制定法规进行干预，比如提高烟税、烟价，禁止烟草广告和促销活动，禁止向未成年人销售烟草及制品等；同时社区、工矿企业等部门单位也要采取建立无烟区、无烟单位、争创无烟车间等控烟活动；家属、亲友要承担起督促、监测的责任，协助吸烟者戒烟、预防戒烟后再吸烟等。所以健康促进的概念比健康教育更为完整、广义，两者的关系可以表示为：健康促进＝健康教育＋生态学（环境支持）。健康教育是健康促进的核心，需要多方环境的支持，健康促进是健康教育发展的结果和目标。

总之，健康促进的概念要比健康教育更为完整，因为健康促进涵盖了健康教育和生态学因素（环境因素和行政手段）。健康促进是一切能促使行为和生活条件向有益于健康改变的教育与生态学支持的综合体。健康促进是新的公共卫生方法的精髓，是"人人享有卫生保健"全球战略的关键要素。

四、健康教育在健康促进过程中的作用

健康教育与健康促进作为卫生保健的战略措施，已经得到全世界的认可。当今社会，疾病谱、死因谱发生了根本性变化，非传染性慢性疾病，如冠心病、脑卒中、肿瘤、糖尿病等，取代了急性传染性疾病而成为主要死因。这些疾病绝不是由于物质文明提高造成的，而多是与不良的生活方式、行为（如吸烟、酗酒、膳食不合理、缺乏运动等）和环境因素有关；与精神文明不足、健康知识缺乏有关。行为学研究表明，人的行为既是健康状态的反映，同时又对人的健康产生巨大的影响。

健康教育的核心就是使人们改变不良的行为和生活方式；其作用就在于通过卫生知识的普及与提高使人们确立正确的健康观念和健康的价值观，即要求人们懂得维护健康的重要，树立信心和信念，在这个基础上建立或改变行为，也就是所谓的"知、信、行"。

国内外的健康教育实践证明，很多目标明确的健康教育计划已取得了明显的成效。例如，北京曾实施了一个健康促进项目，对7种慢性非传染性疾病进行干预。对居民行为危险因素（吸烟、酗酒、不合理膳食、久坐、身体超重）进行

逐月监测和教育。其中对 9700 多名高血压患者的教育管理，使其治疗率提高到 90%；血压控制良好率达 58%。一年就节约医疗费 100 多万元。再如，我国是心脑血管疾病较严重的国家，其患病率、死亡率呈上升趋势。而美国、日本等发达国家已开展多年的健康教育则已显现出巨大的作用，通过预防干预措施，心脑血管疾病的死亡率下降了 50% 左右。可见，预防比治疗更重要。人类在对于慢性非传染性疾病尚没有很好的治愈方法的情况下，健康教育是帮助人们建立健康的行为和生活方式，预防和减少慢性非传染性疾病及与行为相关的传染病（如性病、艾滋病等）发生的有效手段。从而，还会有效地降低用于治疗疾病的医疗费用的支出。

任务 2　健 康 传 播

健康教育通过有计划、有组织、有系统的社会和教育活动，促使人们自觉地采纳有益于健康的行为生活方式，消除或减轻影响健康的危险因素，预防疾病，促进健康和提高生活质量。作为一种投入少、效果好的治疗方式，健康教育的基本任务之一是通过传播普及卫生科学知识，帮助人们建立健康信念和行为模式。健康教育工作的目的是促进广大群众在知、信、行上不断向更加健康的方向发展，因此，传播手段成为健康教育工作者与群众间的桥梁，健康教育也成为大众传播最重要的社会职能的一部分。

一、健康教育中常用传播方法分类

（一）信息传播类

该类方法包括专题讲座、讲演、讨论、个人咨询或个别指导、大众媒介技术、视听手段、教学电视和系统学习等。演讲、个别指导和大众传播媒介是较有代表性的三种传播方法。

其中讲演方法是通过语言传达信息，影响人们的观念。其特点是简便易行，便于组织。同时，作为补充，可安排提问时间，提高讲演效果。个别指导是"一对一"的指导方法。在施行该方法时，要注意内容重点突出、具有针对性、内容要具体。大众传播媒介主要包括健康手册、电视、电影、广播、录像、幻灯、报刊、杂志、宣传栏、标语等。其特点是目标人群较大，信息相对简单，以文字教育或建立在文字基础上的多媒体教育为主，因此书面材料的设计和使用很重要。

（二）培训类

该类方法包括技能发展、模拟、游戏、询问式学习、小组讨论、模仿和行为矫正。培训类方法的主要思想是，将参与的思想融入健康教育中，最大限度调动群众或病人的积极性和主动性。

其中技能发展是一种与操作有关的教学方法，强调发展特定心理活动的能力。模拟与游戏，适用于能力全面的学员，能增强学习动力。而模仿学习则是通过模仿他人的行为，完成学习操作的过程，适用于婴幼儿和女性。

值得注意的是，培训方法的设计，并不是以上列举方法的单一使用。在设计过程中，可以采用多种方法结合。例如将技能发展、模拟和模仿组合成一种培训方法，即形象化教育。形象化教育是应用一种模型真实地向病人展示、讲解、教会疾病预防方法及自我护理的措施，它具有形象、直观的特点。形象化教学不受文化水平、文字、语言的限制，使病人易于学习掌握，如胰岛素自我注射法等。

（三）组织方法类

该类方法包括社区发展、社会行动、社会规划和组织发展等。

其中社区发展是一项有步骤的社区组织方法。目的在于社会改善，如改变陋习。社会规划是指，由专家们通过合理方法协调和采取有效措施来分析解决社会问题的过程。

目前，在健康教育传播活动中，主要的信息传播方式是大众传播（包括报刊、书籍、广播、电视、电影、宣传单、黑板报）和人际传播（如座谈、演讲、咨询、讲座、个别指导等）。这两种传播方式各有其优势，如人际传播为教育者与受教育者之间面对面的信息和情感的交流，比一般的大众传播更具影响力；而大众传播具有覆盖面广、社会影响大且快捷的优势。因此，在健康教育的传播活动中，应根据具体情况，因人、因地、因时选择适当的传播途径。经验表明，以大众传播为主、人际传播为辅是较佳的传播策略。

遵循准确、快捷、有针对性、低成本、保证效果的原则，将科学的健康信息传播给广大群众，使其在情感、思想、态度、行为等方面发生反应，保证传播活动的效果，是健康教育传播活动的最终目的，也是健康促进工作有效程度的衡量标准。

二、健康教育中传播方法的选择

（一）适合性原则

传播方法与目标人群相适合，教育方法与教育内容相适合。因人施教、因时施教，因地施教，有的放矢。

（二）实效性原则

健康教育时必须考虑教育方法能否有效地传播教育内容，能否被受教育者接受，能否保证教育目标的实现。

（三）综合运用原则

即综合运用多种教育方法实施教育。由于教育对象、内容、形式的复杂性、多样性，单一的教育方法往往达不到最佳教育效果。故必须综合运用多种教育手段，视听兼顾、图文并茂、互相补充、相辅相成，以提高教育效果。

（四）最佳效益原则

在进行健康教育计划的时候，应进行成本－效益分析，即在保证达到教育目标的前提下，选择投入少、效益大的教育方法，即符合最佳效益原则。

三、健康传播策略

传播策略是指为实现预定的传播目标，根据目标受众特点和现有的资源条件对传播途径、媒介方法和技术的综合选择及运用，可分为大众传播、人际传播和综合性传播3种类型。

（一）大众传播

大众传播是由职业性传播机构和人员通过报纸、书刊、广播、电视等"大众传播媒介"，将社会信息变化传递给不特定的大众人群的过程。具有覆盖面广、信息量大、传播速度快和可重复使用的优势。但大众传播媒介对信息的反馈不及时、不直接，甚至没有反馈，不利于传播的互动和传播效果的评价。从教育方式及教育时机来看，多种形式的教育效果优于单一的口头教育，分阶段教育优于非阶段性教育，在疾病缓解期的教育效果优于疾病发作期的教育效果，非治疗、护理时间的教育效果优于治疗、护理时间内的教育效果。

（二）人际传播（人际交流）

人际传播是健康教育传播活动的重要手段，其中涉及广泛的知识和技巧。下面我们对一些基本的技巧进行介绍。

1. 语言技巧

语言是人际传播活动的主要工具，语言教育是最直接、最简捷、效果最好的方法之一。语言教育一般强调其语言要简单、具体、通俗、生动，一次讲解的内容不宜太多，要注意使抽象的内容变得具体，使专业的词汇变得通俗化。交谈过程中应遵循双向沟通、相互包容、句式灵活、同义反复、真实自然的原则。

2. 辅助语言技巧

辅助语言包括态势语言、空间语言和物体语言。

（1）态势语言是能够传达信息的面部表情、手势以及身体的姿态和动作。它是流动着的形体动作，辅助有声语言运载着思想和情感，作用于听众的视觉器官，产生效应。

（2）空间语言（距离语言）是人与人之间空间的存在和变化传达出来的某种信息。人与人之间的空间距离可分为亲密距离（8～30cm）、个人距离（30～90cm）等。

（3）物体语言是指人在摆设、佩戴、使用和接送某种物体时所传递出的、具有一定意义的信息。日常生活中常有这样的体会，同样一句话，在运用时环境、气氛、对象以及语调、频率、面部表情等不同，均可产生不同的效应：一是产生正效应，达到预期沟通的目的；一是产生负效应，使语言交流出现僵局，达不到预期沟通的目的等。

3. 倾听技巧

倾听是有效人际沟通的前提，认真地倾听才能进一步了解目标人群对健康教育的态度、需求及影响健康行为的因素从而有的放矢。有效倾听策略除了明确倾听目的、专注倾听对象外，还应掌握有效倾听的4大要素，即听取信息、解释信息、评估信息和回应信息。

（1）听取信息是指在沟通中调动自己的听觉、视觉等感官去听取、选择对方的口头信息及与之相伴的非语言信息，它是倾听活动的开始。

（2）解释信息是指倾听者在听取信息的基础上，达成对说话者所说内容意义的共同解释。

（3）评估信息是指沟通中倾听者在确保自己已获得了所需要的关键信息并解释的基础上，对信息所做出的价值判断。

（4）回应信息是指在沟通中倾听者通过语言、非语言的反馈告诉说话者自己所听到和理解的内容。回应信息时要控制不良情绪，适当保持沉默和必要的语言回应。恰当的信息回应对于沟通的成功起积极的作用。

（三）综合传播策略

综合传播策略是大众传播结合人际交流的策略，是一种以大众传播方式为主，人际交流，特别是个别辅导作为补充的健康传播策略，适合于大规模的健康教育活动，在大众媒介广泛传播健康信息的基础上进行重点教育，普遍宣传与重点教育相结合，点与面结合，以取得大范围健康教育的最佳效果。

人际交流辅以大众媒介的策略，是以人际交流作为传播的方式，并使用大众媒介的技术扩大交流人群的范围、提高传播效果的健康传播策略，适合在目标人群明确、范围不大、人数不多的健康教育活动中使用，在讲座、交流、讨论等人际传播基础上辅以幻灯、挂图、模型、录像等形式的传播，是健康教育常用的策略。

任务3　健康相关行为

一、健康行为学和健康相关行为的基本概念

（一）健康行为学的概念

健康行为学是研究健康相关行为发生、发展规律的科学，即运用行为科学的理论和方法研究人类个体和群体与健康和疾病有关的行为，探讨其动因、影响因素及其内在机制，为健康促进中行为改变的策略和方法提供科学依据。健康行为学不同于行为医学，后者主要是把行为科学的知识和技术运用于临床治疗、康复及预防领域；而健康行为学研究重点在于健康相关行为本身而非疾病，通过行为

的改变来维护和增进健康。

（二）健康行为和健康相关行为

健康行为和健康相关行为是两个含义不同的概念。健康行为是指人们在身体、心理、社会各方面都处于良好状态时的行为表现。它带有明显的理想主义色彩，十全十美的行为表现人们只能以渐进方式努力去接近它；其实在现实生活中随着时空的变化，人在新的环境中会有新的心理冲突和社会适应问题产生。所以，在健康行为学的实践中健康行为主要被当作"导航灯塔"，而健康相关行为才是真正研究的重点。健康相关行为是指个体或团体的与健康和疾病相关的行为，一般可分为两大类：促进健康行为和危害健康行为。

1. 促进健康行为

促进健康行为是个人或群体表现出的、客观上有利自身和他人健康的一组行为。日常生活中的促进健康行为主要有五个基本特征：有利性、规律性、和谐性、一致性和适应性。根据以上基本特征，可将日常生活中的促进健康行为细分为八类。

（1）日常健康行为，如合理营养、适量睡眠、积极锻炼等。

（2）保健行为，如定期体检、预防接种等。

（3）避免有害环境行为，"环境"包括自然环境（如环境污染）和易引起心理应激的紧张生活环境，此类行为如调适、主动回避、"积极应对"等。

（4）戒除不良嗜好，如戒烟、不酗酒、不滥用药物等。

（5）预警行为，通常指预防事故发生和事故发生后的正确处理行为，如系好安全带、事故发生后的自救和他救等。

（6）求医行为，指人觉察到自己有某种病患时寻求科学可靠的医疗帮助的行为，如主动求医、提供真实病史、保持乐观情绪等。

（7）遵从医嘱行为，发生在已知自己确有病患后，积极配合医生、服从治疗的一系列行为。

（8）病人角色行为，有多层含义。例如，有病后及时解除原有角色职责，转而接受医疗和社会服务；在身体条件允许的情况下发挥"余热"；伤病致残后，身残志坚，积极康复；正确对待死亡和病残等。

2. 危害健康行为

危害健康行为是个体或群体在偏离个人、他人、社会的期望方向上表现的一组行为。其主要特征是：①该行为对自己、对他人、对整个社会的健康有直接或间接的、明显或潜在的危害；②该行为对健康的危害有相对的稳定性；③该行为是个体在后天生活经历中习得的，故又称为"自我创造的危害因素"。在日常生活中危害健康的行为通常可分为以下四类。

（1）日常危害健康行为，主要包括吸烟、酗酒、吸毒、性乱等。

（2）致病性行为模式（disease producing pattern，DPP），是导致特异性疾病

发生的行为模式。目前研究较多的有 A 型和 C 型行为。A 型行为模式又称"冠心病易发性行为"，其核心表现有两种：不耐烦和敌意。常因他人的微小失误或无心得罪而大发雷霆。产生该行为的根本原因是过强的自尊心和严重的不安全感。其体内通常有去甲肾上腺素、促肾上腺皮质激素、睾丸酮和血清胆固醇的异常升高。A 型行为者的冠心病发病率、复发率和致死率均比正常人高出 2 ～ 4 倍。C 型行为模式又称"肿瘤易发性行为"，其核心表现是情绪好压抑，性格好自我克制，表面依顺，内心则强压怒火，爱生闷气。其体内神经和体液水平长期紊乱，导致免疫机能全面下降。所以，C 型行为者宫颈癌、胃癌、食道癌、肝癌、恶性黑色素瘤的发生率都比正常人高 3 倍左右。

（3）不良生活习惯，主要导致各种成年期慢性退行性病变（如肥胖病、糖尿病、心血管疾病）、早衰、癌症等发生。其主要的表现有：饮食过度；高脂、高糖、低纤维素饮食；偏食、挑食和过多吃零食；嗜好含致癌物的食品，如长时间高温加热食品；不良进食习惯，如进食过快、过热、过硬、过酸等习惯。

（4）不良疾病行为是指个体从感知到自身有病到疾病康复所表现出来的行为。常见的表现形式为：与"求医行为"相对的瞒医行为、恐惧行为、自暴自弃行为等；与"遵医行为"和"病人角色行为"相对的"角色行为超前"（即把身体疲劳和生理不适错当为疾病）、"角色行为缺"（如已肯定有病，但有意拖延不进入病人角色）、"角色心理冲突"（如求医与工作不能两全），以及悲观绝望等心理状态和求神拜佛等迷信行为。

二、健康相关行为改变的理论

行为改变是一个相当复杂的过程，因此各国学者提出各种各样的有关健康相关行为改变的理论，其中影响较为广泛的主要有以下两种理论。

（一）知信行模式（KABP）

"知信行"（knowledge，attitude，belief，praction）模式，是有关人们行为改变的较成熟的模式。其基本原理可表示为：信息→知→信→行→增进健康。知（知识和学习）是基础，信（信念和态度）是动力，行（包括产生促进健康行为、消除危害健康行为等行为改变过程）是目标。以艾滋病的预防为例：通过多种方法和途径将艾滋病疫情形势、严重性、传播途径和预防方法等知识传播给群众；人们接受知识后，经过思考和分析，加强了对自己和他人健康的责任感，并形成信念，在强烈的信念支配下，绝大多数群众能摒弃各种不良的行为，从而达到预防与控制艾滋病的目的。

但是，要使人们从接受转化到改变行为是一个非常复杂的过程：信息传播→觉察信息→引起兴趣→感到需要→认真思考→想念信息→产生动机→尝试行为态度坚决→动力定型→行为确立。其中关键的主要有两个步骤：信念的确立和态度的改变。知、信、行三者间只存在因果关系，但必须有必然性。在信念确立以后，如果没有坚决转变态度的前提，实现行为转变的目标照样会招致失败。

1. 知而不行的原因

在现实生活中，我们常会遇到许多知而不行的情况，例如很多人知道吸烟有害健康，但仍然照吸不误。造成知而不行的原因可能是多方面的。

（1）改变不良的行为或生活方式，向有利于健康的行为转变时，需要割舍个人的爱好；

（2）改变不良的行为或生活方式，需付出艰苦的努力，尤其是在改变一些成瘾行为时；

（3）人们担心改变某些行为会危及他们的社会关系，青少年尤其明显；

（4）人们担心经过艰苦努力改变的行为意义不大，尤其是长期有某些行为的老年人；

（5）人们普遍都存在侥幸心理，即使知晓其危害，但却存在认为自己身体素质好或者是自己运气好等心理，希望能逃过危害行为带来的危害。

2. 促进态度转变的方法

在知识—态度—行为的转变过程中，态度的转变对行为的转变有着非常重要的意义。按"知信行"模式的原理，我们在促进态度转变方面通常有以下一些方法。

（1）利用促进信念建立的方法，如增加信念的权威性、增强传播效能、利用"恐惧"因素等，只要适时、适当，就有助于态度的转化。

（2）充分利用信念接受者身边的实例，强化对行为已改变者所获得的效果的宣传，特别有助于那些半信半疑者、信心不足者的态度转化。

（3）针对那些"明知故犯、知而不行"者的具体原因，有针对性地强化行为干预措施。例如，许多人明知吸烟有害，仍终日烟雾缭绕。分析其原因，有些人是难以割舍长久的个人嗜好；有些人是担心无法承受戒烟需付出的艰苦毅力和恒心；有些人担心独自戒烟会招致群体的排斥；更有甚者心存侥幸，认为吸烟对自己身体不会有多大影响。

（4）除对不同类型的人分别采取不同的干预措施，还可借助外力，如政策法律、经济和组织手段、公众场合秩序、公众舆论等，也能加速态度和行为的转变。根据凯尔特（1961）提出的"服从、同化、内化"态度改变三阶段理论，对严惩危害社会的行为（如吸毒）可依法采取强制手段（如送戒毒所）促其态度转化。在戒毒所内，吸毒者开始是被迫服从，内心并不心甘情愿（服从）；过一段时间后，开始自觉自愿地服从管教人员，并对与其他同伴的共同生活感到愉快（同化）；以后，他从内心深处接受"吸毒有害"的信念，彻底改变态度，并把这一新观点纳入自己的价值观体系内，成为动机的内在行为标准（内化）。

（二）健康信念模式（HBM）

健康信念模式（health belief model，HBM）是用社会心理学方法解释健康相关行为的重要理论模式。它以心理学为基础，由刺激理论和认知理论综合而成，并在预防医学领域（如 1950 年美国的"公众肺结核预防计划"）中最早得到应用和发展。健康信念模式遵照认知理论的原则，首先强调个体的主观心理过程，即期望、思维、推理、信念等对行为的主导作用。因此，健康信念是人们接受劝导、改变不良行为、采纳健康促进行为的关键。

三、健康信念的形成

健康信念的形成主要涉及三个方面，下面分别进行说明。

（一）产生"恐惧"

（1）知觉到易感性　其尺度取决于个人对健康和疾病的主观知觉。如某些疾病发病率高，流行范围广，易感性就大。但人们往往对遥远的、可能性不大的危害不予关注（如年轻人认为吸烟致肺癌要到六七十岁才会发生）。如何使他们通过事实评价，做出主观判断，形成疾病易感性的信念是健康教育和健康促进成败的关键。

（2）知觉到严重性　如疾病引起的临床后果（死亡、伤残、疼痛等）；疾病引起的社会后果（工作烦恼、家庭生活、失业、社会关系等），由此产生害怕情绪。

（二）对行为效果的期望

（1）知觉到益处　仅认识到危害性和严重性还不够，只有意识到自己为摒弃危害健康行为的代价（如时间、负担、毅力等）确实能换取到预防效果，即行为的时效性时，人们才会采取行动，并有明确的行动方式和路线。

（2）知觉到障碍　人们对采纳促进健康行为的困难的认知，是使行为巩固持久的必要前提。如有些预防行为花费大、比较痛苦、不方便等，都应实事求是地指出，并帮助人们逐一克服。美国心理学家罗森斯托克说："知觉到易感性和严重性，确实为行动提供了动力；但只有当让公众知觉到效益，并能先了解困难再决心克服之，他才算是真正找到行为改变的道路"。

（三）效能期望

（1）自我效能　即对自己的能力有正确的评价和判断，相信自己一定能通过努力成功地执行一个可导致期望结果（如戒烟）的行为。

（2）善于寻找其他可借助的力量，如教育、家庭成员和团体帮助等，以间接帮助实现效果期望和效能期望，从而影响行为的改变。

综上所述，健康信念模式主要遵循三个步骤：首先，充分让人们对不良行为方式感到害怕（知觉到危险和严重性）；其次，让人们坚信一旦改变不良行为方式会得到非常有价值的后果（知觉到效益），同时清醒地认识到行为改变中可能出现的困难（知觉到障碍）；最后，使人们感到有信心、有能力通过长期努力改变不良行为（自我效能）。

任务4　健康教育与健康促进计划的设计

一、健康教育计划背景

健康教育计划背景，包含三个方面的内容，即目标区域的主要健康问题的描述、对象人群对健康问题的认识与相关行为的现状，以及可利用的健康教育资源。

二、健康教育计划目标

（一）健康教育计划目标的内容

健康教育计划的目标，一般指对预期影响和效果的描述，语义是概括的、广义的。其可以分为总目标和具体目标。总目标，或称远期目标，具有战略性或战役性特点，是指计划工作的方向，理想的效果，一般不要求可测量，有的健康教育计划的总目标可能永远也不会完全实现。一般只在执行时间比较长的计划或规划提出总目标。具体目标（指标）是实现总目标所要达到的具体结果，要做具体化和数量化的描述。

健康教育计划目标可以包括组织管理与政策目标、过程目标、效果目标等。

1. 组织管理与政策目标的具体内容

（1）组织管理目标　包括保证计划实施的组织建设、资源（经费、人员、设备等）配置、管理策略等。例如"建立健全由政府领导、有关部门参加的健康促进行动领导小组""某地区每年人均健康教育投入不少于每人1元"。

（2）政策改善目标　包括政府和计划实施相关的部门制订保障计划实施的政策、组织、机构支持计划实施的政策等，例如"亿万农民健康促进行动领导小组由县级领导任组长""把亿万农民健康促进行动纳入当地社会经济发展规划和卫生规划"。

（3）环境改善目标　包括和计划实施相关的社会规范、社会关系、文化传统、社会生活方式、生活环境、工作环境、舆论环境改善的目标；发掘健康资源、推广使用安全适用可靠的技术等目标等。例如"100%的社区有社区卫生公约""80%的社区有体育锻炼场所""市电视台健康知识节目播出时间每周不少于30分钟"。

（4）社区参与目标　包括社区参与的时间、形式、人员、场所、组织形式以及持续开展相关活动的相关目标等。例如"90%的社区有健康教育宣传栏""70%的社区有健康教育学校"。

（5）调整健康服务方向目标　包括卫生部门为计划实施提供的服务、计划的可持续发展的目标等。例如"90%以上的社区门诊开展随诊教育""各级卫生服务机构把健康教育列入工作规范"。

2. 过程目标的具体内容

（1）组织管理过程目标　包括计划相关组织机构召开相关会议次数、检查督导范围及次数、相关信息沟通方式及频度等。例如"项目领导小组每年至少召开2次协调会""每年对村级健康教育开展情况进行2次检查"。

（2）开展活动及其覆盖目标　例如活动类型及其覆盖率（或覆盖范围或频度）、相关部门（单位）参与活动类型及其覆盖率等。如"各级中小学校的健康教育宣传栏至少每2个月更换1次""家庭主妇接受核心信息培训率达到80%"。

（3）社区参与活动目标　例如"60%以上的社区居民参与社区健康教育活动""农村中小学校健康教育开课率达到80%"。

3. 效果目标的具体内容

效果目标主要指知识、行为改善目标。例如"每年亿万农民对健康促进行动核心信息知晓率达到70%、相关健康行为形成率达到60%""80%的小学成为无烟学校"。

（二）健康教育计划目标设计要求

1. 目标的选择

健康教育的目标应当根据卫生工作的需要和资源可获性等因素选择。通常采用的选择原则是：对"问题的重要性、干预有效性、开展活动的可行性"三方面进行综合分析后，初步提出目标设想，在此基础上，征求意见，做出决策。

2. 目标的描述必须满足的基本条件

（1）表达明确的语义　目标的语义不能是双关的、多义的、含糊的，必须明确。

（2）和整个计划相协调　健康教育计划中，可能有许多具体目标。这些具体目标是相互关联的，不冲突，不矛盾。健康教育具体目标和计划中的背景、对策等内容是相互联系的，不冲突，不矛盾。

（3）目标实现有可行性　目标应当是先进的，能够实现的。所有的目标，都必须有相应的对策保证，而且保证实现目标的对策也是可行的。

（4）目标能够测量、评价　在健康教育计划设计的同时，要对具体目标测量评价的具体方法做出明确的设计，保证计划实施结束能够进行有效的、科学的考核、评价。

3. 具体目标描述的四要素

（1）目标人群（社区）　即健康教育对象。

（2）在多长时间内　即计划实施的时间。

（3）有什么变化　健康教育计划所期望发生的变化，是作用于消除或减少健康危险因素的变化。

（4）变化程度有多大　应当尽量用精确的数量描述。无法用精确数量描述的目标，可以用明确、具体的定性语言描述。如"目标人群在 1 年内酗酒危害知识知晓率达到95％"。

三、健康教育计划对策

（一）对策内容的描述

健康教育计划对策的描述没有权威的格式，高质量的对策主要表现在针对性、适宜性、创新性和资源配置科学性等方面。健康教育计划对策包括组织策略（管理）和技术策略两方面。

1. 组织策略

组织策略是管理人、财、物、信息、时间等资源，执行计划、组织、控制职能的策略。组织策略的制订，应当考虑计划相关各类人群的作用，并把健康教育和卫生工作的整体工作特别是卫生工作中心任务结合起来，和社区社会与经济发展结合起来。应当考虑到社群和个人与健康相关的生理的、心理的、组织的和经济的因素；考虑到环境对健康的影响；考虑到人们的多重角色。

2. 技术策略

技术策略是改善目标人群健康知识、行为水平，改善健康相关环境因素的策略，开展传播、教育、行为干预、改善环境等活动的策略。技术策略的制订，应当考虑目标人群的基本情况及其健康教育诊断结果，考虑目标人群工作、生活环境的整体情况，并把健康教育活动和目标人群的生产、生活活动结合起来；每次活动都应有明确的目的、目标和问题的针对性。技术策略的具体实施方法有传播、教育、行为干预以及改善环境的具体技术等。

（二）健康教育计划对策的具体内容

近年来，按照健康促进的理念设计健康教育计划对策，一般有以下内容。

（1）促进政策的策略与活动　和过去"动员领导或开发领导"的活动近似。包括运用信息简报、工作汇报、请领导参与活动等活动，促进有利于计划实施的政策出台，保障组织管理目标、组织管理过程目标、政策改善目标实现。

（2）促进环境改善的策略与活动　和过去"部门协调"的活动有共同之处。包括组织有关部门明确各阶段职责的活动，部门间沟通、协调活动，保障环境改善目标、相关部门（单位）参与活动目标实现。

（3）促进社区参与的策略与活动　和过去"动员群众参与"的活动有共同之处。包括组织培训社区关键人物，指导、帮助社区开展健康教育活动等。保障社区参与目标、社区参与活动目标。

（4）干预个体健康行为相关因素的策略与活动　是改善健康教育计划目标人群知识、技能、行为的活动，和过去"卫生宣传"的活动有共同之处，包括各类传播、教育活动等。保障开展活动及其覆盖目标、知识、行为改善目标实现。

（5）改善健康服务方向的策略与活动　和过去"加强健康教育主体建设，改善健康教育运行方式"有共同之处。包括提高健康教育计划执行机构、人员实现计划目标努力的意识、能力的策略、活动，强化相关机构、人员进行健康服务（例如保证碘盐供给、不向未成年人出售香烟等）的活动等。保障调整健康服务方向目标、覆盖目标、知识行为改善目标实现。

（三）健康教育计划对策设计要求

任何单一形式的健康教育活动可获健康教育效果都是有限的。采用多种形式开展健康教育活动，可以使不同形式活动的效果互补，从而达到理想的健康教育效果。效果最好的健康教育活动是健康教育对象能够接收到的并且期望接受、乐于接受的。

通过传播策略研究，有助于选择适宜的健康教育形式。一般地，研究的内容包括：为实现目标应当确定哪些人作为本计划的健康教育对象；各类健康教育对象相关知识、技能、行为水平及相关影响因素；此前是否进行过相关健康教育（传播）及其效果；健康教育对象可以接受到哪些形式的传播、乐于接受什么样的信息；在什么时间传播效果好；哪些机构（人员）适合进行哪些健康教育活动；活动应当怎样组织、沟通、协调等；一般来说，在健康教育计划实施过程，各种策略、活动都不是各自孤立地开展，所有技术策略运用过程，都必须有针对性、实事求是。运用信息量要尽量少而精，以充分发挥可获资源的效益。

可供选择的健康教育形式可以分为组织传播、大众传播、人际传播、综合形式的传播活动和教育活动等。组织传播的形式包括文件、请示、汇报、计划、总结、信息简报、会议等。大众传播的形式包括传单、小册子、宣传画、标语、警示牌、规章制度、宣传栏、展览、报纸、广播、电视、计算机网络、VCD、录像带、录音带等。人际传播的形式包括游说、谈话、讨论、咨询、演说等。综合形式的传播活动包括街头宣传、宣传车、文艺演出、灯谜、游戏、技术表演、示范等。教育活动的形式包括培训、学校教育、社区健康教育、学校的教育活动、监督、奖励与处罚（激励）等。近年来，有人把包括传播、教育两类形式的综合性的健康教育活动称为行为干预。包括舆论引导（包括改善舆论环境，例如在社区利用宣传画等多种形式进行健康传播等）；行为引导（包括设置痰盂等卫生设施、改善操作方式、降低作业场所粉尘等避免环境污染、创造无烟环境、创造积极向上的文化环境、建设体育锻炼场所、改善公共卫生设施等建设有利于健康的环境）；监督；示范；环境压力（例如创造不吸烟环境，给吸烟者以环境压力）等。

四、时 间 安 排

在计划中要写清楚实施步骤的各阶段及其主要的健康教育活动的时间安排，保证计划的可操作性。

五、质量控制对策

质量控制组织对策主要包括职责分工（明确列出各级质量控制责任）、监测方法和监测频度（包括各级各类监测的方法和频度）、反馈制度（包括信息反馈网、反馈渠道、信息反馈时间规定等）、相关资料档案整理规定、激励（奖惩）措施等。

质量控制内容主要包括组织策略实施情况（主要包括进度、质量两方面，例如组织机构建立状况、社会协调过程记录、有关部门工作记录、专业人员培训档案、基层监测活动记录等）、技术策略实施情况（主要包括进度、质量两方面，例如材料制作质量、目标人群材料享有率、新闻传媒覆盖率、人际传播覆盖率等）、实施过程的问题（例如计划实施过程的问题、有计划执行人员的素质问题、资源配给不足问题、计划执行的干扰问题等）和实施效果（例如目标人群相关健康知识知晓率及行为形成率等）。质量控制方法可以有活动过程控制，例如依据活动发生的信息当即进行控制、组织管理人员进行现场监督检查纠正偏差、及时处理反馈信息和及时纠正偏差等，以及观察、查阅资料、访谈、讨论等，也可以采用定量或半定量评价方法进行监测。

六、经费预算

在计划中要写清楚各阶段及其主要的健康教育活动的经费预算，例如拟订计划过程查阅文献、专家咨询等所需要的经费，基线调查、动员与培训、材料制作、干预活动、效果评估等需要的经费，以及计划所需要设备及其耗材所需要的经费等。也可以按照差旅费、会议费、大众传媒使用费、材料费、交通费、人员工资、误工补助、小礼品等列项预算。经费预算应当科学，精打细算，留有余地。

任务5　健康教育与健康促进计划的评价

一、评价概述

评价是客观实际与预期目标进行的比较。计划评价是一个系统地收集、分析、表达资料的过程，旨在确定健康教育与健康促进规划的价值，帮助健康教育与健康促进进行决策。

（一）评价的性质

（1）评价是管理的重要组成部分，贯穿于健康教育与健康促进项目的始终；

（2）评价的基本原理是比较；

（3）确定价值标准是评价的前提；

（4）测量是评价的重要手段，准确的信息是评价成功的保障。

（二）评价工作对健康教育计划的意义

（1）评价是健康教育/健康促进计划取得成功的必要保障；

（2）评价可以科学地说明健康教育/健康促进计划的价值；

（3）评价是一种改善计划，为决策者提供决策依据的管理工具；

（4）评价结果可以科学地向公众、社区阐述项目效果，扩大项目影响，争取更广泛的支持；

（5）评价可以提高健康教育专业人员的理论与实践水平。

二、评价的种类和内容

（一）形成评价

1. 形成评价的具体内容

形成评价又称需求评估，是一个为健康教育/健康促进计划设计和发展提供信息的过程，包括在计划设计阶段进行的目标人群需求评估、政策、环境、资源评估等，其目的在于使计划符合目标人群的实际情况，使计划更科学、更完善。在计划实施开始之前，使其具有最大的成功机会。其内容包括：

（1）了解目标人群的各种基本特征；

（2）了解干预策略、活动的可行性；

（3）了解教育材料的发放系统，包括生产、储存、批发、零售及发放渠道；

（4）对问卷进行调查及修改；

（5）了解哪些健康教育适用于目标人群，健康教育材料的预试验，以确定其适宜性；

（6）收集反馈信息，根据计划执行阶段出现的新情况、新问题对计划进行适度调整。

2. 形成评价的方法与指标

形成评价可采用多种方法，包括文献、档案、资料的回顾、专家咨询、专题小组讨论、目标人群调查、现场观察、试点研究等。

形成评价的指标一般包括计划的科学性、政策的支持性、技术上的适宜性、目标人群对策略和活动的接受程度等。

（二）过程评价

过程评价起始于健康教育/健康促进计划实施开始之时，贯穿于计划执行的全过程。在计划执行阶段，过程评价还可以有效地监督和保障计划的顺利实施，从而促进计划目标成功实现。完善的过程评价资料可以为计划产出的解释提供丰富信息。

1. 过程评价的内容

（1）评估项目运作情况　包括干预活动是否符合目标人群需要，各类干预活动的数量与质量，目标人群参与活动的情况与满意程度，资源消耗情况等。

（2）修正计划　通过对项目实施情况的了解与掌握，收集各方面的反馈信息，及时发现存在的问题，对计划做必要的调整，使之更符合实际情况，保障项目目标的实现。

2. 过程评价的实施方法

（1）项目活动记录制度与项目工作例会制度；

（2）直接参与活动，了解情况；

（3）目标人群定性、定量调查。

3. 过程评价指标

（1）干预活动量的指标　活动次数、活动持续时间、发放材料数量、活动覆盖率等；

（2）参与情况指标　活动暴露率、有效指数等。

（三）效应评价

效应评价要评估健康教育/健康促进项目导致的目标人群健康相关行为及其影响因素（倾向因素、促成因素、强化因素）的变化。与健康结局相比，健康相关行为的影响因素及行为本身较早发生改变，故效应评价又称近中期效果评价。

1. 效应评价内容

（1）倾向因素　知识、态度、价值观等的改变；

（2）促成因素　政策、法规、服务可及性、技能等方面的改变；

（3）强化因素　同伴观点、公众舆论、自身感受等的变化；

（4）健康相关行为　行为的变化情况。

2. 效应评价指标

（1）卫生知识均分、知识知晓率/合格率；

（2）信念流行率；

（3）行为流行率、行为改变率。

（4）效应评价方法　效应评价的方法有目标人群定量、半定量调查等。

（四）结局评价

结局评价也称远期效果评价，着眼于评价健康教育项目导致的人群健康状况乃至生活质量的变化。结局评价的内容与评价指标有健康状况、生活质量等。

（五）总结评价

总结评价是指形成评价、过程评价、效应评价、结局评价的综合以及对各方面资料做出总结性的概括。

三、评价设计方案

常用评价设计方案有不设对照组的前后测试、简单时间系列设计、非等同比较组设计、复合时间系列设计、实验研究等。以下我们以不设对照组的前后测试和非等同比较组设计两种方法为例简要说明。

(一) 不设对照组的前后测试

这是评价方案中最简单的一种,通过比较目标人群在项目实施前后有关指标的情况反映项目效应与结局,可以表示为 EOXO。

这种自身干预前后比较设计操作相对简单,能节省人力、物力资源,但无法控制这些因素的影响,影响到了对效果的准确认定。

(二) 非等同比较组设计

非等同比较组设计是类实验设计的一种,设计思想是设立与接受干预的目标人群(干预组)相匹配的对照组,通过对干预组、对照组在项目事实前后变化的比较,来评价健康教育与健康促进项目的效应和结局。

该方法的优点是通过干预组与对照组的比较,能有效地消除或克服多种混杂因素对评价效果正确性的影响。但在使用该评价方案时注意,应选择各主要特征十分接近干预组的人群作为对照组,以保证可比性,避免选择因素对结果影响。此外,要保持对照组与干预组的观察时间一致,并应用与观察干预组完全相同的方法、内容观察对照组。

四、影响评价结果的因素

常见的影响评价结果的因素包括时间因素、测试或观察因素、回归因素、选择因素,以及失访等原因。

参 考 文 献

［1］Salomon JA, Wang H, Freeman MK, et al. Healthy life expectancy for 187 countries, 1990 – 2010：a systematic analysis for the Global Burden Disease Study 2010 ［J］. Lancet, 2012, 380 （9859）：2144 – 2162.

［2］宇传华, 季洁, 张干深等. 中国人寿命、死因与健康危险因素——全球疾病负担研究最新结果 ［J］. 中国卫生统计, 2015, 32 （1）：181 – 182.

［3］Yang G, Wang Y, Zeng Y, et al. Rapid health transition in China, 1990 – 2010：findings from the Global Burden of Disease Study 2010 ［J］. Lancet, 2013 Jun 8；381 （9882）：1987 – 2015.

［4］刘洋. 香港人口老龄化对其经济发展的影响研究 ［J］. 当代港澳研究, 2014, 第 4 辑：106 – 126.

［5］金彩红. 芬兰健康管理模式的经验 ［J］. 中国卫生资源, 2007, 10 （6）：312 – 313.

［6］张瑞利. 健康管理产业的供own现状及趋势分析 ［J］. 卫生经济研究, 2007 （4）：50.

［7］马丽斌. 借鉴美国经验发展我国的健康管理事业 ［J］. 中国药业, 2007, 16 （8）：14 – 15.

［8］符美玲, 冯泽永, 陈少春. 发达国家健康管理经验对我们的启示 ［J］. 中国卫生事业管理, 2011, 273 （3）：233 – 236.

［9］张玉婷, 赵小兰. 健康管理学科发展现状及展望 ［J］. 世界最新医学信息文摘, 2015, 15 （51）：3 – 4.

［10］曹江. 浅谈日本健康管理——访日见闻之二 ［J］. 中国农村卫生事业管理, 1994, 14 （6）：42 – 43.

［11］张艳丽, 吴先迪, 褚昀赟等. 我国健康管理模式发展现状 ［J］. 公共卫生与预防医学, 2014, 25 （1）：78 – 80.

［12］李想. 芬兰健康管理模式的启示 ［J］. 现代职业安全, 2008, 85 （9）：50 – 51.

［13］解月娇, 卢建华. 借"他山之石"发展中国健康管理事业 ［J］. 医学与哲学, 2015, 36 （9A）：71 – 74.

［14］叶益珍, 王新伟, 付晓. 抑郁症的心理干预方法及体会 ［J］. 中国民康医学, 2012, 24 （12）：1496 – 1496.

［15］Thomas Lincol, John R. Miles and Steve Scheibel. Community health and public health collaborations ［J］. Public Health Behind Bars, 2007, 10 （5）, 508 – 534.

［16］卢建华, 吴建国, 吴静娜等. 构建适合中国国情的健康管理体系 ［J］. 中国全科医学, 2009, 12 （3）：212 – 215.

［17］左英. 国讯医药健康管理项目规划及实施保障研究 ［D］. 大连：大连理工大学, 2008.

［18］中国互联网信息中心. 卫生部召开发布会介绍第三次全国死因调查主要情况. 北京：卫生部, 2008 年 4 月. http：//www. china. com. cn/zhibo/2008 – 04/29/content_ 15028586. htm? show = t （accessed July 15, 2008）.

［19］杨功焕, 马杰民, 刘娜等. 中国人群 2002 年吸烟和被动吸烟的现状调查 ［J］. 中华流行病学杂志, 2005, 26 （2）：77 – 83.

［20］杨功焕, 孔灵芝, 赵文华等. 中国慢性病的挑战与应对 ［J］. 21 世纪中国与全球健康, 2008, 15：07.

［21］《中国高血压防治指南》修订委员会编著. 中国高血压防治指南 ［J］. 高血压杂志, 2000

（2）：53－54.

［22］常翠青．运动与肥胖［J］．中国运动医学杂志，2003，22（6）：593－596.

［23］Ainsworth B E，Haskell W L，Whitt M C，et al. Compendium of physical activities：an update of activity codes and MET lntensities［J］．Medicine & Science in Sports & Exercise，2010，32（9 Suppl）：S498－504.

［24］周志刚，邓蜀李．论人体运动过程中能量供应的偶联反应［J］．武汉体育学院学报，2002，36（4）：38－40.

［25］李秋娟，杨光，孙鲜策等．健康风险评估与控制在预防医学教学中的应用［J］．大连医科大学学报，2006，28（3）：270－271.

［26］劳动和社会保障部、卫生部．健康管理师国家职业标准［J］．中华健康管理学杂志，2007，1（2）：74－77.

［27］［加］沃尔夫冈·林登，保罗·L·休伊特著．王建平，尉玮译．临床心理学［M］．北京：中国人民大学出版社，2013.

［28］石林．健康心理学［M］．北京：北京师范大学出版社，2001.

［29］仲来福．卫生学［M］．第5版．北京：人民卫生出版社，2004.

［30］凌文华．预防医学［M］．第2版．北京：人民卫生出版社，2009.

［31］金泰廙．职业卫生与职业医学［M］．北京：人民卫生出版社，2007.

［32］吴坤．营养与食品卫生学［M］．北京：人民卫生出版社，2003.

［33］郭清．健康管理学概论［M］．北京：人民卫生出版社，2011.

［34］Bogh C. Healthy village：a guide for communities and communicity health workers［M］．WHO，2002.

［35］王陇德．中国居民营养与健康状况调查报告［M］．北京：人民卫生出版社，2005.

［36］中国预防医学科学院，中华人民共和国卫生部疾病控制司，中国吸烟与健康协会，全国爱国卫生运动委员会办公室．1996年全国吸烟行为的流行病学调查［M］．北京：中国科学技术出版社，1997.

［37］卫生部．1996年中国疾病监测年报［M］．北京：北京医科大学、中国协和医科大学联合出版社，1998.

［38］WHO. International statistical classification of diseases and health related problems［M］．10th revision. Geneva：World Health Organization，1993.

［39］陈君石．健康管理师［M］．北京：中国协和医科大学出版社，2007.

［40］刘天鹏．健康管理师培训教材［M］．北京：人民军医出版社，2006.

［41］上岛弘嗣，三浦克之．降低血压的健康教育［M］．保健同人社，2006.

［42］胡俊峰，侯培森．当代健康教育与健康促进［M］．北京：人民卫生出版社，2005.

［43］自傅华，预防医学［M］．第4版．北京：人民卫生出版社，2004.

［44］吕姿之．健康教育与健康促进［M］．第2版．北京：北京大学医学出版社，2002.

［45］龚幼龙主编．社会医学［M］．北京：人民卫生出版社，2000.

［46］黄敬亭主编．健康教育学［M］．北京：科学出版社，2002.

［47］吴坤主编．营养与食品卫生学［M］．第5版．北京：人民卫生出版社，2004.